多学科临床诊治系列

解放军总医院
临床病例精粹

（第2辑 外科专辑）

主　　编　顾倬云

编　　审　顾倬云　于启林　李亚里　周定标
　　　　　宋　青　唐佩福　郭　伟

编者单位　解放军总医院

科学出版社
北　京

内 容 简 介

本书精选了解放军总医院外科临床部的神经外科、心外科、胸外科、肝胆外科、普通外科、泌尿外科、妇产科、血管外科、骨科和外科重症医学科44例经典病例。每一病例均为临床各专科的疑难、危重、罕见及手术根治风险巨大的病例，经过确诊、决策、外科治疗取得良好效果，提高了患者的生活质量，延长了患者生命。相关诊治均有专家点评，并根据最新进展写出疾病精要，目的是使临床医师在疾病诊治过程中树立整体观。通过资料收集、分析、诊断、治疗决策、治疗结果反馈，总结每个病例诊治过程中的正反经验，提高临床医师的临床思维能力。

本书内容翔实，实用性强，有助于各专科医师开阔思维，打破专科界限，提高临床诊治水平。

图书在版编目(CIP)数据

解放军总医院临床病例精粹. 第2辑,外科专辑/顾倬云主编. —北京:科学出版社,2019.4

(多学科临床诊治系列)

ISBN 978-7-03-060661-7

Ⅰ.解⋯ Ⅱ.顾⋯ Ⅲ.①临床医学—病案—汇编②外科学—病案—汇编

Ⅳ.①R4 ②R6

中国版本图书馆 CIP 数据核字(2019)第 037475 号

责任编辑:肖　芳　梁紫岩 / 责任校对:郑金红
责任印制:赵　博 / 封面设计:龙　岩

科 学 出 版 社 出版

北京东黄城根北街 16 号

邮政编码:100717

http://www.sciencep.com

北京汇瑞嘉合文化发展有限公司 印刷

科学出版社发行　各地新华书店经销

*

2019 年 4 月第 一 版　开本:720×1000　1/16
2019 年 4 月第一次印刷　印张:22 1/4
字数:475 000

定价:180.00 元

(如有印装质量问题,我社负责调换)

编著者名单

主　　编　顾倬云

编　　审　顾倬云　于启林　李亚里　周定标
　　　　　宋　青　唐佩福　郭　伟

编　　委　(以姓氏笔画为序)
　　　　　卫　勃　马　林　王　嵘　石怀银　卢实春　刘　阳
　　　　　余新光　宋　青　张　旭　陈　凛　周飞虎　孟元光
　　　　　顾倬云　徐白萱　郭　伟　唐佩福

编　　者　(以姓氏笔画为序)
　　　　　于　华　卫　勃　马　鑫　马晓东　王　波　王　勋
　　　　　王　彬　王　敬　王　嵘　王　黎　王云喜　王天宝
　　　　　王保军　王钰琦　王景明　王湛博　毛　智　石怀银
　　　　　卢彦平　卢锦山　叶卫华　叶明侠　冯泽坤　成　楠
　　　　　刘　阳　刘　慧　齐红哲　安云霞　孙玉鹗　孙林德
　　　　　孙国义　杜晓辉　杨　明　杨怡卓　李　捷　李立安
　　　　　李众利　李宏召　李松岩　李昉晔　李沛雨　李春宝
　　　　　吴世鹏　何　蕾　辛宪磊　宋　青　宋　磊　张　军
　　　　　张　涛　张连斌　陈　华　陈　凛　陈永卫　陈永亮
　　　　　陈光富　陈继营　范　阳　范开杰　尚爱加　周飞虎
　　　　　周红辉　郑国权　孟元光　孟翔飞　赵　明　赵　博
　　　　　赵允杉　郝立波　胡　新　柳　曦　段伟东　姜　凯
　　　　　姚名辉　郗洪庆　顾倬云　晏　阳　徐文通　高志英
　　　　　郭　伟　唐　云　唐佩福　晋援朝　黄晓辉　康红军
　　　　　游艳琴　滕　达

学术秘书　邓昭阳　许寅喆　范　阳　卫　勃
编者单位　解放军总医院

前　言

　　《解放军总医院临床病例精粹(第 1 辑)》出版后,广受临床医师好评,成为临床工作的重要参考书。

　　解放军总医院病例资料丰富,各学科互补性很强,对疑难病例诊治大多能在多学科临床诊治团队(MDT)的共同努力下取得满意的结果。

　　"实践是检验真理的唯一标准",不但适用于社会科学,同样适用于医学。作为一名临床医师,需要在一个个病例的分析中积累经验,结合患者具体病情进行研究,作出对疾病的判断和处理决策,同时从每一个病例治疗的短期结果和长期随访中检验自己的医术水平,反思自己的不足,做到实践-理论-再实践、学习-提高-再学习的螺旋式提升。

　　《解放军总医院临床病例精粹(第 2 辑　外科专辑)》收集了神经外科、心外科、胸外科、肝胆外科、普外科、泌尿外科、妇产科、血管外科、骨科和外科重症医学科的44 例经典病例,展示了大外科的临床诊治水平、各专科进展和技术创新,以及多学科团队诊治,如神经外科术中 MRI、多模态导航;泌尿外科机器人辅助下腹腔镜手术;血管外科腔内修复复杂动脉病;肝胆外科、重症医学科抢救重症急性胰腺炎,应用腹膜后穿刺、肾镜清除感染坏死组织;胸外科、普外科、妇科、微创 3D 腹腔镜;骨科诸多技术创新等。相信本书的出版对各科同道均能有所启发和借鉴。

　　此次出版工作得到了解放军总医院院部领导的大力支持,科室主任、编委及编审们对各相关专科病例内容进行认真编辑、修改,病理科石怀银主任、影像科马林主任、核医学科徐白萱主任对每一例临床辅诊资料都进行了仔细地审订,一并表示感谢!

　　由于编者水平有限,书中不完善或不妥当之处,敬请同仁指正!

顾倬云

解放军总医院一级教授

外科主任医师

2019 年 3 月于北京

目　录

病例1 高度恶性脑胶质瘤的治疗——多模态辅助手术联合分子病理指导放疗、化疗医疗模式

【要点】 神经胶质瘤(简称胶质瘤)是最常见的原发性中枢神经系统肿瘤,约占所有颅内原发肿瘤的 50%。患者生存期短,发生在运动区、语言区及视放射等功能区的胶质瘤,术后容易出现并发症。对于胶质瘤的治疗,要综合考虑患者的功能状态、肿瘤部位及恶性程度等多种因素。目前,多模态辅助手术切除联合分子病理指导放疗、化疗的医疗模式,已经逐渐成为脑胶质瘤治疗的规范。

一、病例介绍

(一)病史简介

患者,女性,29 岁,因右侧额、颞、岛叶神经胶质瘤 2 次手术后复发于 2016 年 5 月再次入院。

2014 年 8 月 10 日晨 6 时许,家人发现患者意识丧失、呼之不应、双眼上翻、四肢抽搐、口吐白沫,无舌咬伤及尿便失禁,持续 3~5 分钟抽搐缓解,10 分钟后意识转清。自觉颈、肩部酸痛不适,无剧烈头痛、肢体无力、瘫痪等症状。后口服卡马西平 0.1g,2 次/天,未再发作。同日至解放军总医院行颅脑磁共振成像(MRI)检查,提示:右侧海马占位。12 月 11 日复查颅脑 MRI,提示:右侧颞叶、海马及部分岛叶弥漫性占位病变。12 月 19 日行术中 MRI 导航下右侧颞、岛叶及海马胶质瘤切除术。术后患者未出现新的神经功能障碍。2015 年 12 月 15 日复查脑部正电子发射型计算机断层显像(PET)提示:右侧额、颞及岛叶混杂信号病变,右侧枕叶片状异常信号,代谢显著增加,考虑肿瘤复发可能性大。12 月 30 日在全身麻醉下行术中 MRI 导航下右侧额、颞、岛、枕叶神经胶质瘤切除术,术后给予抗感染、脱水降颅压及营养神经、改善微循环治疗,患者出现左侧上、下肢无力,左侧鼻唇沟变浅及口角歪斜,给予肢体功能训练及神经肌肉电刺激治疗。患者目前可完成坐立转移,左侧下肢可抬起,左侧上肢近端可触及肌肉收缩,左侧肩关节疼痛。近日复查头部 MRI,发现病变复发,于 2016 年 5 月再次收入我科行手术治疗。

1. 既往史　2008年行鼻中隔偏曲矫正手术。

2. 体格检查　体温36.5℃,脉搏78次/分,血压109/70mmHg,身高160cm,体重53kg。发育正常,正常面容。双肺呼吸音清,未闻及干、湿啰音。心律齐,各瓣膜区未闻及杂音。腹部无压痛,肝脾未触及。右侧额、颞部手术瘢痕,左侧冈上肌及三角肌萎缩,左侧上肢近端肌力2级,远端肌力0级;左侧下肢近端肌力4级,远端2级;右侧肢体肌力正常。

3. 实验室检查　血常规(2016年5月2日):血红蛋白113g/L,红细胞计数3.85×10^{12}/L,白细胞计数4.71×10^9/L,中性粒细胞0.479,血细胞比容0.328,血小板计数142×10^9/L。血生化(2016年5月2日):谷丙转氨酶29.0U/L,谷草转氨酶24.4U/L,总蛋白53.9g/L,血清白蛋白42.3g/L,尿素4.73mmol/L,肌酐64.8μmol/,尿酸356.1μmol/L,总胆固醇4.34mmol/,肌酸激酶同工酶14.1U/L。

4. 影像学检查　头部MRI(2014年8月):右侧颞叶、海马及部分岛叶见片状等稍长T$_2$信号影,未见明显强化,边界不清;磁共振波谱成像(MRS)显示Cho峰升高,NAA峰降低;蛋氨酸PET-CT显示右侧额、颞叶条带样放射性浓聚(图1-1 A~E)。2014年12月头部MRI显示病变明显增大,出现强化,灌注成像呈高灌注;MRS显示Cho峰明显升高,NAA峰明显降低(图1-1F~J)。

2014年8月

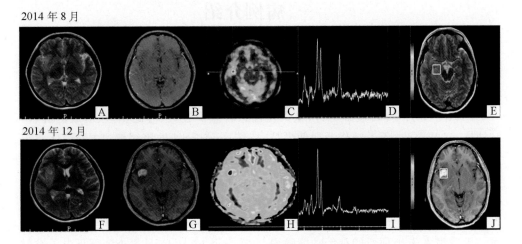

2014年12月

图1-1　第1次手术术前影像学表现

（二）手术治疗经过

患者于2014年8月10日清晨以癫痫起病,查头部MRI及PET提示颅内占位明显,考虑胶质瘤可能性大,手术指征明确,2014年12月19日施行手术。2015年12月及2016年5月发现病变复发,均具有明确手术指征,入院后完善相关检查,制订术前计划,术中在MRI、神经导航及电生理监测下切除肿瘤。

1. 第 1 次手术(2014 年 12 月 19 日)

(1)术前 MRI 扫描(图 1-2A 为 2014 年 8 月 10 日,图 1-2B～D 为 2014 年 12 月),显示病变出现不均匀强化,部分区域高灌注,制订导航计划(图 1-2E～H,绿色代表肿瘤,紫色代表锥体束,黄色代表视放射),注册导航信息。患者取平卧位,全身麻醉后取右侧额、颞入路,常规开颅。

(2)打开侧裂,肿瘤呈暗红色,与大脑中动脉粘连紧密,谨慎游离大脑中动脉,术中冷冻切片病理检查回报高级别胶质瘤,根据电生理监测和镜下导航边界(图 1-2I),分块切除肿瘤,最终肿瘤达到全切,锥体束保护较好(图 1-2J、K)。

(3)常规放置硬膜外引流管,关颅。

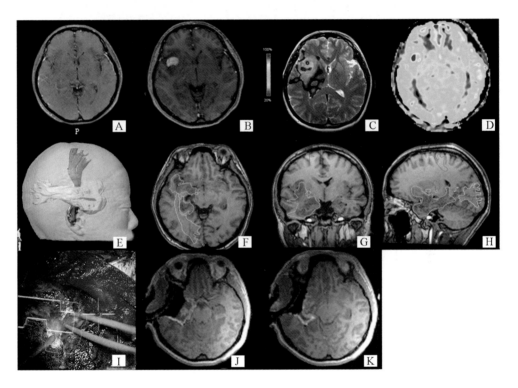

图 1-2　第 1 次手术术前、导航及术中情况
A～D 为术前扫描;E～H 为术前导航计划;I 为镜下视野;J、K 为术中扫描

第 1 次手术(2014 年 12 月 19 日)术中快速冷冻切片病理检查:考虑为高级别胶质瘤,胶质母细胞瘤不除外。

常规病理检查(图 1-3A、B):脑灰、白质内见弥漫的肿瘤细胞浸润,部分见核周空晕及枝桠状血管,局灶细胞密集、异型性显著,伴出血、栅栏状坏死及血管内皮细胞显著增生,结合免疫组织化学考虑间变星形少突胶质细胞瘤,部分呈胶质母细胞瘤改变(WHOⅢ～Ⅳ级)。免疫组织化学显示(图 1-3C～F):Olig-2(＋50％～75％),IDH-1(－),GFAP(＋),p53(＋＞90％),Ki-67(＋15％～25％),MGMT(＋25％),Vimentin 部分(＋)。术中送检(右侧岛叶胶质瘤病灶周边)及术后送检(右侧颞叶内侧肿瘤旁中心强化区)为大致正常的脑组织伴胶质细胞轻度增生,未见肿瘤。

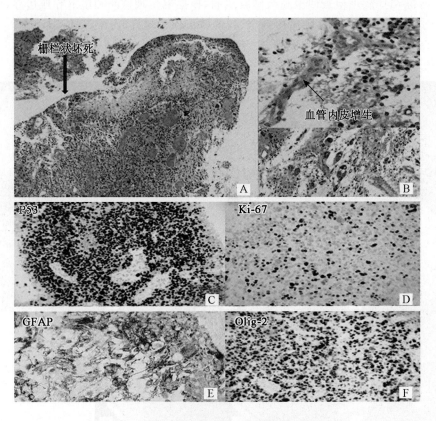

图 1-3　第 1 次手术常规病理检查镜下所见

A 和 B 为 HE 染色,可见瘤细胞异型性显著、栅栏状坏死及血管内皮细胞显著增生;C～F 为免疫组织化学染色

第 1 次手术切除组织全基因组测序结果及分析(表 1-1):目前的研究已知,*EGFR* 基因编码表皮生长因子受体,该基因的激活突变或扩增提示对 *EGFR* 靶向抑制药及多种 ErbB 家族抑制药敏感;*MET* 基因突变、扩增、重排和异位,以及 c-Met 蛋白过度表达会引起 c-Met 蛋白异常活化,进而导致细胞增殖、侵袭和转移;*TP53* 是一种肿瘤抑制基因,其突变或缺失会导致基因组不稳定和细胞过度

增殖；*TERT* 基因编码端粒酶逆转录酶蛋白，该基因启动子区突变（*C228T* 和 *C250T*）为胶质母细胞瘤和少突胶质细胞瘤，为常见突变；*RB1* 基因编码的视网膜母细胞瘤蛋白（Rb）是一种肿瘤抑制蛋白，其功能的失活会引起转录活性上调和细胞的增殖。

表 1-1　患者第 1 次手术切除组织全基因组测序结果

标志物	检测类型	检测结果	针对该疾病已批准的治疗方案	针对其他适应证已批准的治疗方案	进行中的临床试验
EGFR	基因突变	p. Ser768lle	无	有	有
EGFR	基因突变	p. Ala289Thr	无	有	有
EGFR	拷贝数变异	amplification	无	有	有
MET	拷贝数变异	amplification	无	有	有
PTEN	基因突变	p. Arg130Gln	无	有[2]	有[2]
TP53	基因突变	p. Leu350Pro	无	无	有
TERT	基因突变	C228T（启动子）	无	无	有
RB1	基因突变	p. Glu352X[1]	无	无	无

1. X 代表终止密码子；2. 目前并无直接靶向 *PTEN* 突变的药物，但与 *PTEN* 相关的信号通路抑制药，已被 FDA 批准用于其他癌症的治疗

2. 第 2 次手术（2015 年 12 月 30 日）　2015 年 12 月复查头部 MRI 发现肿瘤复发，右侧额、颞、岛叶及侧脑室后角旁、胼胝体压部可见多发片状长 T_1、长 T_2 信号影；增强扫描可见散发不规则片状及结节状强化，灌注成像呈异常高灌注，边界欠清；左侧额叶见条状强化影。蛋氨酸 PET-MRI 显示病变区域放射性浓聚（图 1-4A～F）；术中 MRI 扫描（图 1-4G～I）见病变切除满意，在大脑中动脉包绕处存在肿瘤残留。

术中冷冻切片病理检查（2015 年 12 月 30 日，第 2 次手术）：考虑为高级别胶质瘤。

常规病理检查（2015 年 12 月 30 日，第 2 次手术，图 1-5A）：（右侧颞、岛叶）胶质母细胞瘤伴局灶原始神经外胚层肿瘤（PNET）样改变，WHO Ⅳ 级。术中送检肿瘤大小为 1.4cm×1cm×0.5cm，术后送检肿瘤总体大小为 4.5cm×3cm×1cm。免疫组织化学染色结果（图 1-5B～F）：Olig-2（＋），IDH-1（－），GFAP（＋），p53（＋），Ki-67（＋50％），MGMT（＋），Syn（PNET 成分＋）。特殊染色结果：网织红细胞（－）。

第 2 次手术切除组织全外显组基因检测结果（表 1-2）。

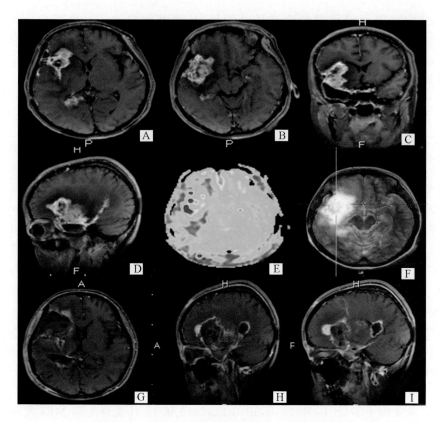

图 1-4　第 2 次手术术前及术中 MRI 扫描所见

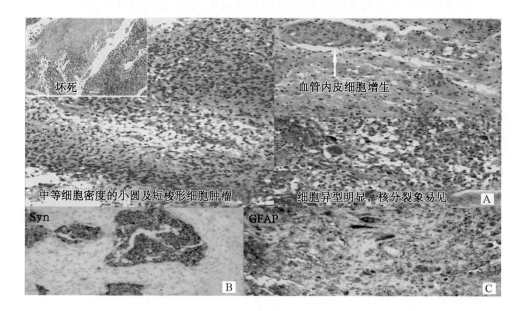

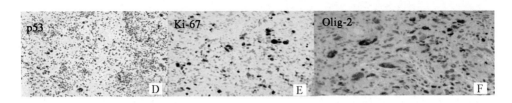

图 1-5　第 2 次手术常规病理检查镜下所见

A 为 HE 染色,可见明显坏死及血管内皮增生;B～F 为免疫组织化学染色

表 1-2　患者第 2 次手术切除组织全外显组基因检测结果

临床意义	突变基因	信号通路	突变状态	其他肿瘤中已批准靶向药物	正在进行的临床试验
具有临床意义的突变	*PTEN*	P13K/Akt/mTOR	p. Arg130Gln	有	有
	AKT3	P13K/Akt/mTOR	amplification	有	有
	EGFR	EtbB famlly	p. Ala289Thr	有	有
	COK5	Cell cyde	amplification	有	有
尚不明确的突变	*RB1*	*Rb*	p. Glu352	不明	不明

　　3. 第 3 次手术(2016 年 5 月 4 日)　与第 1 次手术策略类似,根据术前影像制订导航计划,在术中 MRI 导航及电生理监测下指导手术切除,过程顺利,达到手术切除目的。术前 2016 年 4 月头部 MRI 显示右侧额、颞、岛叶及侧脑室后角旁、胼胝体压部可见多发片状长 T_1、长 T_2 信号影,胼胝体膝部及左额可见稍长 T_1、稍长 T_2 信号影,增强扫描可见明显异常强化,灌注成像呈异常高灌注,局部肿胀较明显,其余病变区可见散发环状强化。蛋氨酸 PET-MRI 显示病变区域异常信号并代谢增高(图 1-6A～E);术中 MRI 扫描(图 1-6F、G)见病变切除满意,在大脑中动脉包绕处存在肿瘤残留。

　　手术经过顺利,术后恢复良好。术后继续使用丙戊酸钠静脉滴注抗癫痫治疗,出院后应用口服抗癫痫药物 3～6 个月。

　　术后放射治疗(放疗)、化学治疗(化疗),根据复查结果确定替莫唑胺化疗同步放疗。3 次手术诊疗经过见表 1-3。

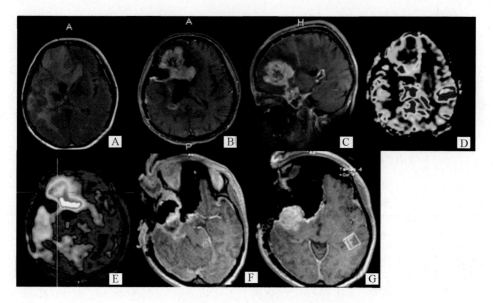

图 1-6　第 3 次手术术前及术中 MRI 扫描所见

A～C 为术前；D 为 MRI 灌注成像；E 为 PET；F、G 为术中

表 1-3　患者诊疗经过

时间	诊断	治疗	临床表现	术后症状
2014 年 12 月 19 日	右侧颞叶、海马及部分岛叶胶质瘤	手术切除	癫痫发作	四肢肌力正常，无新发神经功能障碍
2015 年 1 月开始	右侧额、颞、岛、枕叶胶质瘤术后	同步放疗、化疗	无明显神经功能障碍	无明显神经功能障碍
2015 年 12 月 30 日	右侧额、颞、岛、枕叶胶质瘤术后复发	手术切除	无明显神经功能障碍	左上肢肌力 2 级，左下肢肌力 3 级，右侧正常
2016 年 1 月开始	右侧额、颞、岛、枕叶胶质瘤术后复发	康复治疗	左上肢肌力 2 级，左下肢肌力 3 级	左下肢肌力 4＋级，左上肢肌力 2～3 级
2016 年 5 月 4 日	右侧额、颞、岛、枕叶、胶质瘤术后复发	手术治疗	左侧冈上肌及三角肌萎缩，左侧上肢近端肌力 2 级，远端肌力 0 级，左侧下肢近端肌力 4－级，远端 2 级，右侧肢体肌力正常	左侧肢体肌力 3～4 级，肌张力略高，病理征阳性，右侧肢体正常

（三）临床诊断

（右侧额、颞、岛、枕叶）胶质母细胞瘤（WHO Ⅳ级）。

（四）病理诊断

（右侧额、颞、岛、枕叶）胶质母细胞瘤（WHO Ⅳ级）；间变星形细胞瘤（胼胝体）（WHO Ⅲ级）。

术中冷冻切片病理检查（2016 年 5 月 4 日，第 3 次手术）：第 1 次送检考虑高级别胶质瘤伴坏死，第 2 次送检为脑组织中见多灶状恶性肿瘤组织浸润。

常规病理检查（2016 年 5 月 4 日，第 3 次手术，图 1-7A～D）：（额叶）脑组织内见弥漫的肿瘤细胞浸润，细胞异型性较大，并见栅栏状、凝固性坏死及小血管内皮细胞增生，病变符合胶质母细胞瘤，WHO Ⅳ级。送检肿瘤大小分别为 1cm×0.8cm×0.3cm、1.5cm×1cm×0.2cm 及 7cm×5cm×4cm。免疫组织化学染色结果（图 1-7E～K）：Olig-2（＋），MAP-2（局部＋），IDH-1（－），GFAP（＋），p53（80％），Ki-67（＋20％），MGMT（＋），ATRX（＋，未见突变）。另见肿瘤周边大片状坏死、星形细胞增生、血管管壁玻璃样变性及少量淋巴细胞浸润，考虑为放射治疗后反应。

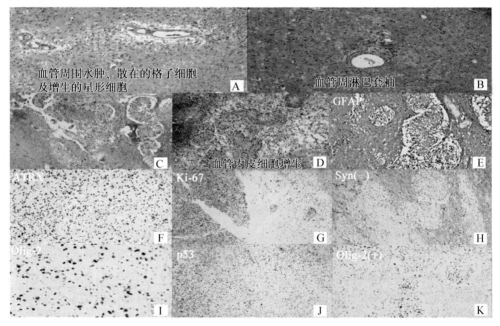

图 1-7　第 3 次手术常规病理检查镜下所见

A～D 为 HE 染色，可见弥漫的肿瘤细胞浸润，细胞异型性较大，并见栅栏状及凝固性坏死及小血管内皮细胞增生；E～K 为免疫组织化学染色

考虑间变星形细胞瘤(胼胝体),WHOⅢ级,伴局灶毡岛样改变。送检肿瘤总体大小为3.5cm×3cm×1cm。免疫组织化学染色结果:NF(+),Syn(+),GFAP(+),Olig-2(灶状+),Ki-67(+50%),NeuN(−)。

(五)随访

患者出院后2个月(2016年7月5日)随访,左侧肢体肌力较第3次手术前好转,可下床活动,生活能自理。

二、病例点评

首先,该例患者以癫痫发作起病,病情进展迅速,病变组织周围与大脑中动脉等颅内较大的动脉血管及锥体束、视放射等主要功能区相邻,手术风险大,病变组织不易全切,容易复发,出现运动功能障碍等并发症,预后较差。术后病理是胶质母细胞瘤,术后复发率高,生存期短。

其次,患者两次入院后,根据其病变部位和特点,我们选择术中MRI、神经导航联合电生理监测等多模态技术手段,术中精确定位病变组织,并确定功能区位置,辨别病变组织和正常脑组织,以及功能区的边界,以达到最大程度切除病变组织的同时,保护了正常神经功能。术中MRI可帮助确定肿瘤切除程度,并可将术中扫描数据传入导航系统,更新导航信息,极大地提高了肿瘤切除程度和手术的安全性。术后均进行了常规病理及分子病理检测,该例患者IDH-1(−),IDH-2(−),1p/19q无缺失,TERT(+),C228T突变,MGMT甲基化(−),p53(+>90%),Ki-67(+15%~25%)。根据文献分析及临床报道,其对替莫唑胺敏感性较差,我们选择放疗,合理的分子靶向药物进行化疗,并进行相应的生物治疗,以便保护患者术后神经功能,延长了患者的生存期,但是由于肿瘤包绕大脑中动脉,难以彻底切除,残留肿瘤进展,神经受压症状加重,导致患者1年半时间接受了3次开颅手术。治疗期间,根据放疗后PET-MRI所示的代谢情况,确定放疗后坏死组织与肿瘤复发。

最后,该例患者救治体会:①病情进展迅速,残留在大脑中动脉处的肿瘤发展较快,病情变化复杂,手术风险极大;②多模态手段辅助手术切除,是全切肿瘤组织、保护患者术后功能成功的关键;③术后进行分子检测非常必要,可以指导术后放疗、化疗,节约患者及社会的成本,达到最好的放疗、化疗效果。该例胶质母细胞瘤患者已经超出平均生存期,虽然胶质瘤的治疗有进展,但是它的治疗仍然是脑外科领域的难题,继续探索空间广阔。

三、相关疾病精要

神经胶质瘤是神经外科最常见的颅内肿瘤,约占颅内肿瘤的50%。它是一类严重危害人类健康的疾病,尤其是胶质母细胞瘤,侵袭性强,生存期短,平均生存期仅为1～2年。全球每年18.9万神经系统方面的肿瘤患者中,约14.2万人直接导致死亡。

症状方面一般表现为颅内压增高、头痛、呕吐、视神经盘水肿、视力及视野改变、癫痫、复视和生命体征改变等,局部症状依肿瘤生长位置不同而异。治疗方面主要是手术切除联合术后放疗和化疗,并且提倡根据患者全身情况、年龄及肿瘤部位、性质和特点,我们更强调患者的个体化治疗。

手术是胶质瘤治疗的第1步。手术不仅可以提供最终的病理诊断,而且可以迅速去除大部分的肿瘤细胞,缓解患者症状,并为下一步的其他治疗提供便利。对于一些低级别胶质瘤,如毛细胞星形细胞瘤,手术的完整切除,可以使患者得到根治及长期存活。胶质母细胞瘤也是如此,肿瘤切除程度与患者术后的复发也有一定的相关性。目前的胶质瘤手术已经进入了一个微创时代,与以前相比,更为安全,创伤更小,肿瘤切除更为完全。显微镜应用于脑胶质瘤的切除,可以更加清晰地辨别肿瘤与脑组织的边界,以及周围重要的神经、血管等结构,从而能够在安全的情况下,最大化地切除胶质瘤。神经导航的应用,可以使外科医师在手术前从切口的设计、术中脑功能区的辨认及手术切除方式的选择等方面,更加精确和细化。近年来出现的术中 MRI,可以进一步提高手术切除的完整程度,并减少患者术后功能缺陷等并发症的产生。术中皮质刺激电极的应用,可以完善术中对于运动区、语言区的辨认,从而帮助外科医师更好地保护脑的重要功能。

化疗及分子靶向治疗在胶质瘤的治疗中,逐渐发挥重要作用。对于高级别胶质瘤,替莫唑胺的应用可以显著延长患者的生存期。目前,替莫唑胺是治疗胶质瘤唯一有明确疗效的化疗药物。对于初治高级别胶质瘤患者,替莫唑胺在与放疗同时应用后(同步放疗、化疗阶段),还应继续单独服用一段时间。但是,也有报道替莫唑胺对不同基因突变类型的胶质瘤的效果是不一样的。其他的化疗药物(如尼莫司丁),以及新近出现的血管靶向药物(阿伐斯丁),对于胶质瘤的治疗可能有一定疗效,可以延长患者的生存期。目前研究对 EGFR 突变敏感的化疗药物,有厄洛替尼、吉非替尼等;与 MTOR 相关的靶向药物,有依维莫司、坦西莫斯等;与 TERT 相关的靶向药物,有丁烯苯酞等。对患者进行分子检测,选择有效的靶向药物,有望成为标准治疗方案之一。

自从术中 MRI 应用到神经外科手术以来,关于脑胶质瘤手术的报道日益增多。目前对于胶质瘤的治疗,需要进行综合考虑判断,运用术中 MRI、神经导航、电生理监测辅助切除,联合术后分子病理检测辅助化疗的治疗模式,已经成为脑胶质瘤的治疗趋势。

(李昉晔)

参 考 文 献

Aoki T，Arakawa Y，Ueba T，et al. 2017. Phase I/II Study of Temozolomide Plus Nimustine Chemotherapy for Recurrent Malignant Gliomas：Kyoto Neuro-oncology Group[J]. Neurol Med Chir（Tokyo），57（1）：17-27.

Coburger J，Wirtz CR，König RW，2017. Impact of extent of resection and recurrent surgery on clinical outcome and overall survival in a consecutive series of 170 patients for glioblastoma in intraoperative high field iMRI[J]，J Neurosurg Sci，61（3）：233-244.

Eckel-Passow JE，Lachance DH，Molinaro AM，et al. 2015. Glioma Groups Based on 1p/19q，IDH，and *TERT* Promoter Mutations in Tumors[J]. N Engl J Med，372（26）：2499-2508.

Fang C，Wang K，Stephen ZR，et al. 2015. Temozolomide nanoparticles for targeted glioblastoma therapy[J]. ACS Appl Mater Interfaces，7（12）：6674-6682.

Jungk C，Scherer M，Mock A，et al. 2016. Prognostic value of the extent of resection in supratentorial WHO grade II astrocytomas stratified for IDH1 mutation status：a single-center volumetric analysis[J]. J Neurooncol，129（2）：319-328.

Li MX，He H，Ruan ZH，et al. 2017. Central nervous system progression in advanced non-small cell lung cancer patients with *EGFR* mutations in response to first-line treatment with two *EGFR*-TKIs，gefitinib and erlotinib：a comparative study[J]. BMC Cancer，17（1）：245.

Lin PC，Lin SZ，Chen YL，et al. 2011. Butylidenephthalide suppresses human telomerase reverse transcriptase（*TERT*）in human glioblastomas[J]. Ann Surg Oncol，18（12）：3514-3527.

Ma DJ，Galanis E，Anderson SK，et al. 2015. A phase II trial of everolimus，temozolomide，and radiotherapy in patients with newly diagnosed glioblastoma：NCCTG N057K[J]. Neuro Oncol，17（9）：1261-1269.

Peng WX，Han X，Zhang CL，et al. 2017. FoxM1-mediated RFC5 expression promotes temozolomide resistance[J]. Cell Biol Toxicol，33（6）：527-537.

Piñeros M，Sierra MS，Izarzugaza MI，et al. 2016. Descriptive epidemiology of brain and central nervous system cancers in Central and South America[J]. Cancer Epidemiol，44 Suppl 1：S141-S149.

Rahman M，Abbatematteo J，De Leo EK，et al. 2016. The effects of new or worsened postoperative neurological deficits on survival of patients with glioblastoma. J Neurosurg：1-9.

Xu T，Wang H，Jiang M，et al. 2017. The E3 ubiquitin ligase CHIP/miR-92b/PTEN regulatory network contributes to tumorigenesis of glioblastoma[J]. Am J Cancer Res，7（2）：289-300.

病例2 左侧额叶、颞叶及岛叶巨大脑胶质瘤的治疗——术中MRI、多模态导航下肿瘤全切除

【要点】 对于功能区巨大脑胶质瘤的手术治疗,如何在保护患者神经功能的前提下,尽可能全切除肿瘤是神经外科医师面临的巨大挑战。术中 MRI、多模态导航及电生理技术的发展为神经外科医师提供了很好的技术平台。

一、病例介绍

(一)病史简介

患者,男性,51 岁,因"右面部麻木不适 1 周"入院。

患者于 2011 年 3 月 2 日开始无明显诱因出现右面部麻木不适,无头痛、恶心、呕吐、肢体无力等症状,到当地医院行头颅 MRI 检查发现左侧额叶、颞叶及岛叶巨大肿瘤,周边水肿明显。为手术治疗,收入我院神经外科。

1. 既往史 高血压病史 6 年,血压控制尚可,对青霉素、磺胺类药物过敏。

2. 体格检查 体温 36.8℃,脉搏 88 次/分,呼吸 18 次/分,血压 164/99mmHg。心率 88 次/分,律齐,心脏各瓣膜听诊区未闻及杂音。双肺未闻及干、湿啰音及胸膜摩擦音。腹部无压痛,未触及包块,肝脾未触及。意识清楚,查体合作,言语流利,定向力、理解力、记忆力正常。双侧瞳孔等大,直径 2.5mm,对光反应灵敏,视力、视野粗测正常。四肢肌力 5 级,双下肢病理征阴性。

3. 实验室检查 血红蛋白 152g/L,白细胞计数 6.36×10^9/L,中性粒细胞 0.652,淋巴细胞 0.179,血小板计数 256×10^9/L,谷丙转氨酶 12.3U/L,谷草转氨酶 8.6 U/L,血清白蛋白 45.2g/L。

4. 影像学检查 头颅 MRI(外院,2011 年 3 月 3 日):左侧额、颞、岛叶及基底节区可见大小为 5cm×6cm×7cm 类圆形长 T_1、长 T_2 异常信号,略呈分叶状改变,其内信号不均匀,周围呈水肿表现;左侧脑室受压变小,中线结构右移,增强后病灶不规则强化。

(二)临床诊断

1. 左侧额叶、颞叶及岛叶巨大脑胶质瘤。

2. 高血压病。

(三)诊疗经过

第1步：首先调整血压至正常范围，同时进行头颅增强 MRI、弥散张量成像（DTI）、功能磁共振成像（fMRI）、MRS 等检查，根据影像学制订详细手术计划，可见左侧额、颞、岛叶巨大肿瘤紧邻左侧语言中枢、弓状束、锥体束、感觉束及视放射（图 2-1A~D）。

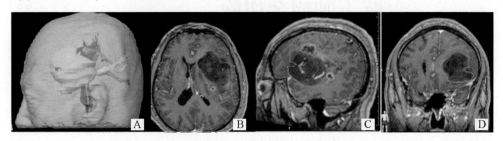

图 2-1　术前影像学表现（左侧额、颞、岛叶巨大肿瘤）

第2步：手术治疗。术中 MRI 及导航下左侧额、颞、岛叶胶质瘤切除术。手术过程如下。

1. 左侧额、颞部弧形手术切口。

2. 分开外侧裂，见肿瘤呈灰白色，质地较稀软，取部分病变组织术中冷冻切片病理检查提示低级别胶质瘤。根据镜下导航指引，分块全切除肿瘤，大脑中动脉及分支保留完好（图 2-2）。

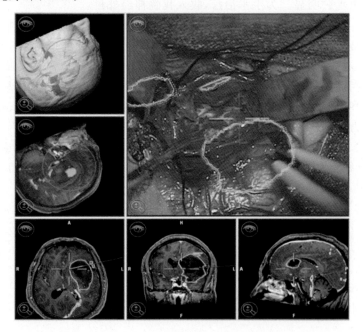

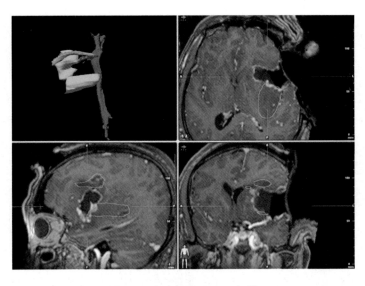

图 2-2 术中图片及 MRI 扫描

3. 术中 MRI 扫描显示颞中回后内侧少许残留,更新导航后再次切除残留肿瘤,末次扫描证实肿瘤全切除(图 2-3,图 2-4)。

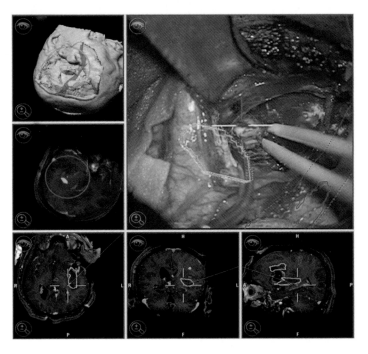

图 2-3 术中导航后截图

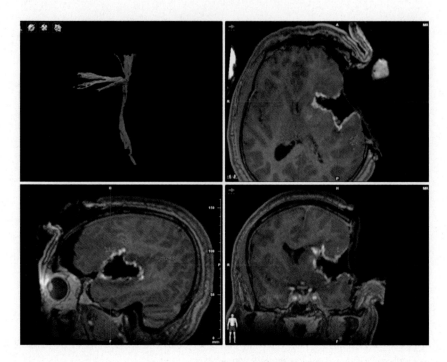

图 2-4　第 2 次术中 MRI 扫描

术后早期患者言语欠流利,右上肢肌力 1 级,右下肢肌力 3 级,左侧肢体肌力 5 级。术后 2 周出院时,患者言语流利,右侧肢体肌力 4 级,左侧肢体肌力 5 级。

出院后行替莫唑胺同步放疗、化疗。放疗方案:瘤床外扩 2cm,DT＝50Gy/25F,后改局部补量,10Gy/5F。同步放疗、化疗结束后行替莫唑胺周期性化疗。

(四)病理诊断

少突胶质细胞瘤,局部间变,WHO Ⅱ～Ⅲ级。

大体检查:术中送检灰白色碎组织一堆,大小为 1.2cm×1cm×0.4cm。术后送检灰白色碎组织一堆,总体大小为 2.5cm×1.5cm×1cm,部分区域呈灰白色胶胨样。

镜下检查(图 2-5):(左侧额、颞、岛叶灰白色肿瘤)少突胶质细胞瘤,局部间变,WHO Ⅱ～Ⅲ级。免疫组织化学染色显示:肿瘤细胞 p53(＋＜25％),CD99(＋),EGFR(＋),EMA(－),GFAP(＋),Ki-67(＋＜25％),S-100(＋),VEGF(＋),MDM2(＋),Olig-2(＋),Nestin(＋),MGMT(＋)。

(五)随访

术后 3 个月随访时,患者言语流利,双侧肢体肌力 5 级。

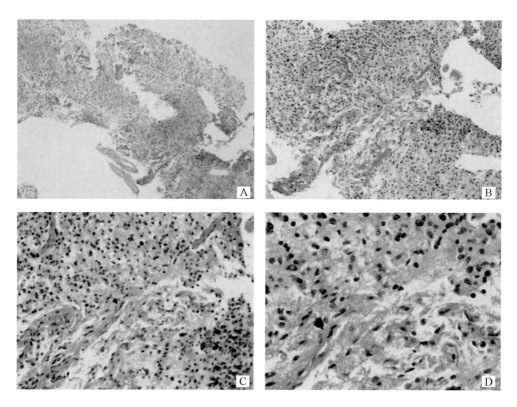

图 2-5 病理检查镜下所见

弥漫的肿瘤细胞排列,局部瘤细胞较密集,个别瘤细胞异型性较大,HE 染色(A、B、C、D 分别为 4×、10×、20× 和 40×)

二、病例点评

该例患者以"右面部麻木不适"为首发症状,无头痛、恶心、呕吐、肢体无力等症状。当地医院 MRI 提示:左侧额、颞、岛叶及基底节区有大小为 5cm×6cm×7cm 巨大胶质瘤,周边水肿明显,占位效应明显。该肿瘤紧邻左侧语言中枢、弓状束、锥体束、感觉束及视放射,手术风险极大,术后患者出现语言功能障碍、偏瘫风险高达30%~40%。因此,在尽可能保护患者语言、运动功能的前提下,全切除肿瘤是非常困难的。

患者术中在 MRI 及多模态导航指导下行左侧额叶、颞叶及岛叶巨大脑胶质瘤切除术。根据镜下导航指引,分块全切除肿瘤,大脑中动脉及分支保留完好。第 1次术中 MRI 扫描显示颞中回后内侧少许残留,更新导航后再次切除残留肿瘤。末次扫描证实肿瘤全切除。术后早期患者言语欠流利,右上肢肌力 1 级,右下肢肌力

3级,左侧肢体肌力5级。术后出院时,患者言语流利,右侧肢体肌力4级,左侧肢体肌力5级。术后3个月随访时,患者言语流利,双侧肢体肌力5级。

该例患者术前评估,偏瘫、失语风险极大。得益于术中MRI和多模态导航技术,第1次术中MRI扫描发现少许残留,更新导航后继续切除残余肿瘤,末次扫描证实全切除肿瘤。虽然术后早期患者有短期神经功能障碍,但长期随访患者肌力、语言同术前,体现精准治疗的价值。

三、相关疾病精要

当代微侵袭神经外科的理念是"最大程度地切除病变,最小程度地损伤神经功能",其根本目的在于去除病变的同时,最大限度地保存患者的神经功能,尽可能恢复正常的生活和工作,提高患者术后生活质量。虽然目前缺乏循证医学一级证据,但越来越多的研究证实,提高胶质瘤的全切率和切除程度可提高患者术后生活质量,延长术后无进展生存时间和总生存时间。

由于胶质瘤的边界不清,加上术中"脑漂移"等影响,单纯依靠显微镜下和功能神经导航判断肿瘤全切有时是不准确的。功能神经导航的影像为术前影像,术中随着脑脊液流失、肿瘤切除等因素,术中"脑漂移"不可避免。当病变紧邻功能区或位于脑深部时,若没有术中影像指导,术者一般趋向于保守。在术中MRI和功能神经导航指导下,胶质瘤尤其是功能区和深部胶质瘤,外科手术切除更加安全、有效。

随着高场强MRI发展和计算机技术的进步,神经导航已由单纯的解剖导航发展到多模态功能神经导航的新阶段。多模态功能神经导航除了解剖信息外,还包括功能信息和代谢信息。多模态功能神经导航和术中影像是密不可分的,因为多模态功能神经导航的注册信息均为术前信息,手术过程中由于病变切除、脑脊液流失、重力作用等因素,术中脑移位不可避免,此时依赖术前解剖和功能信息指导手术显然是不够精准的,需要根据术中影像更新导航计划指导手术。除了高场强术中MRI外,术中B超、术中CT和术中低场强MRI等术中影像设备也可用于纠正术中脑移位,指导手术。

术中高场强MRI和多模态功能神经导航有助于纠正术中脑移位,发现残留病变,更新导航后进一步切除残留病变,提高病变全切率和切除程度,保证手术的安全性和有效性。

(马晓东　李昉晔)

参 考 文 献

Giordano M,Samii A,Lawson MAC,et al. 2017. Intraoperative magnetic resonance imaging in pediatric neurosurgery:safety and utility[J]. J Neurosurg Pediatr,19(1):77-84.

Kuhnt D,Bauer MH,Becker A,et al. 2012. Intraoperative visualization of fiber tracking based reconstruction of language pathways in glioma surgery[J]. Neurosurgery,70(4):911-919.

Senft C,Bink A,Franz K,et al. 2011. Intraoperative MRI guidance and extent of resection in glioma surgery:a randomised,controlled trial[J]. Lancet Oncol,12(11):997-1003.

Zhuang DX,Liu YX,Wu JS,et al. 2011. A sparse intraoperative data-driven biomechanical model to compensate for brain shift during neuronavigation[J]. AJNR Am J Neuroradiol,32(2):395-402.

病例3 左侧颈部巨大颈动脉体瘤（6cm× 5cm×3cm）手术成功

【要点】 患者青年女性,因左侧颈部包块,诊断巨大颈动脉体瘤,在显微镜下将肿瘤连同颈内、颈外动脉完整切除,保留近端颈总动脉及远端颈内动脉,取大隐静脉,分别与颈总动脉和颈内动脉行端-端吻合,手术成功。术后 MRI 及 CTA 检查显示肿瘤完整切除,大隐静脉架桥血管血流通畅,颅内血管显影良好。

一、病例介绍

(一)病史简介

患者,女性,27 岁,因左侧颈部包块 1 年于 2016 年 5 月 3 日入院。

患者 2015 年 5 月照镜子时发现左侧颈部肿大,无疼痛等不适,未给予诊治。2015 年 9 月于当地医院行超声检查,考虑为"淋巴结肿大",给予口服抗生素治疗,未见好转。2016 年 4 月行 MRI 检查发现左侧颈动脉分叉部富血供占位,考虑颈动脉体瘤可能性大。进一步行 CT 血管造影(CTA)检查:考虑左颈动脉体瘤(图 3-1,图 3-2)。患者目前精神状态良好,体力、食欲、睡眠、大小便正常,体重无明显变化。

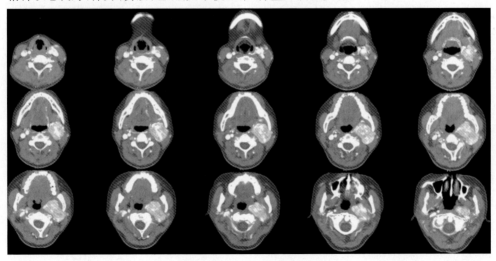

图 3-1 CT 提示左侧颈部占位

1. 既往史　既往体健，无外伤史。

2. 体格检查　体温 36.2℃，脉搏 82 次/分，呼吸 18 次/分，血压 111/78mmHg，身高 162cm，体重 54kg，体重指数（BMI）20.6kg/m²。发育正常，营养良好，意识清醒。全身皮肤黏膜无黄染、无皮疹。双侧瞳孔正大等圆，对光反应正常，颈软，无抵抗。双肺呼吸音清，未闻及干、湿啰音及胸膜摩擦音。心率 82 次/分，各瓣膜听诊区未闻及杂音。腹部无压痛，肝脾未触及，墨菲征阴性，肠鸣音正常。

3. 专科检查　左侧颌下可触及包块，质硬，表面光滑，侧向可推移，上下不能活动，无明显压痛，大小为 7.0cm×4.0cm×4.0cm。双侧颈动脉搏动可触及，双侧肱动脉、桡动脉、股动脉、足背动脉及胫后动脉搏动可触及。

4. 实验室检查　血常规：血红蛋白 116g/L，红细胞计数 3.65×10¹²/L，白细胞计数 5.1×10⁹/L，血小板计数 192×10⁹/L；空腹血糖 4.26mmol/L，谷丙转氨酶 14.2U/L，谷草转氨酶 14.4U/L，总蛋白 55.9g/L，血清白蛋白 40.1g/L，尿素 5.45mmol/L，肌酐 55.8μmol/L。

5. 影像学检查

（1）CT（2016 年 4 月 7 日）：左侧颈动脉分叉部占位（图 3-1）。

（2）CTA（2016 年 4 月 7 日）：左侧颈总动脉分叉部占位，考虑颈动脉体瘤可能，大小为 6.5cm×3.3cm×3.5cm，边界清晰（图 3-2）。

（3）MRI（2016 年 4 月 4 日）：左侧颈动脉分叉部富血供占位，考虑颈动脉体瘤可能性大，大小为 3.6cm×3.8cm×6.2cm，肿瘤上级与颅底平齐（图 3-3）。

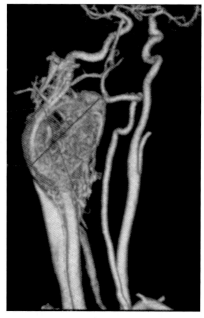

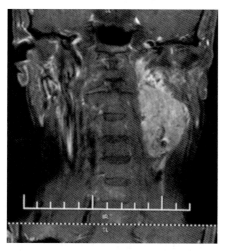

图 3-2　CTA 示肿瘤血供丰富　　　　图 3-3　MRI 可见肿瘤上极与颅底平齐

（4）数字减影血管造影（DSA）（2016年5月20日）：左侧颈动脉分叉部瘤样染色，呈"杯口征"（图3-4）。

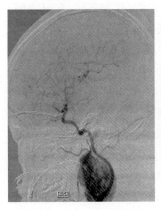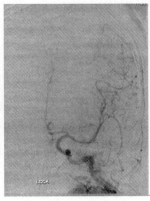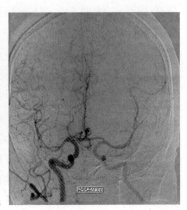

图3-4 术前DSA可见特征性"杯口征"改变，颅内血流代偿尚可

（二）临床诊断

左侧巨大颈动脉体瘤。

（三）诊疗经过

来我院后，经院内多学科讨论（血管外科、耳鼻咽喉头颈外科及神经外科），制订治疗步骤如下。

第1步：行全脑血管造影术，评估颅内血流代偿情况，完善术前检查，做血管架桥准备。

第2步：手术治疗。先行游离肿瘤，尝试分离颈总动脉、颈外动脉及颈内动脉，若无法保留颈内动脉，则将肿瘤连同颈内动脉一并切除，再行自体血管架桥术。手术过程如下。

1. 游离肿瘤，见肿瘤血供丰富，未见正常血管结构。

2. 先游离近端颈总动脉。

3. 分离肿瘤上极，探查至前颅底，游离颈外动脉，给予离断。

4. 肿瘤完全包裹颈内动脉，术中超声引导下尝试游离颈内动脉，见近端颈内动脉壁被肿瘤侵蚀，未见完整血管壁，判断难以保留。

5. 显微镜下将肿瘤连同颈内、颈外动脉完整切除，保留近端颈总动脉及远端颈内动脉，取左侧大隐静脉约20cm备用。

6. 取大隐静脉，分别与颈总动脉和颈内动脉做端-端吻合术。

7. 术区留置引流管1根。

8. 神经外科重症监护室（NICU）监护治疗。皮下持续引流24小时；抗凝治疗：肝素钠2500U皮下注射，3次/天，术后第2天停用；抗感染治疗：头孢曲松钠

2g,1 次/24 小时,连用 3 天。

术后早期患者声音嘶哑,无饮水呛咳及吞咽困难等,伸舌居中,四肢肌力正常,无新发神经功能障碍,切口愈合良好,声音嘶哑逐渐好转,出院时基本正常。

(四)病理诊断

病理诊断:(左侧颈部)副节瘤。

大体检查:①正常颈内血管管腔一段,长 1cm,直径 0.2cm,表面灰褐色;②异常颈内血管管腔一段,长 2.5cm,直径 0.8cm,切面灰白色;③肿瘤组织灰白间灰褐色组织多块,总体大小为 6cm×5cm×3cm,切面灰白间灰黄色,实性,质地中等。

镜下检查:(左侧颈部)副节瘤,送检瘤组织破碎,总体大小为 6cm×5cm×3cm。免疫组织化学染色显示:肿瘤细胞 CK(-),S-100(支持细胞+),Syn(+),CgA(部分+),Ki-67(+4%)(图 3-5)。

送检异常颈内血管血管壁见肿瘤组织,正常颈内血管血管壁未见肿瘤组织。

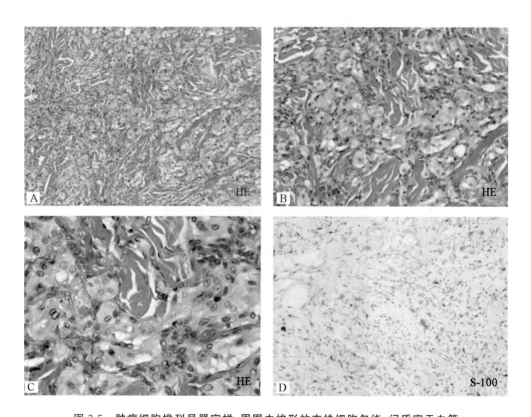

图 3-5　肿瘤细胞排列呈器官样,周围由梭形的支持细胞包绕,间质富于血管

肿瘤细胞胞质丰富,嗜酸,核圆形,染色质细腻,可见小核仁;染色方法:HE 染色(A、B、C 分别为 10×、20×、40×),S-100 免疫组织化学染色(D 为 20×)

(五)随访

术后第 3 天行颈部 MRI 及 CTA 检查提示：肿瘤切除满意，架桥血管血流通畅，颅内血管显影良好(图 3-6，图 3-7)。

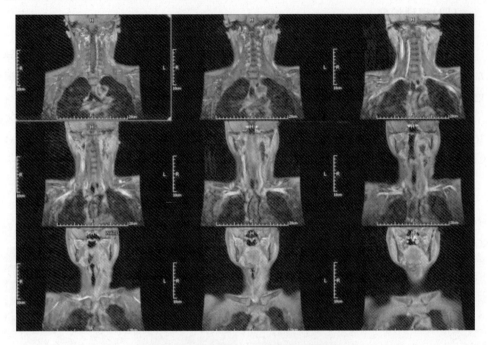

图 3-6　术后 MRI(提示左侧颈部肿物消失)

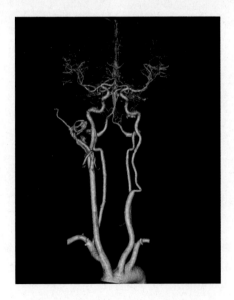

图 3-7　术后 CTA(提示架桥血管通畅，颅内血管良好)

二、病例点评

该例患者为青年女性，左下颌角无痛性肿物逐渐增大1年，经彩色多普勒超声、MRI、CTA、DSA检查确诊为颈动脉体瘤，肿瘤大小为6cm×5cm×3cm。肿瘤位于颈动脉分叉部，上端紧邻颅底岩骨部，包裹颈总动脉、颈内动脉及颈外动脉，临床分型为Shamblin Ⅲ型。上述血管与肿瘤关系密切，术中难以保留，可能需要血管重建，手术难度极大，经多学科讨论后，转入我科行手术治疗。术前行全脑血管造影术，见肿瘤起于颈动脉分叉部，挤压颈内动脉及颈外动脉，呈典型"杯口征"，同时做Matas试验，提示右侧颈内动脉通过前交通动脉向左侧前循环代偿良好，手术耐受力较强，经多学科讨论后，行左侧颈动脉巨大颈动脉体瘤切除＋血管架桥术。术中见肿瘤血供极其丰富，游离肿瘤边界，探查见颈内动脉及颈外动脉被肿瘤包裹，尝试分离，见颈动脉分叉部血管壁薄，正常血管组织被破坏，无法保留，遂将颈内外动脉与肿瘤一并切除后，取自体大隐静脉分别与颈总动脉末端和颈内动脉远端行端-端吻合，保证同侧颅内血流。术后未见新发神经功能障碍。

三、相关疾病精要

颈动脉体瘤（carotid body tumor，CBT）占头颈部肿瘤0.22%，患病率约为0.012%，是来源于颈动脉体的非嗜铬细胞副神经节瘤，主要发生在颈动脉分叉部。CBT是交界性肿瘤，没有真正的包膜，与颈动脉及周围组织紧密相连，很难完整分离，若切除不彻底容易复发。外科手术切除为治疗CBT的首选方法，目前以血管外科、耳鼻咽喉头颈外科治疗为主，但对于复杂的尤其是包绕颈部血管的巨大颈动脉体瘤，神经外科具有较大优势，切除肿瘤较为彻底且术后并发症相对较少。

CBT多为良性，恶性占2%～7%，女性多见。选择行颈动脉DSA是诊断CBT的金标准，检查评估大脑Willis环及颅脑侧支循环情况，以决定术中是否需要保留颈内动脉或行血管重建。

Shamblin等根据瘤体大小及是否侵及周围血管、神经将CBT分为Ⅰ、Ⅱ、Ⅲ型，Ⅲ型处理难度最大。Shamblin分型是选择术式的主要依据：①单纯性的肿瘤剥离术适用于大多数Shamblin Ⅰ型或少数Ⅱ型中肿瘤不大且与颈动脉粘连较轻的病例；②颈外动脉连同CBT切除术适用于多数Shamblin Ⅱ型或少数血供较丰富的Shamblin Ⅰ型CBT；③CBT切除、颈总动脉与颈内动脉重建术适用于Shamblin Ⅱ型、Ⅲ型或肿瘤较大（直径>5cm）、血供丰富的CBT，特别是Shamblin Ⅲ型，因CBT与颈动脉粘连紧密，强行剥除不仅造成术中大量出血，且可能增加颈动脉阻断时间，增加偏瘫的发生率。移植血管首选大隐静脉，也可用人工血管。该病例因术前检查大脑动脉环（Willis 环）及颅脑侧支循环显示情况良好，术中动脉阻断时间相对较长，但术中体感诱发电位监测未见明显异常，术后亦无脑梗死。

手术并发症以脑神经尤其是迷走神经和舌下神经损伤最为常见，发生率为20％～40％，多为暂时性，与术中牵拉、切割相对较多密切相关。减少神经损伤的关键在于良好的术野显露，减少手术创面渗血，熟悉颈部神经走行，术中注意识别，避免误切、钳夹、牵拉过度等。偏瘫为 CBT 手术较为严重的并发症，术中阻断动脉时间过长、钳夹动脉使斑块碎裂致远端血管栓塞（尤其是老年人）和血栓形成、颈总动脉结扎等情况，皆可能导致术后发生偏瘫或昏迷。

CBT 一般生长较为缓慢，但具有侵袭性，与血管、神经组织紧密粘连，可使咽部受压移位，甚至可以侵及颅底，一旦确诊应尽早手术治疗。手术前应详细检查，明确肿瘤大小和侵及范围，是否侵及血管、神经。选择合理的手术方式，术中精细分离，减少出血，保持术野清晰，避免脑神经损伤。

（李昉晔）

参 考 文 献

Gwon JG, Kwon TW, Kim H, et al. 2011. Risk factors for stroke during surgery for carotid body tumors[J]. World J Surg, 35(9): 2154-2158.

Lee KY, Oh YW, Noh HJ, et al. 2006. Extraadrenal paragangliomas of the body: imaging features [J]. AJR Am J Roentgenol, 187(2): 492-504.

Obholzer RJ, Hornigold R, Connor S, et al. 2011. Classification and management of cervical paragangliomas[J]. AnnR CollSurg Engl, Nov; 93(8): 596-602.

Padhy RK, Dash BK, Maheshwari A, et al. 2014. Carotid body tumor: a case report and literature review[J]. J Evol Medical Dental Sci, 3(62): 13769-13773.

Peck BW, Rich TA, Jimenez C, et al. 2011. A novel SDHB mutation associated with hereditary head and neck paragangliom[J]. Laryngoscope, 121(12): 2572-2575.

Su_arez C, Rodrigo JP, Mendenhall WM, et al. 2014. Carotid body paragangliomas: a systematic study on management with surgery and radiotherapy[J]. Eur Arch Otorhinolaryngol, 271(1): 23-34.

病例4　先天性神经管畸形合并脊髓髓内血管畸形的治疗策略

【要点】　脊髓血管畸形的发病率很低,仅占脊髓疾病的 2%～4%,但常会导致严重的临床症状,常合并脊柱畸形、病变相应节段的背部皮肤血管瘤(痣)、颅内血管畸形、动脉瘤、肝或肾血管瘤等。根据优先治疗引起症状病因的首要原则,依据各项相关检查结果制订合理的诊治计划十分必要。

一、病例介绍

(一)病史简介

患者,女性,31 岁,因"双足麻木 6 年,发现脊髓血管畸形 9 个月"于 2015 年 12 月 15 日入院。

患者于 6 年前出现右侧足尖麻木,感觉减退,曾经在当地医院行 MRI 检查,发现脊髓拴系,未处理。2015 年 3 月,患者左下肢外侧疼痛,伴力弱,逐渐发展至右侧,在某医院就诊考虑血管畸形。2015 年 5 月在当地医院行脊髓血管造影检查,确诊脊髓血管畸形,并行栓塞治疗,第 2 天患者不适症状明显好转,5 个月后复查造影发现复发,再次栓塞,近日患者出现大小便功能异常,尿失禁及便秘。

1. 既往史　2015 年 7 月行卵巢囊肿腹腔镜手术。

2. 体格检查　体温 36.6℃,脉搏 84 次/分,呼吸 18 次/分,血压 108/69mmHg。心率 84 次/分,律齐,心脏各瓣膜听诊区未闻及杂音;双肺未闻及干、湿啰音及胸膜摩擦音;腹部无压痛,未触及包块,肝脾未触及。专科检查:意识清楚,脑神经正常。感觉:双足痛、温觉及轻触觉减退;两点辨别觉、图形觉、位置觉及音叉震动觉检查正常。运动:四肢肌容积正常,无肌萎缩,无肌束震颤,肌力 5 级,肌张力正常。共济运动:双手轮替试验、指鼻试验、双侧跟膝胫试验正常,闭目难立征检查阴性,直线行走试验阴性。

3. 实验室检查　红细胞计数 4.2×10^{12}/L,白细胞计数 7.56×10^{12}/L,中性粒细胞 0.673,淋巴细胞 0.137,血红蛋白 108g/L,谷丙转氨酶 23U/L,谷草转氨酶 18.6U/L,总蛋白 48.5g/L,血清白蛋白 36.8g/L。

4. 影像学检查　脊髓血管造影(外院,2015 年 10 月 25 日)提示:原脊髓血管畸形栓塞术后复发,见图 4-1。

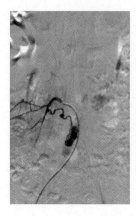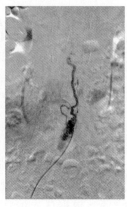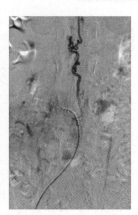

图 4-1 脊髓血管造影

提示原脊髓血管畸形栓塞术后复发

腰椎 MRI(外院,2015 年 10 月 25 日)提示:腰 5 骶 1 脊膜膨出合并脂肪瘤;脊髓圆锥下移,其上段脊髓中央管呈柱状扩张;第 4 腰椎体水平后方见大小为 13mm ×24mm×36mm 的短 T_1、长 T_2 信号,STIR 序列信号减低;腰 4 棘突显示裂隙,其内走行高低混杂信号,脊髓表面示纤曲增粗血管影,增强扫描呈明显强化;皮肤向内侧凹陷。印象:脊髓拴系伴脊髓空洞、椎管内脂肪瘤、脊柱裂,局部窦道形成可能性大;椎管内血管畸形。见图 4-2。

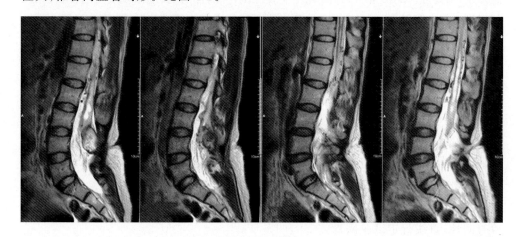

图 4-2 腰椎 MRI

提示脊髓拴系伴脊髓空洞、椎管内脂肪瘤、脊柱裂,局部窦道形成可能性大;椎管内血管畸形

(二)临床诊断

1. 脊髓拴系,髓内血管畸形栓塞术后复发。

2. 椎管内脂肪瘤。

3. 脊柱裂。

(三)诊疗经过

2015年12月21日施行脊髓血管畸形切除＋椎管内脂肪瘤切除＋脊髓拴系松解＋终丝切断＋硬膜囊重建术。

手术经过:全身麻醉气管内插管,患者取俯卧位,做L₃～S₁皮肤切口;患者腰4棘突裂,三棱针切断腰3棘突旁椎板,整体卸下腰3棘突;腰4水平背侧脊膜外一供血动脉异常粗大,考虑为畸形血管供血动脉,给予电灼后切断;正中切开硬脊膜,见硬脊膜、蛛网膜和增粗的脊髓粘连,硬膜下隙和蛛网膜下隙消失。脂肪瘤位于脊髓圆锥背侧,表面血管少,外观呈黄油色,质脆;从相对正常处分离硬脊膜与脂肪瘤粘连,游离并显露两侧马尾神经,马尾神经增粗,表面血管纡曲,马尾神经丛中探及终丝,终丝已脂肪化,电灼后切断;将位于脊髓背侧的脂肪瘤做分块切除直至接近正常脊髓组织,脂肪瘤大部切除;腹侧可见纡曲增粗动脉,管腔内形成血栓,电灼后离断,创面无出血,脊髓组织搏动好。严密缝合硬脊膜,涂以猪源纤维蛋白粘合剂(倍绣胶),外覆生物膜,放置硬膜外引流管一根,手术顺利,术中出血约100ml,切除的肿瘤标本及畸形血管送病理检查。

术后治疗:术后患者俯卧位卧床2个月,保持伤口敷料洁净。

(四)病理诊断

病理诊断:①髓内畸形血管;②椎管内血管纤维脂肪瘤。

大体检查:①(椎管内脂肪瘤)灰黄色组织一块,大小为2.5cm×2cm×0.5cm,表面似有部分包膜,切面灰白兼灰黄色,质中,全取;②(髓内畸形血管供血动脉)灰白条索状组织两块,大者为1.8cm×0.2cm×0.1cm,小者为1.2cm×0.2cm×0.1cm,质中。

镜下检查:(椎管内)血管纤维脂肪瘤。(髓内)送检为管腔大小不一、管壁厚薄不一的畸形血管。见图4-3,图4-4。

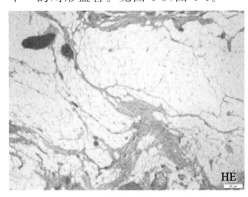
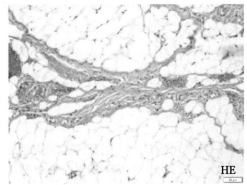

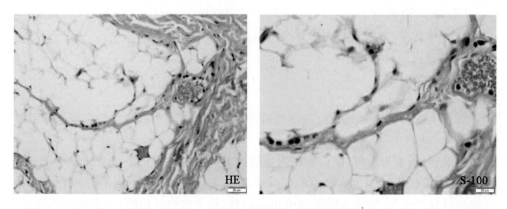

图 4-3　(椎管内脂肪瘤)镜下见呈瘤样增生的脂肪组织及混杂的纤维血管组织(HE 染色　100×)

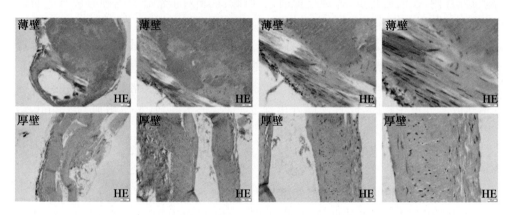

图 4-4　(畸形血管)镜下见管腔大小不一,管壁厚薄不同的畸形血管(HE 染色　100×)

(五)随访

患者术后 3 个月复查腰椎 MRI(图 4-5)、脊髓数字减影血管造影(DSA)(图 4-6),结果显示脊髓拴系松解,血管畸形治愈。

二、病例点评

该例患者诊治难点在于确定责任病变。患者首发症状为脊髓拴系、脊柱裂症状,发展比较缓慢。9 个月前症状发展迅速,多为脊髓血管畸形症状。来我院后复查 MRI,发现有纤曲血管流空影,为进一步确诊,行 DSA 检查提示腰 4 血管畸形团。脊髓行程长,脊髓病变导致的神经症状复杂多变,而此病例两种病变的累及范围均为腰骶部,症状易被掩盖。所以在诊断脊髓疾病时,宜行全脊髓 MRI 检查,最

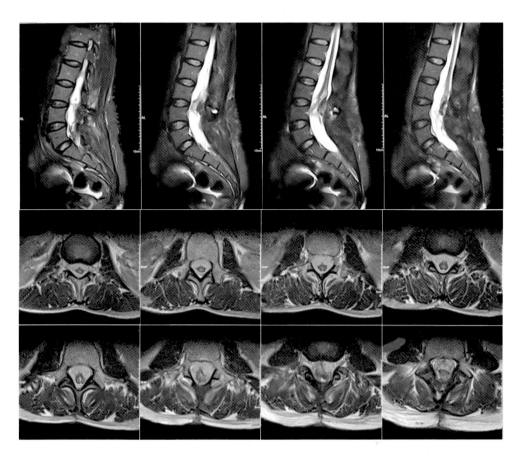

图 4-5 术后 3 个月腰椎 MRI（显示脊髓拴系松解）

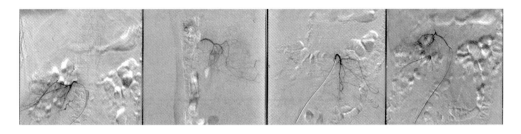

图 4-6 术后 3 个月脊髓 DSA（显示血管畸形治愈）

好行强化检查，尤其脊髓内有可疑信号时，更应提高警惕。进行全面检查，不仅对患者疾病检出有益，也对医疗安全有益。

　　该病变处理原则以手术为宜，难点在于治疗策略选择。在不能确定引起症状的最终病变时,手术可同时处理两类病变,一举根治疾病,同时为患者节省费用。此例手术治疗是成功的。

三、相关疾病精要

脊髓血管畸形的发病率很低,仅占脊髓疾病的 2%～4%,但常会导致严重的临床症状。脊髓血管畸形多缓慢起病,进行性加重,以运动、感觉及括约肌功能障碍,以及头颈、胸腰及肢体疼痛多见。临床表现:①神经根性疼痛。在病变所在神经根分布区有放射性痛,如颈、背、腰或双下肢放射痛。体位改变可诱发疼痛,休息后可自行缓解。疼痛可影响 2 个以上神经根分布区。②进行性神经根和脊髓功能障碍。表现为不同部位、不同程度的运动、感觉和括约肌功能障碍,以及肌力弱、间歇性跛行、感觉减退或消失,大小便失禁等。典型症状为间歇性跛行,患者在行走一段距离后感到肌力弱、疼痛,休息后症状消失,再行走一段距离后症状反复。其原因为畸形血管盗血现象,使脊髓慢性缺血,当运动时血液重新分布,多积聚在骨骼肌,则脊髓缺血加重而产生症状。③急性出血。突然出现剧烈神经根性疼痛、四肢瘫或截瘫,血液可逆流入颅,产生头痛、呕吐或抽搐,可有意识障碍。当形成血肿后,对脊髓的直接破坏或压迫,使脊髓功能迅速丧失。④合并其他畸形。常合并脊柱畸形、病变相应节段的背部皮肤血管瘤(痣)、颅内血管畸形、动脉瘤、肝或肾血管瘤。

在脊髓血管畸形未对脊髓造成永久性损害前,及时治疗,去除异常血管或引流静脉,降低静脉压,改善脊髓血液循环是获得良好疗效的关键。

(尚爱加　赵　博)

参 考 文 献

Arai N,Akiyama T,Yoshida K,2017. The Coexistence of Extradural Arteriovenous Fistula and Soft Tissue Arteriovenous Malformation within the Same Metamere[J]. World Neurosurg,98:877. e1-877. e7.

Dias M,Partington M,2015. Congenital Brain and Spinal Cord Malformations and Their Associated Cutaneous Markers[J]. Pediatrics,136 (4):1105-1119.

Flores BC,Klinger DR,White JA,et al. 2017. Spinal vascular malformations:treatment strategies and outcome[J]. Neurosurgical Review,40 (1):15-28.

Hertzler DA,DePowell JJ,Stevenson CB,et al. 2010. Tethered cord syndrome:a review of the literature from embryology to adult presentation[J]. Neurosurg Focus,29 (1):E1.

Tu A,Steinbok P,2013. Occult tethered cord syndrome:a review[J]. Childs Nerv Syst,29 (9):1635-1640.

病例5 神经纤维瘤病Ⅱ型——双侧听神经瘤的治疗策略

【要点】 神经纤维瘤病Ⅱ型（NF2）是一种常染色体显性遗传疾病，以多发中枢神经系统肿瘤为特点，双侧听神经瘤为其特征性临床表现。大部分 NF2 患者最终双侧听力丧失，尽可能久地保留听觉功能是手术治疗双侧听神经瘤的首要原则，故根据各项相关检查结果制订合理的手术计划十分必要。

一、病例介绍

(一)病史简介

患者，女性，46 岁，因"双侧听力下降 1 月余"于 2014 年 12 月 1 日入院。

患者于 1 个月前无明显诱因出现头部不适，并自觉双侧耳鸣伴听力下降，以右侧为著。于当地医院行头颅 MRI 平扫＋增强提示：双侧桥小脑角区异常信号影，考虑占位性病变可能性大。建议转诊上级医院。

1. 家族史 患者自述其姐姐、侄女均出现耳鸣、听力下降等相似症状，但未行相关检查。

2. 体格检查 体温 36.5℃，脉搏 78 次/分，呼吸 18 次/分，血压 120/70mmHg。发育正常，正常面容，意识清楚，查体合作。双肺呼吸音清，未闻及干、湿啰音。心律齐，各瓣膜区未闻及杂音。腹部无压痛，肝脾未触及。嗅觉正常，视力、视野粗测试正常，双侧瞳孔正大等圆，对光反应灵敏，眼底检查未见异常，眼睑无下垂，眼球各向活动自如。右侧面部痛、温、轻触觉稍减退，张口无歪斜，额纹对称，闭眼对称有力，鼻唇沟双侧对称，示齿时嘴角向左侧歪斜。双侧听力下降明显，双侧咽反射正常，无声音嘶哑、吞咽困难、饮水呛咳，伸舌居中。四肢及躯干感觉、运动功能正常；双侧跟膝胫试验、闭目难立征、直线行走试验阳性。

3. 实验室检查 红细胞计数 4.12×10^{12}/L，白细胞计数 8.33×10^{9}/L，血小板计数 176×10^{9}/L，中性粒细胞 0.72；谷丙转氨酶 12.1U/L，总蛋白 72g/L，空腹血糖 4.42mmol/L，血清钾 4.33mmol/L，血清钠 142mmol/L，血清氯 101mmol/L，血清钙 2.44mmol/L。

4. 影像学检查

(1) 头颅 MRI(本院,2014 年 12 月 10 日):双侧桥小脑角区占位性病变,考虑双侧听神经瘤可能性大。见图 5-1。

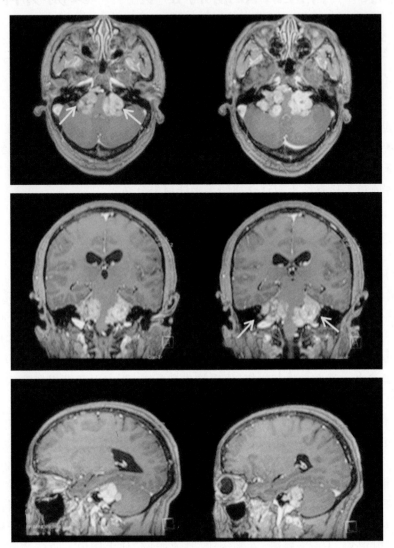

图 5-1 头颅 MRI(箭头所指即为肿瘤)

(2) 颞骨 CT(本院,2014 年 12 月 4 日):双侧内听道口呈"喇叭口样"扩大,局部可见骨质破坏。见图 5-2。

5. 双侧听力检查(本院,2014 年 12 月 3 日) 见图 5-3。

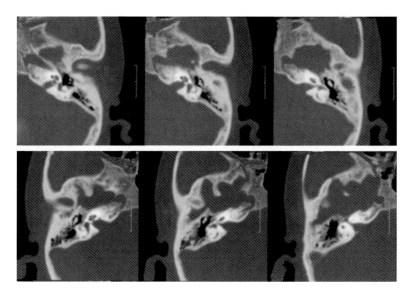

图 5-2 颞骨 CT

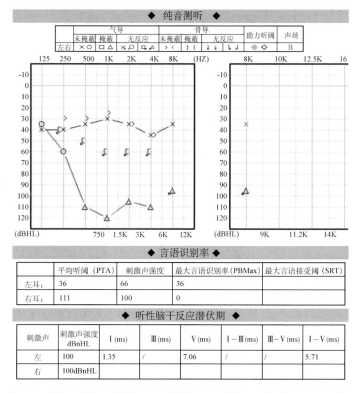

图 5-3 听力学检查(提示患者双侧听力均受损,右侧听力完全丧失)

（二）临床诊断

神经纤维瘤病Ⅱ型；双侧听神经瘤。

（三）诊疗经过

1. 手术切除右侧听神经瘤　根据术前听力检查，患者右侧听力已完全丧失，左侧平均听阈 36、平均言语识别率 36、听性脑干反应潜伏期延长但存在。虽然根据 G-R 听力分级，左侧亦为无效听力，但实际生活中患者仍保留有部分听觉功能。且根据术前颞骨 CT 判断，患者右侧内听道口扩张更加明显。综合以上术前检查结果，决定行右侧听神经瘤切除术，于 2014 年 12 月 15 日行右侧枕下乙状窦后入路听神经瘤切除术。

术中可见肿瘤呈分叶状，质地较韧，与周围组织粘连明显；面神经走行于肿瘤的下极深面，被肿瘤压迫成一条薄带与肿瘤粘连，显微镜下辨识不清；尽可能多地将变形的面神经与肿瘤剥离，但为保留面神经功能，只得残留部分肿瘤；手术结束前用脑干诱发电位神经探子刺激面神经见面神经反应良好。术后病理检查回报：神经鞘瘤，局部核分裂象 2 个/10HP。

患者术后恢复良好，未出现严重的面瘫症状，术后 1 周外观像见图 5-4。

术后 3 个月复查头颅 MRI 检查提示：手术侧肿瘤切除满意，未见明显复发迹象，手术区未见明显积液、积血、脑组织软化等并发症，见图 5-5。

2. 手术切除左侧听神经瘤　患者第 1 次术后左侧听力也出现下降，至术后 3 个月复查头颅 MRI 时，已自觉双侧听力完全丧失，考虑患者第 1 次听力报告已经提示左侧听力为无效听力，故未再行听力检查。

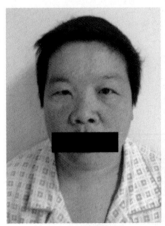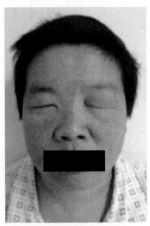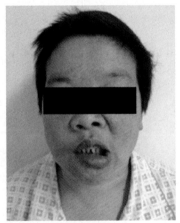

图 5-4　切除右侧听神经瘤术后 1 周

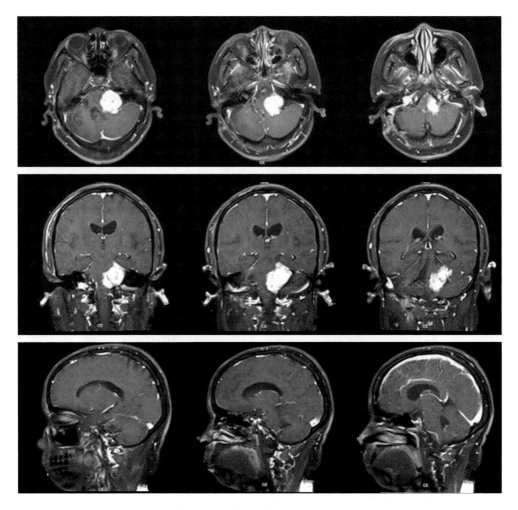

图5-5 术后3个月头颅MRI

患者第1次术后恢复良好,未出现明显的面瘫及肿瘤复发迹象,决定切除左侧听神经瘤。

于2015年4月2日行左侧枕下乙状窦后入路听神经瘤切除术。术中可见肿瘤呈分叶状,血供丰富,质地较韧,与周围组织粘连明显,面神经穿行于分叶的肿瘤组织之间,并被肿瘤压迫变形,显微镜下尚可辨识。切除过程中残留部分肿瘤组织以保留面神经功能。术后病理检查回报:神经鞘瘤,CD34(+)。

患者术后恢复良好,未见严重的面瘫症状,术后1周外观像见图5-6。

术后1周复查头颅MRI显示肿瘤切除满意,术区未见明显出血、脑组织软化灶,见图5-7。

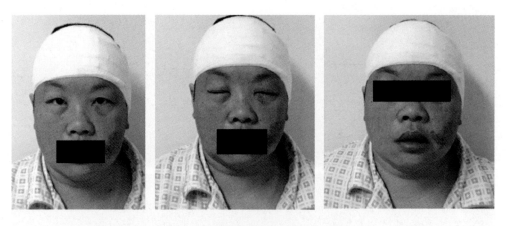

图 5-6　切除左侧听神经瘤术后 1 周

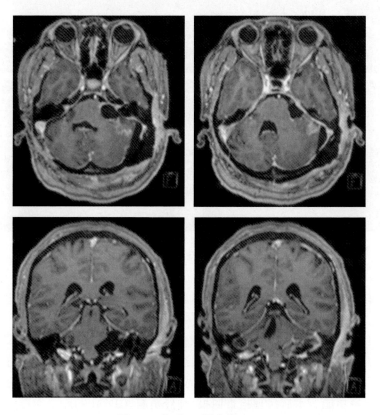

图 5-7　术后 11 周头颅 MRI

(四)病理诊断

1. 第1次手术(2014年12月15日)　右侧听神经瘤切除。

大体检查:灰白色碎组织一堆,总体大小为3.5cm×3cm×1cm,切面呈灰白色,质中。

镜下检查:(肿瘤组织)神经鞘瘤,肿瘤大小为3.5cm×3cm×1cm,局部核分裂象2个/10HP,建议密切随诊。免疫组织化学染色显示:S-100(＋),Vimentin(＋),CD34(局部＋),EMA(－),Ki-67(＋3％),见图5-8。

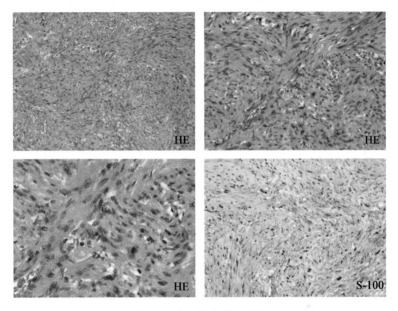

图 5-8　病理检查镜下所见

呈旋涡状排列的梭形细胞肿瘤,胞质嗜酸,胞核梭形,染色质细颗粒状,核仁不易见(左上为10×,余为20×)

2. 第2次手术(2015年4月2日)　左侧听神经瘤切除。

大体检查:灰白色碎组织一堆,总体大小为4cm×3cm×1.5cm,质中。

镜下检查:(左侧听神经瘤)神经鞘瘤。免疫组织化学染色显示:CD34(血管＋),EMA(－),Ki-67(＋4％),PR(－),S-100(＋),Vimentin(＋),见图5-9。

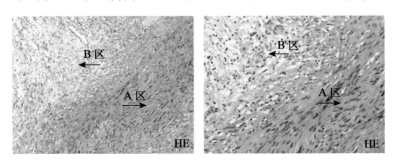

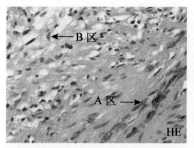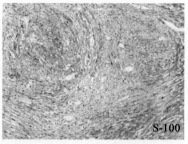

图 5-9　病理检查镜下所见

前 3 张图为 HE 染色(分别为 10×,20×,40×),镜下由 antoninA 区和 antoninB 区组成,A 区较致密呈编织状排列,B 区排列疏松;最后一张为免疫组织化学染色(20×),显示该肿瘤表达 S-100

(五)术后随访

末次随访时间为 2016 年 5 月 12 日,距第 2 次手术后 1 年余,患者术后恢复良好,未出现其他神经功能障碍,术后轻微面瘫症状基本恢复,生活能够自理,手术效果满意。由于术前患者听力已丧失,故此次术后未复查听力。

(六)家族史调查

经仔细询问病史得知,患者父亲即为双侧听神经瘤患者,但由于年代久远,其影像学资料已经遗失。患者姐姐、女儿、外甥女均为神经纤维瘤病Ⅱ型患者,其家族成员影像学检查及家系图见图 5-10～图 5-13。

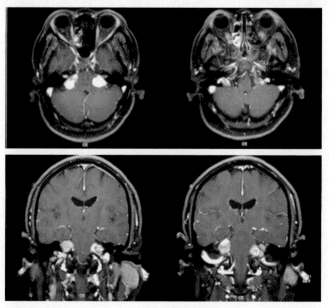

图 5-10　患者姐姐头颅 MRI

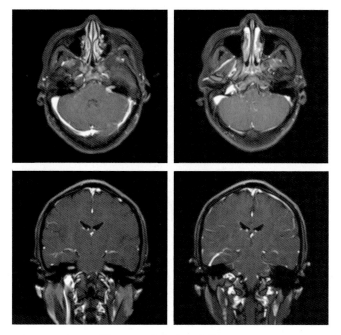

图 5-11　患者女儿头颅 MRI

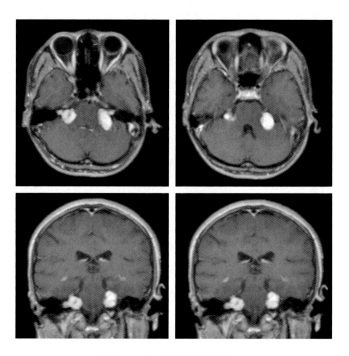

图 5-12　患者外甥女头颅 MRI

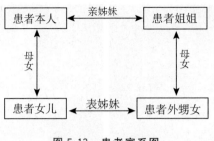

图 5-13　患者家系图

二、病例点评

该例患者出现典型的双侧听神经瘤,术前诊断为"神经纤维瘤病Ⅱ型;双侧听神经瘤"。患者在术前自觉左侧听力仍然存在,但听力学检查提示双侧听力均为无效听力,右侧听力已完全丧失。根据术前检查综合判断,手术切除听神经瘤有明确的临床指征。由于患者自觉左侧尚有听力,决定治疗分两步走,第1次切除患者右侧听神经瘤,并对左侧听神经瘤进行严密随访,以达到尽可能久地保留患者生理性听觉功能的目的。这一策略是目前国际上手术治疗双侧听神经瘤患者的共识。

对于第2次手术,不仅要考虑患者术前的症状、体征、听力情况等,第1次手术是否出现面瘫、吞咽呛咳等并发症及患者的恢复情况也应纳入参考依据。这是因为,第1次手术后若患者已经出现相应并发症,则第2次手术更应谨慎,不仅如此,第1次手术还能对第2次手术的结局起到一定的预测作用。在这一点上,双侧听神经瘤患者手术计划的制订比单侧听神经瘤患者要复杂得多,对该例患者的治疗是极其慎重的。

在病理结果上,两次手术后病理回报虽同样均为"神经鞘瘤",但与一般神经鞘瘤有所不同的是,第1次病理中,肿瘤出现一定比例的核分裂象,提示肿瘤生长速度较一般神经鞘瘤要快;第2次病理中,肿瘤组织特异性染色呈现 CD34(+),提示病变组织血供丰富,也与一般神经鞘瘤有所差别。

经过周密的术前计划,两次手术肿瘤切除率均达到95%以上,随访中未出现明显的肿瘤复发迹象,术后未出现明显严重的并发症,手术效果满意。

神经纤维瘤病Ⅱ型是家族遗传性疾病,为此还对患者家族的其他成员进行了诊查,发现了亲属患者及患病规律,这也体现了现代医学的特色。

三、相关疾病精要

神经纤维瘤病Ⅱ型(NF2)是一种由22号染色体长臂基因突变所引起的家族

遗传性疾病。根据加拿大蒙特利尔大学医学中心(CHUM)Anastasios. M 等的最新统计,新生儿 NF2 基因的突变率为 1/33 000,而疾病的人群发病率为 1/56 161。NF2 以双侧听神经瘤为其最主要的特征,但其临床表现极为复杂,除了多发的神经系统肿瘤外,Lisch 结节、皮肤鞘瘤及眼科症状也很常见。

根据病程特点,NF2 分为两种类型,即 Wishart 型和 Gardner 型。Wishart 型发病年龄早,病情发展迅速,伴有更多除听神经瘤以外相关肿瘤,听神经瘤生长速度较快,更容易侵入内听道内生长;Gardner 型发病年龄晚,一般只出现双侧听神经瘤的症状,且肿瘤生长速度慢,甚至长期不生长。最新的研究表明,NF2 的分型与患者的基因突变类型相关。

维持 NF2 患者神经功能(听力、面神经功能)至关重要。一般来说,若一侧听神经瘤直径<2cm,且听力尚存在,应对肿瘤进行严密随访观察;若肿瘤体积增长明显,则选择立体定向放射治疗;若听力已经丧失,则选择手术切除。而对于一侧听神经瘤直径>2cm,若术前听力存在,则在评估后进行立体定向放射治疗;若术前听力已经丧失,则可以进行直接手术切除。以上就是我们对于 NF2 患者手术治疗的基本原则,但由于 NF2 发病特点复杂多样,一般我们都要根据不同患者自身的情况制订进一步详尽的计划,做到个体化精准医疗。

在肿瘤的发生、发展及自然病程上,NF2 患者也与一般单侧听神经瘤有所不同,在此例病例报告中我们就能看到,肿瘤多倾向于分叶生长,且肿瘤与周围组织粘连更加紧密,肿瘤细胞生长更加旺盛,瘤内血管形成更加丰富,这也是各研究报道中对 NF2 患者听神经瘤的共性描述。

总之,神经纤维瘤病Ⅱ型是神经外科领域内较为复杂、处理起来较为棘手的一组家族性遗传性疾病,对其周全、有效的治疗策略仍在进一步的探索中,对于手术时机和手术指征的把控,是我们临床神经外科医师都应该仔细思考的问题。

(张　军　安云霞　王湛博)

参 考 文 献

Evans DG,Howard E,Giblin C,et al. 2010. Birth incidence and prevalence of tumorprone syndromes:estimates from a UK family genetic register service[J]. Am J Med Genet Part A,152(2):327-332.

Evans DG,2009. Neurofibromatosis type 2 (NF2):a clinical and molecular review[J]. Orphanet J Rare Dis,4(1):1-11.

Odat HA,Piccirillo E,Sequino G,et al. 2011. Management strategy of vestibular schwannoma in neurofibromatosis type 2[J]. Otol Neurotol,32(7):1163-1170.

Plotkin SR,Halpin C,McKenna MJ,et al. 2010. Erlotinib for progressive vestibular schwannoma in neurofibromatosis 2 patients[J]. Otol Neurotol,31(7):1135-1143.

Plotkin SR,Singh MA,O'Donnell CC,et al. 2008. Audiologic and radiographic response of NF2-related vestibular schwannoma to erlotinib therapy[J]. Nat Clin Pract Oncol,5(8):487-491.

Subbiah V,Slopis J,Hong DS,et al. 2012. Treatment of patients with advanced neurofibromatosis type 2 with novel molecularly targeted therapies:from bench to bedside[J]. J Clin Oncol,30(5):64-68.

Zhou L,Hanemann CO,2012. Merlin,a multi-suppressor from cell membrane to the nucleus[J]. FEBS Lett,586(10):1403-1408.

病例6 复杂先天性心脏病(右旋心，部分型房室间隔缺损，二尖瓣前叶裂并二尖瓣、三尖瓣大量反流，单心房，巨大左心房)手术矫治成功

【要点】 复杂先天性心脏病矫治手术具有解剖关系辨认困难、心脏结构变异大、操作步骤繁多等特点,术后常出现肺部感染、畸形矫正不满意、脱机困难、心功能不全等并发症。手术矫治难度大,围术期处理困难。

一、病例介绍

(一)病史简介

患者,女性,17 岁,因"自幼发现心脏杂音"入院。

患者出生后半个月因上呼吸道感染在当地医院体检发现心脏杂音,行心脏超声检查提示"先天性心脏病部分型房室间隔缺损",当地医院建议择期手术治疗。但考虑患儿当时年龄较小,且家庭条件有限,未给予进一步治疗。患儿平素体质较差,感冒后经久难愈,生长发育与同龄人无异,活动耐力差。有口唇发绀及指(趾)发绀现象。后发绀加重,肺动脉压明显升高,多次就诊于当地医院,未获有效治疗。我院门诊行心脏超声提示:先天性心脏病,表现为部分型房室间隔缺损,单心房,二尖瓣前叶裂并二尖瓣大量反流,三尖瓣大量反流,重度肺动脉高压。为进一步诊治于 2016 年 9 月 8 日入我院心血管外科。

1. **既往史** 无特殊病史,父母体健。入院前长时间口服地高辛、倍他洛克控制心律,螺内酯利尿治疗。

2. **体格检查** 体温 36.8℃,脉搏 99 次/分,呼吸 23 次/分。血压:左上肢 107/49mmHg,右上肢 106/53mmHg,左下肢 125/69mmHg,右下肢 115/59mmHg。四肢动脉血氧饱和度 80% ～92%,身高 150cm,体重 40.6kg,BMI[体重（kg）/身高(m)^2]18kg/m^2。查体合作,精神状态良好。心尖搏动点位于第 5 肋间左锁骨中线外 2cm 处,可见抬举样搏动。胸骨左、右缘均可触及细震颤。叩诊双侧心界较正常明显扩大,心率

119 次/分,律不齐,P$_2$ 明显增强,胸骨左缘 3、4 肋间可闻及 2/6 级收缩期杂音,周围血管征阴性。口唇和四肢、甲床发绀,双侧足背桡动脉搏动正常,可见杵状指(趾)。

3. **实验室检查** 白细胞计数 5.5×10^9/L,中性粒细胞 0.428,血小板计数 175×10^9/L,血红蛋白 137g/L,谷丙转氨酶 14U/L,总蛋白 64g/L,血清白蛋白 41g/L,血糖 3.6mmol/L,肌酐 44μmol/L,凝血酶原时间 17 秒,血浆纤维蛋白原 2.5g/L,血浆 D-二聚体 0.24μg/ml。

4. **影像学检查**

(1)心脏超声检查:二维及 M 型超声显示升主动脉 32mm,左心室 56mm,室间隔 12mm,左心室后壁 11mm,右心室 45mm,主肺动脉 47mm,EF58%,肺动脉明显增宽,左肺动脉 26mm,右肺动脉 26mm,心房呈单一心房改变,横径 156mm,上下径 73mm,二尖瓣、三尖瓣瓣环位于同一水平,二尖瓣前叶裂并二尖瓣呈三叶样改变,瓣叶开放可,闭合欠佳。房间隔仅残存极少量组织回声,室间隔连续完整。多普勒测量:二尖瓣口 E 峰 1.2m/s,左心室流出道 1.4m/s,肺动脉瓣 1.4m/s。二尖瓣前叶裂隙处左心房侧收缩期见大量反流信号,三尖瓣口右心房侧收缩期见大量反流信号,峰速 4.8m/s,压差 92mmHg,估测肺动脉压 107mmHg,肺动脉瓣口右心室流出道侧舒张期见少量反流信号,速度 3.2m/s,压差 43mmHg。诊断:先天性心脏病,中位心,部分型房室间隔缺损,单心房,二尖瓣前叶裂并二尖瓣大量反流,三尖瓣大量反流,肺动脉明显增宽,重度肺动脉高压。见图 6-1。

(2)胸部 X 线片:心影显著增大,肺动脉段突出。见图 6-2。

(3)心电图:右位心(左右手反向连接,胸前导联反向连接)。心房颤动,心电图不正常 ST-T,电轴左偏,左心室高电压,右心室高电压。见图 6-3。

右心导管检查:患者术前行右心导管检查,因心房巨大,导丝多次尝试进入肺动脉均未成功。

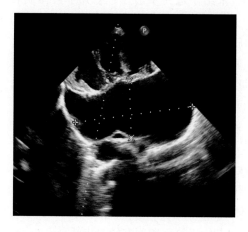

图 6-1 超声心动图

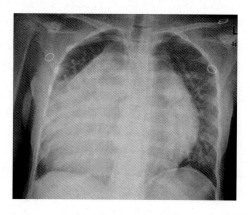

图 6-2 术前胸部 X 线片

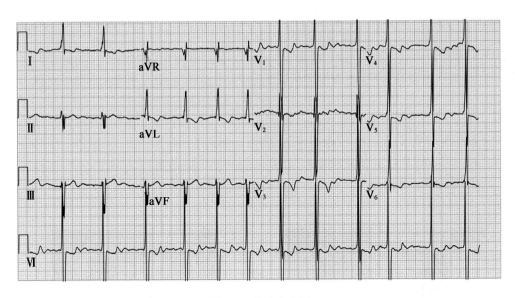

图 6-3　术前心电图

(二)临床诊断

1. 先天性心脏病:部分型房室间隔缺损,中位心,二尖瓣前叶裂并二尖瓣大量反流,三尖瓣大量反流,单心房。

2. 心律失常、心房颤动。

3. 心功能Ⅲ级。

(三)诊疗经过

1. 病情评估　患者已 17 岁,复杂先天性病脏诊断明确,存在多处心脏结构异常,随年龄增长,病情加重。目前心功能Ⅲ级,缺氧已致指(趾)端发绀,杵状指(趾),病情危重,若不手术矫正心脏先天性异常,则患者将在痛苦中死去。鉴于心脏多处结构异常,手术做到完善绝非易事,加之患者心功能障碍,手术需周密设计,风险极大,这也是多家医院未给予治疗的主要原因。

2. 治疗决策　心外科、麻醉科反复研究病情,并对处理先天性心脏病的手术条件、麻醉技术反复论证,认为手术仍有成功希望,在与患者及其家属充分沟通说明的前提下,下决心为患者施行手术,减轻痛苦,延长生命。决策既定,全科讨论手术方案,采取最佳设计、最佳技术,全力保障,甘担风险,力争手术成功。

3. 治疗经过　患者入院后积极完善相关化验检查并给予药物调整心肺功能,术前给予地高辛、螺内酯、呋塞米片及波生坦治疗,经多次多学科团队研究治疗方案,决定在体外循环下行手术治疗。术后给予华法林溶栓治疗,凝血指标控制满意;术后患者早期出现心律失常,经临时心脏起搏并调整心律后,心律恢复为心房颤动心律;术后患者无肺部感染、低心排血量、伤口愈合不良等并发症。于 2016 年

11 月 26 治愈出院。

4. 手术情况(手术时间:2016 年 10 月 31 日)

(1)术前诊断:①先天性心脏病(部分型房室间隔缺损,中位心,二尖瓣前叶裂并二尖瓣大量反流,三尖瓣大量反流,单心房);②心律失常、心房颤动;③心功能Ⅲ级。

(2)手术过程:患者全身麻醉后从正中开胸,心外探查见心脏向右旋转,呈中位心,左心室位于正前方,右心房位于右后方,心脏巨大,全心扩大,永存左上腔静脉引流至左心房,见双下腔静脉畸形,靠左侧的一支下腔静脉引流至左心房,肺动脉直径明显增粗。肝素化后,主动脉插管,右上腔插管,双下腔分别插管,建立体外循环。见图 6-4,图 6-5。

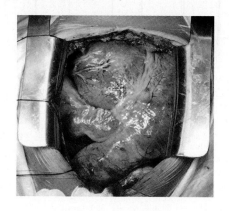

图 6-4　心外探查

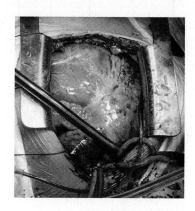

图 6-5　建立体外循环

心脏停搏下心腔内探查见房间隔完全缺如,呈单心房,见多个小的冠状静脉窦开口于心房左侧后壁,双下腔静脉中一个下腔静脉开口于右心房,另一个开口于左心房,4 个肺静脉开口心房的左后方;左心耳口见一圆形陈旧性血栓,约 2cm×2cm,完全清除,直接缝闭左心耳,连续缝合折叠左心房后壁,行左心房减容;术中见二尖瓣前叶裂至根部,后叶发育尚可,注水试验见大量反流;三尖瓣隔叶缺如,后叶、前叶发育尚可;未见室间隔缺损。5-0prolene 线间断褥式缝合 5 针修补二尖瓣前叶裂,注水试验无明显反流;沿瓣环间断缝合 16 针,植入 30 号 Crossgroove 成形软环,打结固定;沿室间隔嵴部间断缝合 14 针,其余部分连续缝合,以 6cm×6cm涤纶片重建房间隔("冠状静脉窦"隔在左心房),于新建的房间隔(涤纶片)上造口,约 1.5cm×1.0cm,将开口于左心房的下腔静脉,采用心包片制作板障引流入右心房(经房间隔涤纶补片造口)。三尖瓣见瓣环扩大,注水试验见大量反流,给予 DE-VEGE 成形,注水示三尖瓣闭合满意,缝合切口,结扎左上腔静脉。排气后开放升主动脉,心脏 20 焦耳除颤 1 次复苏,律不齐,心房颤动心律,给予缝合起搏导线起搏,辅助平稳后顺利停机。体外循环时间 291 分钟,主动脉阻断时间 236 分钟。见图 6-6,图 6-7。

(3)术后诊断:①先天性心脏病(右旋心,部分型房室间隔缺损,二尖瓣前叶裂并二尖瓣大量反流,三尖瓣大量反流,单心房,巨大左心房);②左心房血栓;③永存左位上腔静脉;④体静脉异位连接双下腔静脉,左下腔静脉引流至左心房;⑤心律失常、心房颤动;⑥心功能Ⅲ级。

(4)手术名称:部分型房室间隔缺损矫治,单心房矫治,二尖瓣成形,三尖瓣成形,左心房血栓清除,左心房减容,左心耳闭合,下腔静脉板障引流术,左上腔静脉结扎术。

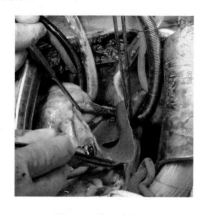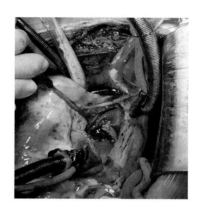

图 6-6　单心房矫治　　　　　图 6-7　异位下腔静脉板障引流

5. 术后处理　患者术后即转入心外科 ICU,给予呼吸机辅助呼吸,持续静脉泵入多巴胺、多巴酚丁胺注射液、盐酸肾上腺素等强心药物辅助循环,术后当天给予咪达唑仑及芬太尼镇静,间断推注呋塞米利尿。患者循环稳定,术后第 1 天清晨即拔除气管内插管,咳嗽、咳痰满意。术后早期因心率减慢,循环有所波动,增加米力农调整循环,此后逐渐减少强心药物剂量,并于术后第 6 天搬出监护室。因手术创面大,血清白蛋白丢失明显,患者术后每天心包纵隔引流出淡红色液体 200～300ml,经补充白蛋白、增加营养,心包纵隔引流量减少,于术后 12 天拔除引流管(心包纵隔)。术后给予起搏器控制心率,经强心药物维持并给予口服氨茶碱片后,患者出院前心律恢复为心房颤动心律,心率约 90 次/分。

6. 术后复查

(1)心脏超声检查:二维及 M 型超声显示升主动脉 32mm,左心房 52mm,左心室 41mm,室间隔 12mm,左心室后壁 11 mm,右心房 38mm,右心室 35mm,肺动脉干直径 40mm,EF55%。

(2)心电图:①11 月 10 日检查显示心房扑动 (F-R 间期不固定),加速的交界性心律（R-R 间期固定），完全性房室脱节室内阻滞，左心室高电压，心电轴左偏，右位心，心电图 ST-T 不正常；②11 月 20 日检查显示心房颤动，ST-T 改变，完全性右束支传导阻滞（图 6-8，图 6-9）。

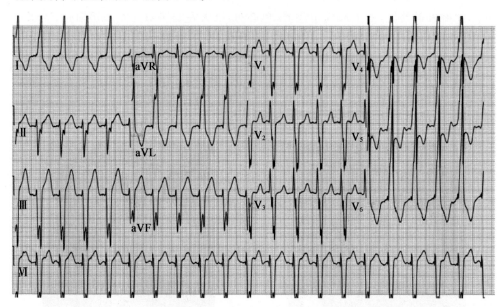

图 6-8　术后 20 天心电图：心房颤动、ST-T 改变、完全性右束支传导阻滞

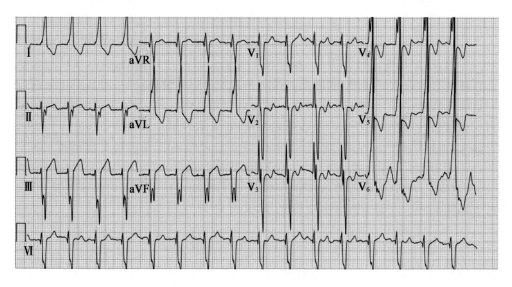

图 6-9　术后 20 天心电图

(3)胸部 X 线片：心脏术后改变，双肺纹理清晰，未见胸腔积液。见图 6-10。

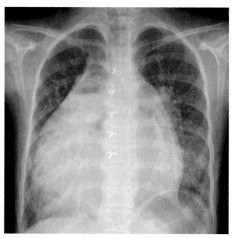

图 6-10　术后胸部 X 线片(心脏影明显较术前缩
小，双肺纹理清晰，未见胸腔积液)

7. 出院时情况　患者出院时情况良好，意识清醒，精神饮食好，活动良好，大
小便正常，未主诉不适。查体：生命体征平稳，心肺听诊无异常，伤口愈合Ⅰ/甲。

(四)随访

患者出院后 1 周恢复满意，无胸闷憋气、腹胀、水肿表现，活动良好，活动后无
不适。心率控制良好，约 90 次/分。凝血指标控制满意，国际标准化比值(INR)
1.5±0.5。

二、病例点评

房室间隔缺损又称心内膜垫缺损或房室管畸形，是指房室瓣水平上下的间隔
组织发育不全或缺如，同时伴有不同程度的房室管畸形，导致心室之间相互交通的
一组心脏畸形，约占先天性心脏病的 5%。部分型房室间隔缺损是以原发孔房间
隔缺损和二尖瓣前叶裂为基本病变的心脏畸形，外科手术的关键是消除二尖瓣关
闭不全和修补房间隔缺损，但术后二尖瓣关闭不全和完全性房室传导阻滞是影响
本病远期疗效的主要因素。

该例患者的临床诊断为先天性部分型房室间隔缺损合并心内多发畸形，其病
例特点有：①病情迁延时间长。患者出生后即发现心脏杂音，病情经超声诊断已较
明确，如早期手术可一期矫治房室瓣关闭不全、单心房等畸形，避免巨大左心房、左
心房血栓、心功能不全等并发症。②此例心脏呈中位心，升主动脉、腔静脉、右心房

完全旋至右后方,肺动脉、左心室位于胸部正中,术野显露极其困难。③手术操作步骤繁多,手术难度大。此手术同时完成了二尖瓣、三尖瓣修复及单心房矫治、左心房血栓清除、左心房减容、左心耳闭合、左上腔静脉结扎、异位下腔静脉板障引流8个手术操作,手术时间长,不仅对心肌保护要求高,以及体外循环下温度、流量等策略调整难度大,同时对手术团队也是一个极大的考验。

此病例救治成功的关键:①术前详细准确地对患者进行手术指征评估。患者已多次至多家大的心脏专科医院就诊,均因病情重,被拒绝手术治疗。患者入院时查动脉血气氧分压为45mmHg,经皮动脉血氧饱和度78%,合并重度肺动脉高压,是外院拒绝手术的原因。入院后我们结合患者病情、胸片检查、超声结果、6分钟步行试验、血气报告、专科查体等资料,患者为单心房合并左上腔静脉,含有较多混合血,查看患者胸部X线片提示肺血较多,患者若不行手术矫正复杂先心病,则生命堪忧。手术虽然复杂、风险大,但仍有成功的把握。手术方案周密完善,当术中遭遇双下腔静脉异位连接(一个下腔静脉正常开口于右心房,另一个下腔静脉开口于左心房)、中位心显露困难、二尖瓣成形难度大等情况,均能妥善处理。②围术期精细化调整。术前针对患者病情给予吸氧、吹瓶训练、波生坦降肺动脉压、地高辛调整心功能及利尿、增强营养等治疗,减少心肺负担,增加患者耐受手术创伤的能力;术后早期联合多种血管活性药物辅助循环,适当补充胶体,维持液体负平衡、电解质及酸碱平衡,加强肺部护理,避免出现肺部并发症,同时调整肠道菌群平衡等治疗方案。患者恢复顺利,肝肾功能良好,无肺部感染、胸腔积液,未出现不良并发症,为患者心律、心功能恢复提供了良好的基础。此例手术的成功救治,反映了我院心外科复杂、疑难先天性心脏病的救治水平。

三、相关疾病精要

(一)房室间隔缺损概述

房室间隔缺损是一组复杂的心脏畸形,是二尖瓣与三尖瓣在间隔左右附连的位置上下差异部的间隔缺损,旧称心内膜垫缺损或房室通道、房室管畸形。可分为部分型、过渡型和完全型房室间隔缺损。本病是在胚胎发育第4~5周,由共同房室管的腹背侧间质细胞形成的心内膜垫,以后它参与形成第一房间隔、室间隔膜部及二尖瓣和三尖瓣,当心内膜垫发育不全或缺如时,导致房室间隔发育不全,同时伴有不同程度的二尖瓣裂和三尖瓣裂,使各心腔之间相互交通,引起严重的血流动力学异常。本病发病率不高,占所有先天性心脏病的4%~5%。

(二)房室间隔缺损自然预后

房室间隔缺损不会自愈,手术是矫治的唯一手段。该病多数合并数种心脏畸形,手术治疗时机选择非常重要,除了很少数单纯原发孔型房间隔缺损(ASD)不伴二尖瓣裂，且 ASD 不大，无肺动脉高压趋势的患者可等至学龄前手术外，其他大多数患者一旦诊断即应手术治疗。完全型的患者通常在婴儿期(6～8 个月)就需手术治疗，否则 1 岁之后即使生存也可能发展为 Eisenmenger 综合征。对于反复肺炎、心力衰竭的患者可行急诊手术。

(三)部分型房室间隔缺损手术方式

部分型房室间隔缺损的手术方式较简单，首先探查二尖瓣裂情况，使用心室注水法使二尖瓣漂浮，确定二尖瓣裂的程度及反流位置。以 5-0 或 4-0Prolene 缝线自二尖瓣叶游离缘向瓣根部间断缝合，针距 2mm，边距亦是 2mm。修补完毕再次注水评价反流情况，如瓣环过大则需在修补瓣裂后同时行二尖瓣环成形术，缩小后瓣环。原发孔型 ASD 的修补需要使用补片，首选心包片，使用 5-0 或 4-0Prolene 缝线连续缝合，很多时候在修补原发孔型 ASD 时将冠状窦隔入左心房，同时连续缝合的缝线沿三尖瓣根部进针以避开传导束。

(四)完全型房室间隔缺损手术方式

完全型房室间隔缺损手术方式相对复杂，目前均主张早期行一期矫治手术。手术治疗的原则是彻底修补房间隔缺损和室间隔缺损，修复反流的房室瓣。手术必须在体外循环下进行，中度低温(28℃)。切口选择右心房纵行切口，从右心耳开始平行右冠状动脉延长至下腔静脉和右冠状动脉中点。不管何种方法，手术成功的关键是彻底修补房间隔和室间隔缺损，修复房室瓣特别是二尖瓣，使之既没有狭窄又没有关闭不全，同时还要在修补过程中避免损伤房室结和 His 束。其方法包括单片法、双片法及改良单片法，三种方法总体的手术效果相仿，外科医师应该掌握各种方法，在不同情况下选择不同的方法。

(五)房室间隔缺损手术疗效判断

房室间隔缺损早期治疗的死亡率是相当高的，可达 50%～70%。随着术前诊断手段的不断丰富，外科技术的不断改良和外科医师对解剖、病理了解的不断深入以及经验的累积，还有术后监护手段和治疗手段的不断改善，使房室间隔缺损手术的死亡率明显降低。据国际上多个大型心脏中心的多中心研究资料报道，目前本症的围术期死亡率已降到 3%～15%，平均 7%左右。大部分患者远期的心功能正常，生活质量良好。主要影响中远期效果的因素包括手术年龄(主要是肺动脉高压程度)、病理分型、术前瓣膜反流程度和术中对房室瓣的成形质量。

(叶卫华　姚名辉)

参 考 文 献

纪广玉,王志农,邹良建,等,2011.部分型房室间隔缺损二尖瓣处理策略[J].中国胸心血管外科临床杂志,18(3):263-266.

莫绪明,孙剑,彭卫,2014.单片下压法矫治 122 例完全型房室间隔缺损[J].中华胸心血管外科杂志,30(10):582-585.

Devlin PJ,Backer CL,Eltayeb O,et al. 2016. Repair of Partial AtrioventricularSeptal Defect:Age and Outcomes[J]. Ann Thorac Surg,Jul;102(1):170-177.

Körten MA,Helm PC,Abdul-Khaliq H,et al. 2016. Eisenmenger syndrome and long-term surviv-al in patients with Down syndrome and congenital heart disease[J]. Heart,102(19):1552-1557.

Magoon R,Choudhury A,Sharma A,et al. 2016. Transesophageal echocardiography in an atrio-ventricularseptaldefect[J]. Ann Card Anaesth,19(4):587-588.

Vitanova K,Cleuziou J,Schreiber C,et al. 2017. Long-Term Outcome of Patients With Complete AtrioventricularSeptal Defect Combined With the Tetralogy of Fallot:Staged Repair Is Not In-ferior to Primary Repair[J]. Ann Thorac Surg,103(3):876-880.

病例7 肾原发性大B细胞淋巴瘤心脏转移伴三度房室传导阻滞,开胸行右心房肿瘤切除、永久性起搏器置入术救治成功

【要点】 肾原发性淋巴瘤是一类罕见的血液肿瘤,并常在早期发生血行转移。淋巴瘤心脏转移也因此常发生于右心房,可能影响三尖瓣运动和希氏束的传导。

一、病例介绍

(一)病史简介

患者,男性,46岁,因"下腰痛2个月,活动后胸闷气短1个月"入院。

患者于2016年10月无明显诱因突发下腰部剧烈疼痛,改变体位及休息后不能缓解,无放射痛、尿痛、尿急、血尿及泡沫尿,持续数小时后自行缓解。至当地医院,行肾超声显示:双肾周围见实性强回声,内可见少量血流,左肾包块为4.5cm×5.5cm,右肾包块为2.5cm×3.5cm,双侧肾皮质受压,无髓质分离现象,肾盂、输尿管、膀胱、前列腺未见明显异常。此后逐渐出现活动后胸闷、气短,夜间不能平卧,伴咳嗽、下肢水肿、腹胀、食欲缺乏,无发热、咳痰、心前区疼痛。2016年11月8日至我院肾内科门诊就诊,行经皮右侧肾穿刺活检,常规病理及免疫组织化学染色提示:非霍奇金B细胞淋巴瘤,CD20(弥漫+),CD10(-),Bcl-6(弥漫+),MLM-1(+),Bcl-2(弥漫+),C-myc(+40%~50%),CD5(-),Cyclin D1(-),Ki-67(+>90%),CD3(-),CD30(-),CD21(-)。心脏超声见右心房有大小为3.5cm×4.4cm肿物。后患者辗转于多家医院,反复行心脏及肾超声,明确肾及心脏肿物情况,皆因治疗风险较大,未给予收治。为进一步治疗,于2016年11月17日收入我院心血管外科。

1. 既往史 既往无特殊病史,无家族遗传及血液病史。

2. 体格检查 体温36.7℃,脉搏41次/分,脉律不齐,呼吸18次/分,血压100/70mmHg。步入病房,发育正常,营养中等,意识清楚,表情自若,查体配合。

口唇无发绀,颈软,无颈静脉怒张。心音微弱,甚或不能闻及,未闻及心包摩擦音。胸廓对称,无畸形,无胸骨压痛,双肺呼吸音尚清,双下肺闻及湿啰音,叩诊浊音界于肩胛下界第 5 肋间。腹部微隆,肝脾未触及,有肝区叩痛。左侧颈前区触及 1 枚肿大淋巴结,右侧腹股沟触及 3～5 枚肿大、融合淋巴结,每枚直径 2～3cm,质韧,活动度差,表面光滑,无触痛。

3. **实验室检查** 血红蛋白 105g/L,白细胞计数 $8.2 \times 10^9/L$,血小板计数 $132 \times 10^9/L$,尿素 7.11mmol/L,肌酐 $102\mu mol/L$,总蛋白 59.5g/L,白蛋白 30g/L。肝功能、凝血功能未见明显异常。

4. **影像学检查**

(1)心脏超声检查:升主动脉 3.1cm,左心房 3.6cm,左心室 4.1cm,室间隔 1.0cm,左心室后壁 1.0cm,右心房 4.2cm,右心室 3.5cm,肺动脉干 2.6cm,射血分数 60%,右心房壁见赘生物,约 4.3cm×5.5cm,三尖瓣瓣叶运动受阻,三尖瓣中度反流。

(2)双肾大小如常,双肾内见多发低回声结节,左肾大者位于后上段约 4.6cm×4.3cm,右肾大者位于后上段约 2.8cm×2.4cm,均未见血流信号,输尿管、膀胱未见明显异常。

(3)胸部 X 线:心影稍大,少量胸腔积液。

(4)心电图:心房扑动,三度房室传导阻滞。

(5)肺部 CT 平扫:双侧少量胸腔积液。

5. **经皮肾穿刺病理** 非霍奇金 B 细胞淋巴瘤。

(二)临床诊断

1. 右心房占位。

2. 双肾非霍奇金 B 细胞淋巴瘤。

3. 心律失常。心房扑动、三度房室传导阻滞。

4. 2 型糖尿病。

(三)诊疗经过

双肾淋巴瘤诊断明确,心脏发现肿物,亦考虑为淋巴瘤。淋巴瘤为全身性疾病,一线治疗方案为全身化疗,局部手术不能明显缓解疾病进展。但目前患者心脏内肿物体积较大,明显阻碍三尖瓣血流,活动后胸闷、气短、腹水、下肢肿胀等症状明显,随时可能出现肿物滚动阻塞三尖瓣瓣口,导致患者急性循环衰竭,发生心搏骤停、猝死。此外,行内科化疗过程中,心脏内肿物亦有可能发生脱落,阻塞三尖瓣或肺动脉瓣,同样可能引起患者生命危险。因此,在行全身化疗前,必须首先切除心脏内肿物,视患者术后恢复情况,至少于术后 3 周,至血液病科行全身化疗。

1. **外科治疗步骤** 首先,给予强心、利尿、补钾等治疗,患者主诉腹胀、胸闷症状明显缓解。症状缓解后于 2016 年 11 月 21 日行右心房肿块切除＋心外膜起搏器置入手术治疗。

2.术中情况 前正中开胸,纵劈胸骨,纵剪心包,心包内涌出淡黄色心包积液,量约 200ml。心外探查发现右侧房室沟处房壁及室壁僵硬,右心房斜切口,探查发现肿瘤瘤体巨大,占据右心房大部并延伸至上腔静脉,完全堵塞三尖瓣口,肿瘤外形呈菜花样,质软,易碎,难以完整取出,小心清除右心房内肿瘤组织,将右心房内、三尖瓣前叶、隔瓣及冠状窦附近肿瘤组织彻底清除。继续探查发现肿瘤组织蒂部与三尖瓣前隔交界及 KOCHE 三角区粘连紧密无法彻底切除,探查三尖瓣瓣环正常,注水试验未见三尖瓣明显反流,三尖瓣三瓣叶结构完整,功能尚可。彻底冲洗心腔内肿瘤残渣。于右心室流出道表面肌肉裸露部位以 4-0prolene 线缝置固定永久心外膜起搏电极。充分排气,开放升主动脉,10mV 除颤 1 次后复跳,窦性心律,缝合右心房切口,开放上、下腔静脉,复温,循环稳定后,减流量停体外循环。测试永久心外膜电极参数,起搏阻抗 580Ω,起搏阈值 2.5V,R 波感知度 9.5mV,彻底止血,鱼精蛋白中和肝素,留置心脏临时起搏导线和引流管。于左侧上腹部行5cm 长斜切口,分离至肌层外制作起搏器囊袋,将永久心外膜电极顺皮下隧道引至起搏器囊袋内并接单腔心脏起搏器(美敦力 ADSR01 型),将起搏器置入囊袋并固定,连续皮内缝合起搏器囊袋切口。见图 7-1。

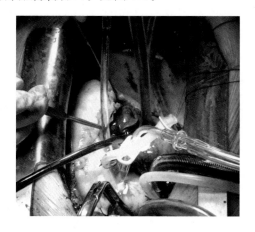

图 7-1 术中切开右心房显示巨大肿瘤

3.术后情况 术后患者白细胞一过性升高,为 $22\times10^9/L$,无恶性高热,后逐渐下降至正常范围。给予抗感染、利尿等治疗。起搏心率 60 次/分,一般状况显著改善,于 2016 年 11 月 27 日出院。

4.出院情况 一般情况尚可,意识清,胸闷、腹胀、下肢水肿症状缓解。

(四)病理诊断

高级别 B 细胞淋巴瘤。

肾穿刺病理及免疫组织化学检查:肾组织恶性肿瘤细胞浸润,非霍奇金淋巴瘤,弥漫大 B 细胞淋巴瘤。见图 7-2。

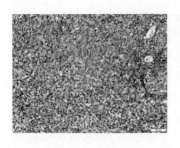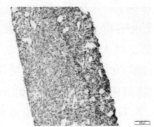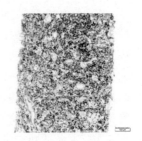

图 7-2　肾穿刺病理检查所见

左图为 HE 染色(20×);中图为 CD-20 免疫组织化学染色(10×);右图为 BCL-2 免疫组织化学染色(10×)

心房切除标本大体检查:(右心房)暗红色碎组织一堆,总体大小为 6cm×5cm×3cm,质软。

镜下检查:(右心房)肿瘤组织有中等大小异型淋巴细胞弥漫性分布,可见散在碎屑性坏死,结合免疫组织化学结果考虑为侵袭性 B 细胞淋巴瘤伴 C-MYC 和 BCL2 或 BCL6 表达。免疫组织化学染色结果:CD5(−),CD10(−),Ki-67(+90%),Bcl-2(+),CD30(−),CD3(−),CD23(−),PAX-5(部分弱+),CD20(+),MUM-1(+),Bcl-6(+),CyclinD1(−),C-myc(+)。建议进一步行 C-myc 等基因检测以除外双打击淋巴瘤可能。见图 7-3。

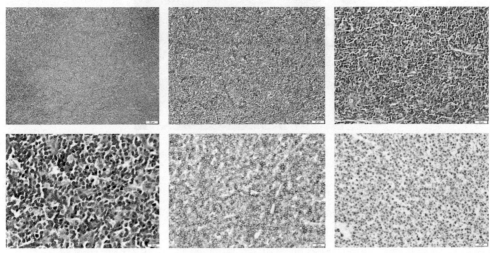

图 7-3　心房肿物病理检查所见

上排为 HE 染色自左至右分别为 4×、10×、20×;下排自左至右分别为:HE 染色 40×、CD20 免疫组织化学染色 20×、Ki-67 免疫组织化学染色 20×。弥漫大 B 细胞淋巴瘤:镜下由弥漫成片的中等大小的淋巴样细胞组成,胞质较少,胞核圆形、卵圆形,染色质较细,可见核仁

（五）术后复查

心脏超声：心包少量积液，三尖瓣活动尚可，三尖瓣口右心房侧收缩期见少量至中量反流，右心房壁原肿块附着处局部稍不整。

（六）随访

患者出院 3 周后，至我院血液科行 R-EPOCH 方案化疗 7 次，无胸闷、气短、下肢水肿症状明显缓解。2017 年 5 月 11 日 PET-CT 显示：心脏、前纵隔内无明显异常高代谢灶，余高代谢灶明显减低。2017 年 7 月 21 日于我院接受造血干细胞移植。

二、病例点评

该例患者的临床诊断为：右心房占位非霍奇金淋巴瘤、心房扑动、三度房室传导阻滞、2 型糖尿病。其特点为：①患者为中年男性，起病急，症状进展迅速；②患者淋巴瘤发生心脏转移，考虑血行种植转移，因此除右心房内占位导致下腔静脉回流受阻症状外，还可能存在肿瘤侵袭希氏束，导致心房扑动、三度房室传导阻滞；③患者淋巴瘤直接化疗，存在瘤体脱落可能，贸然手术可能由于心室率过缓、术后溶瘤反应等，存在较大风险。该例患者由于专科医院无法同时针对血液科肿瘤与肾肿瘤进行治疗，因而患者治疗与诊断延迟。

该病例救治成功的体会：①多学科同时诊疗保证了诊疗成功，血液科评估瘤体脱落风险后，使得病例矛盾主次关系清晰，为明确诊断思路与治疗方向提供了重要依据；②综合考量，合理安排手术计划，从而避免术中致命并发症的发生，为患者手术的顺利实施奠定了基础；③区分主次，重点施治，面对多种风险因素，应首先针对致命要素，大胆实施治疗方案，并密切观察患者病情变化，及时对症处理。

三、相关疾病精要

心脏原发肿瘤发病率较低，仅为 0.001％～0.3％，其中良性肿瘤超过 75％，最常见的是黏液瘤。在心脏恶性肿瘤中，非霍奇金淋巴瘤的发病率为 8.7％～20％，男性多于女性，而肾原发性淋巴瘤侵犯心脏则极为罕见。在免疫功能正常患者，约 80％原发性心脏淋巴瘤病理类型为弥漫大 B 细胞淋巴瘤，而在免疫缺陷患者中，较常见的类型为小无裂细胞淋巴瘤、免疫母细胞性淋巴瘤。发病部位以右心房多见，约占 53％，其余可有侵犯右心室、心包、左心房、左心室或侵犯 2 个及以上部位。部分肿瘤有蒂且包膜完整，生长于心腔内。本病缺乏特异性临床表现，常见症状为胸闷、胸痛、心律失常、充血性心力衰竭，偶见上腔静脉阻塞综合征及心脏压塞，多与肿瘤发病部位有关。心脏播散的病理特征包括：①心壁播散。弥漫型、结节型、混合型;②心包播散。直接播散、血行或淋巴途径播散。一般认为弥漫型播散对心功能影响较少,而结节型播散则对心功能影响较大。多数国内病例报道该病采用化学治疗。现阶段治疗方法主要有化疗、放疗及手术等手段,全身化疗仍是该病目前最有效的方法。手术切除全部或部分病灶可明确病理类型、缓解症状,但无证据表明手术可延长患者的生存时间。化疗患者较非化疗患者生存时间明显延长。针对免疫功能正常的大 B 细胞淋巴瘤患者,目前推荐 CHOP 方案治疗,且应不少于 6个疗程。

(王　嵘　杨明成　楠　冯泽坤)

参 考 文 献

冯嗣青,2004.42 例淋巴瘤尸检病例心脏播散的病理特征.中国肿瘤临床,31(1):23-28.

王琼琼,朱继金,2014.国内原发性心脏淋巴瘤诊疗分析[J].广西医学,36(5):671-673.

Leja MJ,Shah DJ,Reardon MJ,2011. Primary cardiac tumors. Tex Heart Inst J,38(3):261-262.

Petrich A,Cho SI,Billett H,2011. Primary cardiac lymphoma:an analysis of presentation,treatment and outcomes patterns[J]. Cancer,117(3):581-589.

Roberts WC,Glancy DL,DeVita VT,Jr,1968. Heart in malignant lymphoma(Hodgkin's disease,lymphosarcoma,reticulum cell sarcoma and mycosis fungoides)[J]. A study of 196 autopsy cases. Am J Cardiol,22(1):85-107.

Shah,K. and K,2014. Shemisa,A'low and slow'approach to successful medical treatment of primary cardiac lymphoma[J]. Cardiovasc DiagnTher,4(3):270-273.

病例8 食管自发破裂分期手术治疗（一期 急症手术经右胸切口：胸段食管完 全切除、颈部食管残端外置；二期 经上腹部切口：胃代食管经胸骨后 隧道、食管胃颈部端-侧吻合）

【要点】 食管自发破裂(spontaneous rupture of esophagus)是指非外伤引起的食管壁全层破裂，又称 Boerhaave 综合征，是胸外科少见的以胸腹部非典型急症为主要临床表现的疾病。起病急、易误诊，病死率高，对该疾病的早期诊断和及时得当的治疗是降低病死率、改善预后的关键因素。

一、病例介绍

(一)病史简介

患者，男性，45 岁，主因"食管自发破裂、食管外置及胃造口术后 6 月余"于 2015 年 12 月 12 日收入我院胸外科。

2015 年 5 月 5 日患者于晚餐进食后突发胸痛，当地医院行胸部和心脏大血管 CT 检查，未见明显异常，诊断胸痛待查，仅做对症处理，症状加重。2015 年 5 月 9 日出现高热、胸痛和呼吸急促，复查胸部 CT 见双侧胸腔积液、食管壁广泛增厚、少量气胸，考虑食管自发破裂可能。2015 年 5 月 10 日再次复查 CT 见胸腔积液较前增多、右侧胸腔气体增多、食管壁广泛增厚、中下段右侧壁可见破口，胸腔穿刺液为脓性，诊断为食管自发破裂、脓胸，在当地医院急诊经右侧开胸探查。术中见右侧中等量脓胸，食管壁广泛水肿，无法缝合修补，遂行胸段食管切除、颈段食管残端外置接引流袋、脓胸引流、胃造口术。术后抗感染、胸腔冲洗引流、经造口营养支持、对症治疗，体温恢复正常，胸腔引流液逐渐转清。2015 年 8 月 7 日至 12 月 1 日经胃造口肠内营养、恢复锻炼。现手术后已 3 个月，为求消化道重建来我院治疗。

1. 既往史 高血压病史 4 年余，间断口服药物(倍他乐克 25mg 和硝苯地平片

20mg,1 次/天),控制良好。

2. 体格检查　胸廓对称无畸形,颈胸交界部见外置食管口,外接引流袋,可见白色黏液,右胸可见后外侧手术切口瘢痕,呼吸运动正常。胸骨无叩痛,肺部未闻及干、湿啰音。心率 97 次/分,律齐,各瓣膜听诊区未闻及病理性杂音。肝脾肋下未触及,腹部见胃造口接引流管。

3. 实验室检查　血红蛋白 125g/L,红细胞计数 4.41×10^{12}/L,白细胞计数 5.14×10^9/L,中性粒细胞 0.556,淋巴细胞 0.309,血小板计数 203×10^9/L,凝血酶时间 15.8 秒,血浆活化部分凝血活酶时间 53.2 秒,国际标准化比值 1.16,谷丙转氨酶 61.6U/L,谷草转氨酶 34.0U/L,总蛋白 60.3g/L,血清白蛋白 40.9g/L。

4. 影像学检查

(1)胸部 CT(外院,2015 年 5 月 5 日):未见明显异常,见图 8-1。

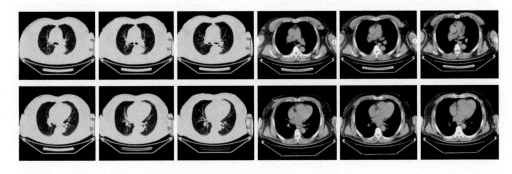

图 8-1　胸部 CT(2015 年 5 月 5 日)

(2)心脏大血管 CT(外院,2015 年 5 月 6 日):未见明显异常,见图 8-2。

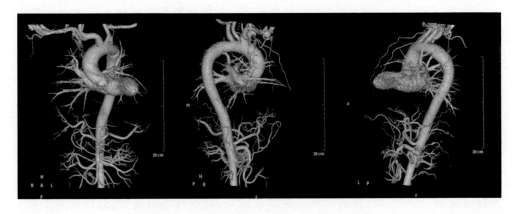

图 8-2　心脏大血管 CT(2015 年 5 月 6 日)

（3）胸部 CT（外院，2015 年 5 月 9 日）：双侧胸腔积液，食管壁广泛增厚，少量气胸。见图 8-3。

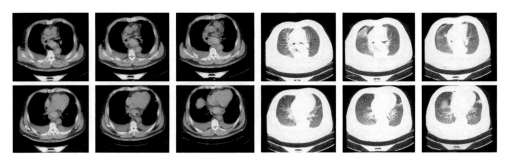

图 8-3　胸部 CT(2015 年 5 月 9 日)

（4）胸部 CT（外院，2015 年 5 月 10 日）：胸腔积液和气胸较前加重，食管壁广泛增厚，中下段右侧壁可见破口。见图 8-4。

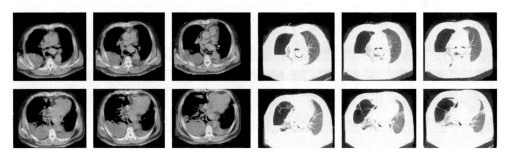

图 8-4　胸部 CT(2015 年 5 月 10 日)

（5）胸部 CT（外院，2015 年 5 月 15 日）：胸部食管切除术后，右侧胸腔积液和气胸明显吸收，左侧少量气胸。见图 8-5。

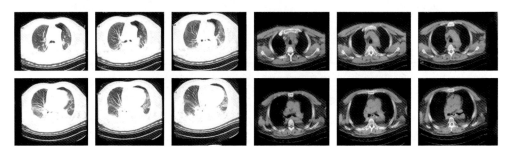

图 8-5　胸部 CT(2015 年 5 月 15 日)

(6)胸部 CT(外院,2015 年 6 月 23 日):胸部食管切除术后,气胸吸收,右侧胸包裹积液。见图 8-6。

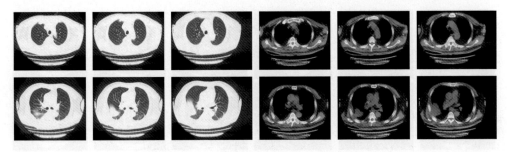

图 8-6　胸部 CT(2015 年 6 月 23 日)

(7)胸部 CT(外院,2015 年 8 月 7 日):胸部食管切除术后,液气胸全部吸收。见图 8-7。

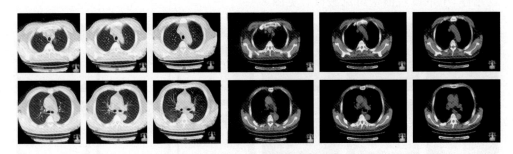

图 8-7　胸部 CT(2015 年 8 月 7 日)

(8)胸部 CT(我院,2015 年 12 月 16 日):胸部食管切除术后。见图 8-8。

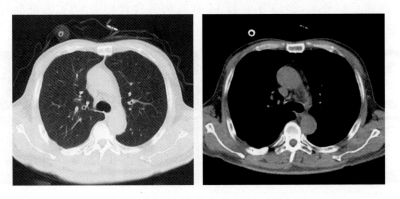

图 8-8　胸部 CT(2015 年 12 月 16 日)

(二)临床诊断

1. 食管自发破裂，食管破裂段切除、颈段食管外置及胃造口术后。
2. 高血压病。

(三)诊疗经过

患者 2015 年 5 月 5 日晚餐后发生自发性食管破裂，出现症状后 5 天行急诊手术，明确破口在食管中下段，在当地医院施行食管病变段切除、颈段食管外置、脓胸引流、胃造口术。经过 3 个月治疗，恢复，已具备二期手术条件，体重 60kg，血红蛋白 125g/L，血清白蛋白 40.9g/L，影像学检查显示局部炎症吸收。

诊疗思考：第 1 次手术在外院施行，手术时全身脓毒血症，胸段食管穿孔合并脓胸，有严重渗出、炎症、感染，虽已经引流、抗感染、营养支持治疗，具备二期手术条件，但考虑局部严重粘连可能，选择手术切口入路很重要，一为经胸切口入路，一为经腹切口游离胃，经腹切口分离胸骨后间隙，将裁制好的管状胃经胸骨后间隙拉上与颈段食管吻合，经慎重考虑，选择后一种方法，顺利完成手术(图 8-9，图 8-10)

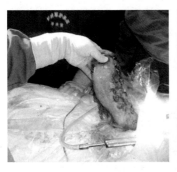
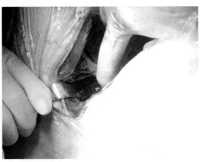

图 8-9　经腹部切开游离胃，裁制管状胃，经腹部切口分离胸骨后间隙

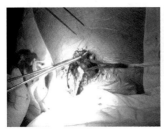
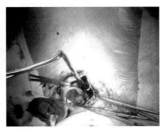
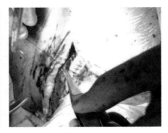

图 8-10　经颈部切口游离食管残端，向下分离胸骨后间隙，将管状胃经胸骨后隧道牵至颈部，食管胃端-侧颈部吻合

(四)随访

1. 术后胸部 CT(我院，2015 年 12 月 29 日)　胸骨后管状胃代食管表现，无液气胸和吻合口瘘。见图 8-11。

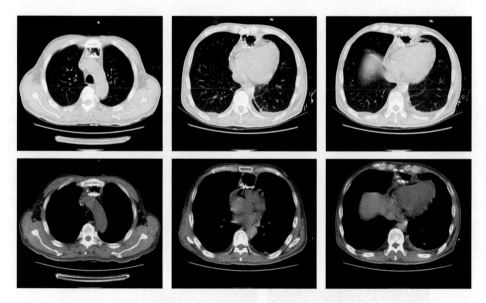

图 8-11　术后胸部造影 CT(2015 年 12 月 29 日)

2. 术后上胃肠造影(2016 年 1 月 4 日)　胸骨后管状胃代食管通畅,无吻合口狭窄和瘘。见图 8-12。

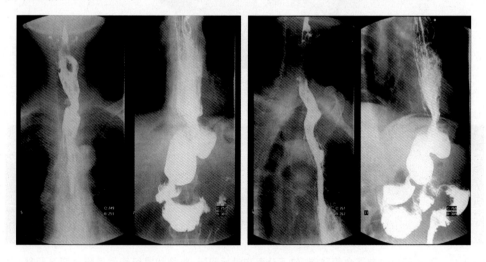

图 8-12　术后上胃肠造影(2016 年 1 月 4 日)

二、病例点评

食管自发破裂甚为少见,早期临床表现不典型,诊断困难,易误诊,如患者得不到及时有效的救治,病死率高。食管自发破裂手术较复杂,对于不能早期诊断的患者,只能采取择期、分期手术,手术范围涉及颈、胸、腹部,创伤范围较大。本病例第2次手术,避免了经胸手术(创伤大、并发症多、手术风险和难度大),采用经胸骨后途径,于颈部行食管胃端-侧吻合,获得了良好的效果。

三、相关疾病精要

食管自发破裂是指由于非外伤性所致的食管全层裂开,常是由于食管内压突然迅速增高造成的,该病发病率低,但一旦发病,进展快,误诊和病死率较高,是胸外科临床少见但较危急的急症之一。多发生于青壮年,主要表现为呕吐后的剧烈胸痛、呼吸困难、液气胸,如处理不及时,合并感染,可造成脓气胸,临床出现高热、寒战等脓毒血症的表现。胸部 CT、上胃肠造影或胸膜腔穿刺抽出食物残渣或脓液,可明确诊断。

食管自发破裂的治疗原则是早期诊断和早期手术,从发病到手术处理的时间对于手术方式和预后影响极大。一般认为发病 24 小时内可行一期修补,24～48可争取一期修补,超过 48 小时因局部感染严重多不给予一期修补,需分二期手术。一期经胸切除病变食管、清除脓液、食管外置,经过术后抗感染、引流、营养支持治疗后,再行二期消化道重建手术。二期手术多采用胃代食管,部分患者也可采用结肠、空肠代食管。手术入路有经胸腔或经胸骨后途径,因食管破裂后胸腔感染和一期经胸手术,会造成胸腔较为广泛和致密粘连,经胸腔手术操作困难、创伤较大;经胸骨后途径,不需开胸,手术操作安全,可避免二次开胸手术因胸腔再次分离粘连造成的相关组织副损伤,目前临床多采用此种方法。

(张连斌 王 波)

参 考 文 献

石开虎,曹炜,张飞,等,2010.自发性食管破裂的外科治疗[J].国际消化病杂志,30(1):54-55.

杨光煜,赵璞,侯广杰,等,2011.自发性食管破裂 19 例外科治疗时机及疗效分析[J].中华实用诊断与治疗杂志,25(10):1033-1035.

Fiscon V,Portale G,Frigo F,et al. 2010. Spontaneous rupture of middle thoracic esophagus:thoracoscopic treatment[J]. Surgical Endoscopy,24(11):2900-2902.

Ganguly A,Porwal M,Khandeparkar J,2016. Boerhaave's syndrome:Experience with patients presenting later than 24 hours. [J]. Tropical Gastroenterology Official Journal of the Digestive Diseases Foundation,36(3):188-191.

病例9 食管中下段巨大罕见腺癌伴印戒细胞癌的诊治

【要点】 近年来,胃镜的发展及普及使大量的食管癌患者获得早期诊断,然而仍有一部分患者因早期症状不明显,发现时已是晚期。对于这类患者,往往瘤体较大,切除十分困难,而且其中部分患者的恶性程度高,如印戒细胞癌等容易发生局部浸润及远处转移,给手术治疗带来巨大困难。

一、病例介绍

(一)病史简介

患者,男性,52岁,主因"进食哽噎感2月余"于2015年7月17日入院。

患者于2015年5月无明显诱因出现进食后哽噎,进行性吞咽困难。发病后于当地医院行胃镜检查,提示距门齿29~40cm有肿物;病理回报:印戒细胞癌并低分化腺癌。PET检查提示食管中下段管壁不均匀增厚,代谢活跃,SUVmax=4.9,腹腔淋巴结转移可能性大。患者入院时精神状态良好,食欲正常,进食量较前减少,体重无明显变化,大小便正常。

1. 既往史 有高血压病史,自服降压药物控制;有糖尿病病史,自行服用二甲双胍等控制尚可;吸烟史30年,20支/天。

2. 体格检查 体温36.2℃,脉搏93次/分,呼吸18次/分,血压122/75mmHg,体重70kg,身高172cm,体重指数(BMI)23.7kg/m²。发育正常,意识清醒,无贫血貌。胸廓对称无畸形,呼吸运动正常。胸骨无叩痛,双肺未闻及干、湿啰音。心率93次/分,律齐,各瓣膜听诊区未闻及病理性杂音。腹平软,无腹壁静脉曲张,无压痛,无移动性浊音。肝脾未触及,墨菲征阴性,肾区无叩痛。肠鸣音正常。

3. 实验室检查 血红蛋白130g/L,红细胞计数4.17×10¹²/L,白细胞计数8.75×10⁹/L,血小板计数276×10⁹/L,谷丙转氨酶13.9U/L,谷草转氨酶9.6U/L,血清白蛋白39.5g/L,血糖7.23mmol/L,肌酐75.7μmol/L。

4. 影像学检查

(1)胸部X线片(我院,2015年7月20日):未见明显异常。见图9-1。

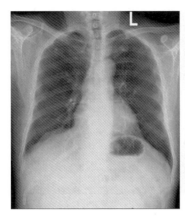
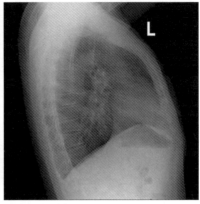

图 9-1　胸部正、侧位 X 线片

（2）胸部 CT 平扫＋增强（我院,2015 年 7 月 19 日）:双肺见沿支气管分布微小结节影,双肺可见多发囊性透亮影,右肺见两处钙化结节。食管中下段管壁明显增厚,最厚约 3.2cm,增强扫描中度强化,CT 值约 70HU,管腔狭窄,纵隔内未见异常增大淋巴结影。贲门周围见多发 12cm×9mm 增大淋巴结。印象:①食管中下段改变,考虑食管癌合并贲门周围淋巴结转移可能;②双肺细支气管炎改变;③双肺局灶性肺气肿;④右肺钙化灶。见图 9-2。

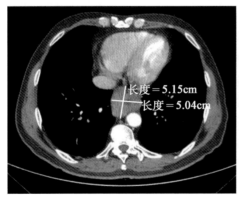
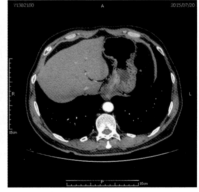

图 9-2　胸部增强 CT

（3）上消化道造影（我院,2015 年 7 月 20 日）:食管下段轮廓及黏膜欠规则,收缩及扩张受限,可见充盈缺损合并病理性狭窄,并见黏膜破坏。食管中段稍扩张,贲门黏膜形态欠规则。印象:食管下段癌,累及贲门。见图 9-3。

（4）腹部 CT 平扫＋增强扫描（我院,2015 年 7 月 20 日）:食管下段管壁明显增

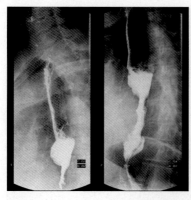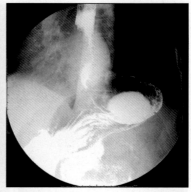

图 9-3 上消化道造影

厚,增强扫描可见明显强化,CT 值 87HU,周围可见 1.2cm 结节影。腹膜后未见明显增大的淋巴结。印象:食管下段改变,考虑恶性肿瘤,伴周围淋巴结增大。

(5)PET-CT(外院):食管中下段管壁不均匀增厚,代谢活跃,SUVmax＝4.9,腹腔淋巴结转移可能性大。

(6)胃镜(外院,2015 年 7 月 1 日):距门齿 29～40cm 有肿物。活检病理回报:印戒细胞癌并低分化腺癌。

(二)临床诊断

食管中下段腺癌(Ⅳ期)。

(三)诊疗经过

经全面检查,明确诊断为食管低分化腺癌。局部病变已较晚,瘤体较大,与周围组织关系密切;食管周围淋巴结转移,尚未发现远处转移;食管肿瘤阻塞管腔,吞咽困难致营养状况难以维持,手术难度大,风险大。

第 1 次 MDT:患者有食管阻塞,不能进食,生活质量越来越差,因此手术探查争取切除肿瘤是最佳方案。但也有可能肿瘤与重要器官粘连无法切除或无法达到 R0 切除,必须征求患者及其家属的合作和理解。

第 2 次 MDT:进行充分的术前讨论。第 1 步,术中全面探查,若能切除,力争 R0 切除,术中解剖清楚,切除肿瘤,食管与胃行弓上吻合;第 2 步,若肿瘤巨大、粘连重,无法切除,应行胃造口,给予术后肠内营养。向患者及其家属交代病情及手术的风险,患者家属表示理解。

手术过程:于 2015 年 7 月 23 日在全身麻醉下行左侧开胸,探查肿瘤位于食管中下段,大小为 12cm×7cm×5cm。经过逐步分离肿瘤与周围组织的粘连,判断肿瘤可以切除。再沿食管裂孔向外呈放射状切开膈肌以显露腹腔上部,探查见腹腔内较多粘连,肿瘤侵及贲门,胃左动脉旁可探及肿大淋巴结。决定按原定方案行食管大部切除、食管胃弓上吻合术。术中因肿瘤巨大,无法过弓,遂先切除一部分肿瘤,移出标本,将剩余食管游离至弓上,再行过弓。手术经过顺利,出血约 700ml,术中输红细胞 300ml,血浆 230ml。

患者术后生命体征平稳,恢复顺利。于 2015 年 8 月 7 日出院,共住院 21 天。术后对症治疗,并于肿瘤科就诊,给予奥沙利铂＋卡培他滨进行化疗。

(四)病理诊断

病理诊断:食管中下段弥漫浸润型低分化腺癌,部分为印戒细胞 $pT_3N_3M_0$ IV 期。

大体检查:①(食管肿物及近端胃)食管 2 段,长分别为 3cm、11cm,上切缘周径 3.5cm。于长 11cm 食管见一弥漫浸润型肿物,大小为 11cm×6.5cm×2.7cm,切面灰白色,质中,侵及外膜层,另见胃壁面积 20cm×5cm,黏膜皱襞存在,未见异常。食管外膜检出淋巴结数枚,大者为 1.5cm×1.1cm×1cm,小者为 0.4cm×0.3cm×0.2cm,灰白、灰黑色,质中。胃壁少许脂肪组织内检出淋巴结多枚,大者为 0.6cm×0.5cm×0.5cm,小者为 0.3cm×0.2cm×0.2cm,切面灰白色,质中。②(食管上切环)切环 1 枚,长 1cm,最大周径 2.2cm。③(食管旁淋巴结)淋巴结数枚,大者为 1.4cm×0.8cm×0.6cm,小者为 0.5cm×0.4cm×0.3cm,灰白色,质中。④(胃左动脉旁淋巴结)淋巴结 1 枚,大小为 1.2cm×0.8cm×0.5cm,切面灰白色,质中。

镜下检查:食管中下段弥漫浸润型低分化腺癌,部分为印戒细胞癌,肿瘤大小为 11cm×6.5cm×2.7cm,癌组织侵犯食管壁全层并累及齿状线与胃黏膜。自取胃切缘及送检(食管上切环)均未见癌。自取食管周围、胃壁周围及送检(食管旁、胃左动脉旁)淋巴结均见转移癌(5/5、4/4、3/4、1/1)。免疫组织化学染色结果:HER-2(－)、HER-1(1＋)、Ki-67(＋90％)、CK(＋)、CD68(＋)、CD56(－)、CgA(－)、Syn(－),见图 9-4。

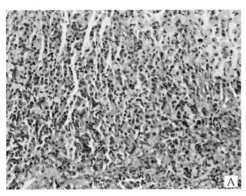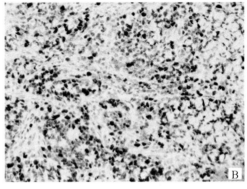

图 9-4　镜下所见

A. HE 染色 20×;B. Ki-67 免疫组织化学染色 20×

(五)随访

患者术后 1 个月(2015 年 8 月 27 日)复诊,恢复良好,已基本恢复正常生活及工作,行胸部 CT 检查见胸腔胃(图 9-5)。术后 3 个月复查胸部 X 线片恢复良好(图 9-6)。同时接受奥沙利铂＋卡培他滨进行化疗,化疗效果可。

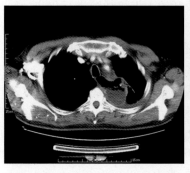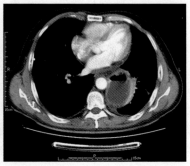

图 9-5 术后 1 个月 CT

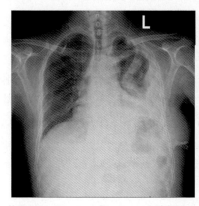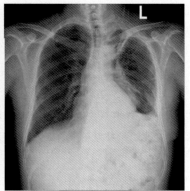

图 9-6 术后 1 个月、3 个月胸部 X 线片

二、病例点评

手术组经过几次讨论决定冒险为患者实施手术,证明了医师的担当和决策的正确性。该例患者主因"进食哽噎感 2 月余"入院,患者受肿瘤影响出现进食障碍,因此营养状况难以维持。因瘤体巨大,辗转当地多家医院,均考虑手术难度大,拒绝给予手术。入我院后观察患者进食、吞咽困难,哽噎,十分痛苦,食管肿瘤为 12cm×7cm×5cm,如此巨大食管肿瘤,手术切除有很大困难,但若不行手术,则患者症状难以改善,痛苦无法解除,故而经过多次 MDT 讨论,决定行开胸手术探查。第 1 步开胸手术探查;第 2 步分离肿瘤达到 R0 切除;第 3 步若切除实有困难,则行

胃造口术以解决术后营养。

　　手术组选择了标准的开胸手术方式。术中探查肿瘤巨大,而且与周围组织关系密切,小心细致地分离将肿瘤逐渐游离开。瘤体巨大,过主动脉弓困难,采取了先切除瘤体再过弓的方式。因术中两次离断食管,为避免污染,还进行了严格的无菌操作。

　　食管癌术后并发症多,为此手术组术后给予精心的治疗和护理,加强肠外、肠内营养,预防性应用抗感染治疗,患者恢复顺利,痊愈出院。术后随访良好。该例患者经过胸外科手术组的积极手术治疗取得成功,解除了患者痛苦,体现了医院的综合实力。

三、相关疾病精要

　　原发性食管腺癌较少见,国内报道占食管癌的 $3.8\%\sim8.8\%$,远低于欧美国家的比例,尤其是食管中段的腺癌更为少见。1999年我国南京大学医学院附属鼓楼医院病理科聂进军等报道了20例食管中段腺癌病例,其中印戒细胞癌3例,黏液腺癌7例,管状腺癌6例,腺鳞癌2例,黏液表皮样癌2例。食管印戒细胞癌更为少见。

　　印戒细胞癌是起源于黏膜固有层中腺体颈部未分化干细胞的一种恶性程度很高的肿瘤,与黏液腺癌一样都具有旺盛的黏液分泌功能,光镜下可见特征性印戒样细胞,分化程度差,易在胃壁呈弥漫性浸润性生长。文献报道,本病手术切除机会小,淋巴转移率高,3年病死率达 94.3% 。上消化道印戒细胞癌,以胃体、胃窦、胃小弯侧多区域受累最为常见,原发于食管则较少见。由于病变进展快,待临床出现症状时多数已有转移,失去手术时机,因此早期诊断、早期手术根治是改善预后的关键。

　　食管癌的可切除性,取决于病变长度、局部外侵程度及淋巴结转移等因素的综合评定,其中肿瘤外侵程度是肿瘤能否切除的关键。巨大食管癌多存在明显外侵,手术切除的概率相对较低,因此术前对肿瘤切除可行性的评估甚为重要。另外食管癌患者多年龄偏大,合并心脑血管病、糖尿病及其他慢性疾病,因此术前充分准备至关重要。

(张　涛　柳　曦)

参 考 文 献

聂进军,黄志勇,1999.食管腺癌的细胞学和组织学诊断分析[J].临床与实验病理学杂志,15(2):138-139.

Jain S,Dhingra S,2017. Pathology of esophageal cancer and Barrett's esophagus[J]. Ann Cardiothorac Surg,6(2):99-109.

Wald O,Smaglo B,Mok H,et al. 2017. Future directions in esophageal cancer therapy[J]. Ann Cardiothorac Surg,6(2):159-166.

病例10 第一肋骨全切除术治疗肋骨骨纤维异常增殖

【要点】 第一肋骨肿瘤全切术一直是外科手术的禁区。第一肋骨解剖位置复杂,位于颈胸交界,被胸骨、锁骨等包绕在狭小空间内,其内重要血管及神经纵横交错,其手术入路复杂,显露困难。我院胸外科自建科以来仅完成3例第一肋骨部分切除,尚未能做到第一肋骨全部切除。目前国内尚无第一肋骨全切术文献报道,全球文献汇总也仅仅7例。

一、病例介绍

(一)病史简介

患者,男性,42岁,因"发现左侧第一肋骨肿物2年"入院。

患者于2014年6月打篮球时撞上左侧胸部,感到左胸疼痛,就诊于当地医院,行胸部CT检查提示左侧第一肋骨肿物,考虑增生,未行特殊治疗。2015年5月14日复查胸部CT提示左侧第一肋骨纤维异常增殖症可能性大。2016年3月8日再次复查胸部CT提示左侧第一肋骨内生性软骨瘤可能性大。症状无好转,辗转多家医院未获治疗,遂至我院就诊。

1. **既往史** 否认传染病史,否认高血压、心脏病、糖尿病、脑血管病史,2016年1月曾行右颧骨复位术。

2. **体格检查** 体温36℃,脉搏78次/分,呼吸18次/分,血压125/85mmHg,身高170cm,体重69kg,BMI 23.9kg/m²。心前区无隆起,心率78次/分,律齐,各瓣膜区未闻及病理性杂音。双肺呼吸音清,未闻及干、湿啰音。腹软,无压痛,肝脾肋下未触及。左侧第一肋骨、锁骨区域隆起,无明显压痛。斜角肌试验、Haslted试验、Wright试验、Roos试验均阴性。

3. **实验室检查** 血红蛋白149g/L,红细胞计数$4.94×10^{12}$/L,白细胞计数$5.28×10^{9}$/L,中性粒细胞0.575,淋巴细胞0.345,血小板计数$244×10^{9}$/L,凝血酶时间16.0秒,血浆活化部分凝血活酶时间36.3秒,国际标准化比值1.02,血糖4.75 mmol/L,谷丙转氨酶25.5U/L,谷草转氨酶18.7U/L,总蛋白76.0g/L,血清白蛋白53.3g/L,尿素4.84mmol/L,肌酐78.0μmol/L。CYFRA21-1 5.49ng/ml

(参考值 0.1～4.0ng/ml)。

4. 影像学检查

(1)胸部 CT(外院,2015 年 5 月 14 日):左侧第一肋骨纤维异常增殖症可能性大。

(2)胸部 CT(外院,2016 年 3 月 8 日):左侧第一肋骨内生性软骨瘤可能性大。

(3)血管螺旋 CT 扫描＋三维重建(我院,2016 年 4 月 20 日):双侧颈总动脉海绵窦段钙化性斑块,相应管腔未见狭窄;右侧大脑前动脉 A1 段缺如。左侧第一肋骨占位,考虑良性病变,骨纤维异常增殖症可能性大,病变部分紧贴左锁骨下动脉并有部分包绕(图 10-1)。

(4)CT 引导穿刺活检病理检查(我院,2016 年 4 月 22 日):(左侧第一肋骨)梭形细胞肿瘤伴间质黏液样变性,倾向于纤维来源的病变,考虑良性可能性大;穿刺组织局限,建议结合临床表现,必要时切除完整病变送检。免疫组织化学结果:S-100(－),CD34(－),Bcl-2(－),Ki-67(1%＋),CD31(－),CD99(＋),SMA(－)。

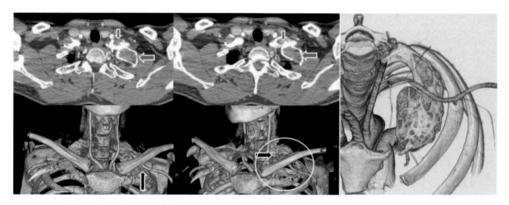

图 10-1　术前血管螺旋 CT 扫描＋三维重建(左侧第一肋骨全程受累,锁骨下动脉部分包绕在内)

(二)术前诊断

左侧第一肋骨肿瘤:骨纤维异常增殖症。

(三)诊治经过

1. 手术适应证及禁忌证　患者左侧第一肋骨肿瘤,骨纤维异常增殖症可能性大。骨纤维异常增殖症一般表现为病骨全程膨胀性生长,一般不侵犯血管,但可包绕血管、神经生长,压迫血管、神经产生相应临床症状,突入胸腔,恶变率为 5‰。该例患者肿瘤大,涉及第一肋骨全部,已包绕锁骨下动脉,挤压脊神经根,但患者尚无胸廓出口综合征等症状,若肿瘤进一步发展必定出现相应症状,而手术难度将更大,会失去手术机会,因此具备手术适应证和必要性。

2. 手术计划及术前准备　此手术国内尚无经验可循,胸外科手术团队查阅文献,并多次组织多学科联合会诊,请骨科、头颈外科、血管外科、麻醉科等相关学科经验丰富的专家参与讨论。该例患者病变部位已将锁骨下动脉全部包绕,可能存在侵犯锁骨下动脉,若发生动脉损伤可严重影响左上肢血供,后果严重。参与臂丛神经的 T_1 神经根已紧贴膨出的病变,T_1 神经根或臂丛神经损伤可导致左上肢运动、感觉功能障碍。各学科专家详细了解病情,对其病变的特点、血管神经走行、手术体位、手术器械的选择都进行了缜密的讨论,制订了"胸腔镜辅助、胸背前后路联合左侧第一肋骨及肿物切除术"的手术方案,由胸外科和骨科共同实施手术。并对手术过程中可能存在的难点、风险及处理对策都做了预见性的计划,制订了多套手术预案及术中、术后保障方案。

3. 手术过程 手术于 2016 年 5 月 13 日进行。麻醉采用双腔管静脉复合麻醉,术中备自体血回输。采用右侧卧自由体位,将左臂吊起,前后路同时消毒,方便术中前后路配合。术中结合胸腔镜新技术的优势,前后入路联合充分显露第一肋骨。沿左侧锁骨向胸骨正中至胸骨角延伸"L"形切口,显露胸锁关节及第一胸肋关节,将第一肋骨咬断,切断第一胸肋关节,将游离的部分胸骨及锁骨掀起,以骨凿沿胸骨正中切断胸骨至胸骨角,向左侧延伸切断胸骨。自左侧第七肋间腋中线置入 Trocar,置入胸腔镜监视,以咬骨钳逐步蚕食第一肋骨前段。第一肋骨中后段与锁骨上动静脉及臂丛神经关系密切,以剥离子钝性分离部分中段骨膜,以手指钝性推开锁骨上动脉及静脉,咬除部分中段肋骨。前路显露第一肋骨后端困难,采取后路联合。取 $C_7 \sim T_3$ 左侧椎旁竖形切口,以克氏针定位选定第一胸椎,显露第一肋椎关节,以咬骨钳咬除第一肋椎关节筋膜韧带,咬除第一肋椎关节。通过巧妙的手法分离血管神经,钝性剥离第一肋骨后段骨膜及菱形肌,部分用电钩在胸腔镜下锐性离断,切除全部第一肋骨及肿瘤。将锁骨及游离的部分胸骨复位,以两枚空心钉固定胸骨。手术顺利,无意外损伤,术中出血约 400ml。术后标本见图 10-2。术前、术后对位重建对比见图 10-3。

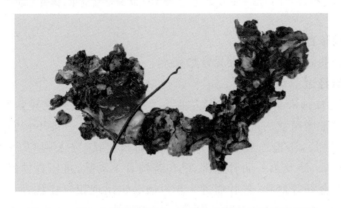

图 10-2 第一肋骨术后标本,蓝线处为肿物包绕动脉切迹

4. 术后治疗 术后监测左上肢感觉正常,运动略受限,左臂血压较右臂低,考虑为锁骨下动脉痉挛引起,给予左臂三角巾固定。顺利康复,于术后第 7 天出院。

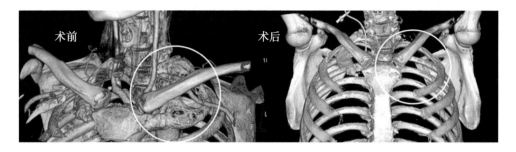

图 10-3　术前与术后对比

(四)病理诊断

骨纤维异常增殖。

大体检查:(左侧第一肋骨及肿物)破碎骨组织一堆,大小为 8cm×6cm×6cm,灰白色,质硬。

镜下检查:(左侧第一肋骨)纤维及骨增生性病变,结构较紊乱,局部可见玻璃样变性,未见明确骨母细胞,考虑为纤维结构不良。送检组织破碎,总体大小为 8cm×6cm×6cm。见图 10-4。

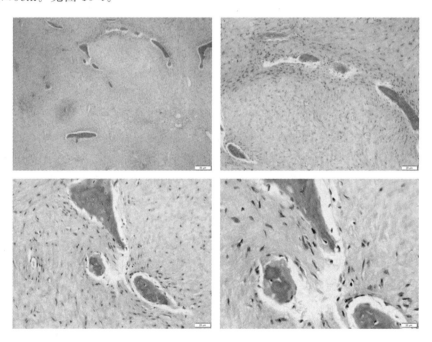

图 10-4　镜下病理表现

镜下(HE 染色从左至右依次为 4×、10×、20×、40×)由纤维性和骨性成分构成,纤维性区域由温和的梭形细胞构成,骨性区域由不规则的、弯曲的编织骨构成,未见骨母细胞衬附

(五)随访

术后随访 3 个月,左上肢运动功能完全恢复,双侧血压一致,完全恢复正常生活及工作。

二、病例点评

该例患者术前结合影像学检查及穿刺病理诊断考虑为左侧第一肋骨肿瘤:骨纤维异常增殖症,诊断明确。

骨纤维异常增殖症,尤其是单骨型,主要以手术切除为主,因放疗有诱发恶变可能。鉴于本病临床进展缓慢,对病变较小或无症状者可暂不手术,但应密切随访观察。病变发展较快者,伴有明显畸形和功能障碍者,应视为手术指征。根治性切除虽为最佳治疗方法,但有导致功能障碍与美容缺陷之弊;保守的部分切除易于复发,其中单骨型为 21%,多骨型可高达 36%。手术方法和入路选择,应根据原发部位、侵犯范围和功能损害程度灵活掌握,原则上是尽可能彻底清除病变组织,又能最大限度地保留器官生理功能和达到美容效果。该例患者已有左侧胸部疼痛病史2 年余,具有明确手术适应证。

该例患者肿瘤大,病变涉及第一肋骨全部。因其解剖位置特殊,第一肋骨全切术一直是外科手术的禁区,其发病率低但手术复杂。第一肋骨骨纤维异常增殖症一般表现为病骨全程膨胀性生长,一般不侵犯血管,但可包绕血管、神经生长,压迫血管、神经产生相应临床症状,突入胸腔。手术径路有 3 种:前路、后路和腋下入路。腋下入路较常用,损伤较小,适合胸廓出口综合征等病例,但不能全部切除第一肋骨,对于骨肿瘤的患者并不适用。

此类手术处理较复杂,术中分离时可能出现锁骨下动静脉、臂丛神经、胸导管等重要血管、神经的损伤,发生难以处理的大出血及术后严重功能障碍等并发症。针对该例患者腋下入路视野显露差,不能进行肋骨前后胸肋关节和肋椎关节的处理,而采用了前路、后路相结合的方法,通过前路切断部分胸骨,离断第一胸肋关节,掀起锁骨显露第一肋骨前半部,结合后路处理肋椎关节,全程充分显露第一肋骨。后路处理时视野差,加用胸腔镜显露视野优势,游离过程中紧贴肋骨,通过巧妙的手法钝性结合锐性分离血管、神经,全部切除第一肋骨。术中扰动锁骨下动静脉较多,术后若发生血管痉挛可适当应用血管活性药物处理。该例患者术后出现左侧脉搏搏动减弱,血压较对侧低的情况,观察数小时后好转。无并发症,康复顺利。

目前这种手术方式全球文献检索仅 7 例,该例手术攻克了第一肋骨全切除的"最后禁区",填补了我院此类手术方式的空白,充分展现了我院攻克疑难手术的能力。

三、相关疾病精要

骨纤维异常增殖症(fibrous dysplasia)是一种病因不明、进展缓慢的自限性良性骨纤维组织疾病。正常骨组织被吸收，而代之以均质梭形细胞的纤维组织和发育不良的网状骨骨小梁，可能系网状骨未成熟期骨成熟停滞，网状骨支持紊乱，或构成骨的间质分化不良所致。该病临床并非罕见，约占全部骨新生物的25%，占全部良性骨肿瘤的7%。单骨型约占70%，多骨型不伴内分泌紊乱者约占30%，多骨型伴内分泌紊乱者约占3%。该病除单骨型早期不易发现外，一般结合病史、部位、体征及影象学检查，无须组织学证据即可确诊。

骨纤维异常增殖症又名纤维性骨炎，是一种以骨纤维变性为特点的骨骼系统疾病，是否为真性肿瘤尚无定论。该病好发于儿童及青年，女性较多见，主要有3种类型：①多骨型骨纤维异常增殖症。多发于四肢长骨，也伴发于扁平骨(颅骨、骨盆、肋骨等)，常多处骨质受累。②单骨型骨纤维异常增殖症。多发生于颅面骨，以上颌骨多见，在临床上该型与耳鼻咽喉科关系密切，常被误诊为上颌骨恶性肿瘤。③奥尔布赖特综合征(Albright syndrome)。表现为多骨型骨纤维异常增殖(播散性纤维性骨炎)、皮肤色素沉着及内分泌障碍(以女性早熟为突出表现)等症状。骨纤维异常增殖症为缓慢进行性生长的局部肿块，因肿块压迫邻近器官组织，产生各种功能障碍与畸形。

第一肋骨不同于其他肋骨，其解剖位置位于颈部与胸部交界，其手术入路选择应根据不同的病变需求选取。

1910年Murphy首先提出经过锁骨上入路治疗胸廓出口综合征，术式采用斜角肌离断术。1961年Clagett强调经锁骨上入路第一肋骨切除术疗效优于斜角肌离断术，便于显露锁骨下血管，对需要血管成形的患者有优势，但其显露臂丛神经比较困难，完整切除第一肋前缘比较困难。

经腋下切口入路最早于1966年由Ross首先提出，主要作为治疗胸廓出口综合征和第一肋骨部分切除术的首选治疗方案(52%~85%)。其优点为不用游离血管、神经，避免副损伤，且手术切口隐蔽、美观；其手术要点为：由于术野限制，需要先离断肋骨(多在前斜角肌附着点)，再向两端游离，游离过程中需要紧贴肋骨，以避免损伤周围血管、神经。

前后路联合入路是第一肋骨全切除的最佳手术方式。近年借助微创技术的发展，胸腔镜及机器人辅助手术可以解决某些手术难点。

该病例第一肋骨骨纤维异常增殖症涉及第一肋骨全程，需全切除。传统单一入路因切口局限，无法完全显露第一肋骨，尤其是后段肋骨，无法完成第一肋骨全切术。前后路联合手术突破这种局限，但此类手术创伤较大，手术复杂，需多学科联合实施,全球报道完成病例较少。

(范开杰 刘 阳)

参 考 文 献

Chan YC,Gelabert HA,2013. High-definition video-assisted transaxillary first rib resection for thoracic outlet syndrome[J]. J Vasc Surg,57(4):1155-1158.

Gharagozloo F,Meyer M,2012. Proposed pathogenesis of Paget-Schroetter disease:impingement of the subclavian vein by a congenitally malformed bony tubercle on the first rib[J]. Journal of Clinical Pathology,65 (3):262-266.

H. Volkan Kara,2016. Video assisted transaxillary first rib resection in treatment of thoracic outlet syndrome (TOS)[J]. Annals of Cardiothoracic Surgery,5(1):67.

Karl A. Illig MD,2010. An improved method of exposure for transaxillaryfirst rib resection[J]. J Vasc Surg,52(1):248-249.

Masashi Furukawa,2012. Resection of the entire first rib for fibrous dysplasia using a combined posterior-transmanubrial approach[J]. General Thoracic and Cardiovascular Surgery,60(9):584-586.

病例11　左肺上叶中央型鳞癌多学科综合治疗（MDT）（化疗- 左全肺切除）

【要点】　患者左上肺病变累及左肺上叶支气管开口、左肺上叶第 1 支动脉以及左肺动脉干，而且已经完成 2 个周期化疗，术中打开心包游离肺动脉主干，顺利完成切除。

一、病例介绍

(一)病史简介

患者，男性，56 岁，主因"咳嗽、咳痰、痰中带血 3 月余"于 2016 年 4 月 30 日收住胸外科。

患者于 2016 年 1 月初，无明显诱因突然出现咳嗽、咳痰，痰中带血，伴间断胸痛、气促、哮鸣，无发热、乏力、食欲缺乏、消瘦。2016 年 1 月底于当地医院行支气管镜检查显示：左肺上叶开口处肿物；活检病理：鳞癌。就诊多家医院，行 2 个周期化疗(紫杉醇＋顺铂)，复查胸部 CT，病变较前变化不大，症状无缓解，患者本人强烈要求手术治疗，而来我院求治。

1. **既往史**　否认高血压、心脏病病史，否认糖尿病病史。吸烟 20 年，每天 1 包,戒烟 4 个月。

2. **体格检查**　体温 36.5℃，脉搏 81 次/分，呼吸 20 次/分，血压 131/75mmHg，身高 180cm，体重 70kg，BMI 21.6kg/m²。营养良好，全身未触及肿大淋巴结。胸廓对称无畸形，左肺呼吸音较右侧减弱，上叶显著，可闻及少量哮鸣音。心率 81 次/分，律齐，各瓣膜听诊区未闻及病理性杂音。腹软，无压痛，肝脾肋下未触及。

3. **实验室检查**　血红蛋白 130g/L，红细胞计数 4.38×10^{12}/L，白细胞计数 3.81×10^9/L，中性粒细胞 0.502，淋巴细胞 0.304，血小板计数 184×10^9/L，凝血酶时间 15.7 秒，血浆活化部分凝血活酶时间 36.9 秒，国际标准化比值 1.07，血糖 4.70 mmol/L，谷丙转氨酶 8.9U/L，谷草转氨酶 12.3U/L，总蛋白 59.5g/L，血清

白蛋白 38.8g/L,尿素 4.42mmol/L,肌酐 69.1μmol/L。CA72-4 11.91U/ml,CY-FRA21-1 5.49ng/ml(参考值 0.1～4.0ng/ml)。

4. 影像学检查　胸部 CT 平扫+增强(我院,2016 年 4 月 18 日):左侧肺门见 32mm×23mm 不规则软组织肿块影,CT 值为 38HU,增强后 52HU,左肺上叶支气管受压狭窄,部分肺组织实变,纵隔内见异常增大淋巴结。印象:左肺中央型肺癌伴左肺上叶阻塞性病变,左肺门纵隔淋巴结转移(图 11-1～图 11-3)。

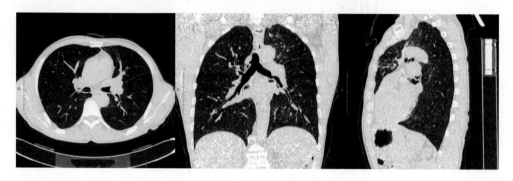

图 11-1　胸部 CT

左肺上叶开口处病变,病变突向管腔,阻塞上叶支气管开口(坐标线十字交汇处为病变部位)

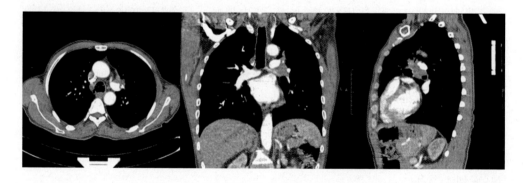

图 11-2　胸部 CT

左肺上叶病变,包绕左肺上叶第 1 支动脉,累及部分左肺动脉干(坐标线十字交汇处为病变部位)

(二)临床诊断

左肺上叶中央型鳞癌,化疗 2 个周期后。

(三)诊疗经过

入院后完善各项检查,明确诊断,于 2016 年 5 月 7 日行胸腔镜下左全肺切除术+纵隔淋巴结清扫术。

手术经过:打开左上肺门纵隔胸膜,见无法解剖游离左肺上叶静脉,遂于左侧

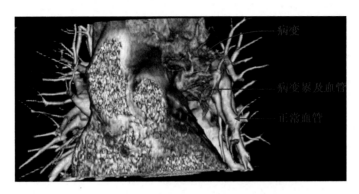

图 11-3　胸部 CT 血管重建

左肺上叶病变与左肺上叶血管关系密切，与右侧正常血管对比

膈神经后方打开心包，于心包内游离左肺上叶静脉，用腔镜下血管切割闭合器予以夹闭，激发后离断；进而游离左肺动脉主干，以 TA 30 V3 血管切割闭合器离断，远端缝扎；再解剖游离左肺下叶静脉，用腔镜下血管切割闭合器予以夹闭，激发后离断；最后仔细分离左肺支气管主干周围组织，于左肺支气管主干近隆突处用 TA30 4.8 气管切割闭合器夹闭，请麻醉师鼓肺，证实未触及气管内插管后，激发予以切断；将左全肺完整切除，标本移出体外。切除第 4 组、第 5 组、第 7 组、第 9 组、第 10 组淋巴结。

（四）病理诊断

左上肺中央型中-低分化鳞状细胞癌。

大体检查：①切除左全肺，总体大小为 20cm×15cm×6cm，上叶大小为 16cm×11cm×6cm，下叶大小为 7cm×8cm×6cm。支气管断端长 3cm，直径 2cm。距支气管断端 1.8cm 处上叶支气管腔内见一肿物，大小为 2.5cm×1cm×1cm，切面灰白色，质中，侵犯周围肺组织。其余肺组织切面灰红色，质软。支气管旁见淋巴结 1 枚，为 1.2cm×0.6cm×0.4cm，质中。见图 11-4。②（4 组）淋巴结 1 枚，大小为 1cm×1cm×0.3cm。③（5 组）淋巴结 1 枚，大小为 1cm×0.8cm×0.3cm。④（7 组）淋巴结 4 枚，大者为 2cm×1.5cm×0.4cm，小者为 0.5cm×0.3cm×0.2cm。⑤（9 组）淋巴结 1 枚，大小为 1cm×0.8cm×0.4cm。

镜下检查：左上肺中央型中-低分化鳞状细胞癌，肿瘤大小为 2.5cm×1cm×1cm，癌组织浸透支气管壁并侵犯周围肺组织，未侵犯肺膜及下叶肺组织。淋巴结未见转移癌。免疫组织化学结果：ALK（Ventana）（－）、CK（＋）、p40（＋）、CK5（＋）、p63（＋）、Ki-67（＋65%）、NapsinA（－）、CK7（－）、TIF-1（－）、HER-1（－）、HER-2（0）。见图 11-5。

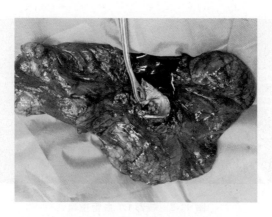

图 11-4　切除标本

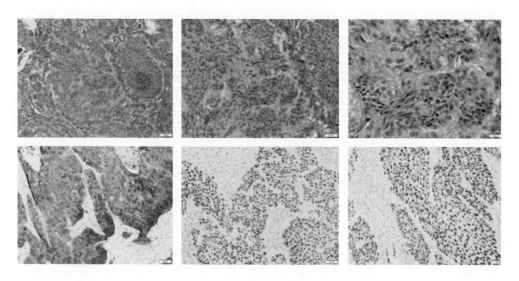

图 11-5　镜下病理表现

镜下(HE 染色上左 10×、上中 20×、上右 40×;CK5 染色下左 20×;p40 染色下中 20×;p63 染色下右 20×)见呈团巢状排列的肿瘤细胞伴显著坏死,瘤细胞胞质丰富,嗜酸,胞核圆形、卵圆形,染色质颗粒状,核仁可见

二、病例点评

目前,肺癌在中国和世界范围内都是致死率最高的癌症,其中 80%～85% 为非小细胞肺癌。根据以往经验来看,手术治疗、化疗和放疗是常规治疗手段,但是

近年来，随着科学技术的日新月异，新的药物治疗手段越来越丰富，靶向治疗药物已经发展到了第三代，免疫治疗药物也已经获批应用于临床。美国国家综合癌症网络（NCCN）指南内容中也有更多的内容涉及基因水平的治疗措施，正在影响着胸外科医师的治疗策略，围术期的辅助治疗已经证实可以增加手术切除率及改善预后，手术切除仍是治疗肺癌的最主要、有效的治疗手段。作为发展百年的临床科室，肺癌切除是胸外科最主要的工作内容，手术方式也从原来的后外侧大切口，进展为胸腔镜微创及机器人微创手术切除，是胸外科医师的基本手术技能。

该病例作为难度很大的左全肺切除术，术前经充分评估全身及局部情况，经多方面考虑，认为手术切除可使患者获益最大化，在患者及其家属充分理解、配合的情况下，最终选择经2个周期化疗再行手术切除的治疗方案。由于病变位于左肺上叶，累及左肺第1支动脉及左肺动脉干，无法单纯游离左肺上叶的各支肺动脉行肺叶切除，且病变累及左肺上叶支气管开口，亦无法行袖式切除，因此只能行左全肺切除，而游离肺动脉干也存在很大困难，加之已行2个周期化疗，游离脉管难度进一步增加，为此设计解决方案为打开心包，在心包内游离肺动脉主干，行左全肺切除。手术顺利完成。

三、相关疾病精要

肺癌分期小于Ⅲb期尚可完全切除，目前仍主张手术为主的综合治疗，手术切除瘤体，并进行相应的淋巴结清扫，术后根据病理情况选择适当的放疗、化疗，以便使患者获得最大收益。如果是中央型肺癌患者，根据术前CT显示病变情况，如病变较小，或病理分型属低度恶性程度，未累及邻近分叶支气管，可行袖式切除，否则在充分评估耐受性、安全等多方面因素后，均可以行全肺切除术。尤其是近年来胸腔镜肺部手术在全世界范围内的广泛普及，腔镜手术技术及技巧日趋成熟，已成为胸外科常规手术方式，我科近年来胸腔镜年手术量已达1000余台，因此，该例患者成功完成胸腔镜下左全肺切除术。

该例患者为左肺中央型病变，累及肺门血管及气管，初诊时判断手术难度很大，风险高，淋巴结转移可能性大，效果不确定，与其家属充分沟通后，决定先行化疗以测结果，但是2个周期化疗后复查胸部CT显示病变并未明显缩小，在化疗效果不明显的情况下，仍有外科手术切除的希望，经家属积极配合，在充分评估手术风险后，实施了胸腔镜下左全肺切除。术中所见血管周围组织韧性增加，间隙不清，且病变累及部分所剩正常组织不足以使用腔镜下切割闭合器，故打开心包，于心包内游离血管根部，顺利完成切除术。依据病理结果回报，病变较术前有明显缩小，各组淋巴结均未见癌转移，取得了较为满意的治疗效果，进一步证实了治疗策略的正确性。

（赵　明　王云喜　王天宝）

参 考 文 献

王国勇,董祎楠,孙楠,等,2015.全胸腔镜交互式左全肺切除及系统性淋巴结清扫流程[J].中国肿瘤,3(24):250-252.

Bayard NF,Barnett SA,Rinieri P,et al. 2016. Video-assisted thoracic surgery for left upper lobectomy for complex lesions:how to extend the indication with optimal safety? Acta Chir Belg,116(4):231-233.

Dipema CA,Wood DE,2005. Surgical management of T_3 and T_4 lung cancer[J]. Clin Cancer Res,11(13):5038-5044.

Gu C,Wang R,Pan X,et al. 2017. Comprehensive study of prognostic risk factors of patients underwent pneumonectomy[J]. J Cancer,8(11):2097-2103.

Kratz S,Russo SG,Hinterthaner M,et al. 2016. Tracheal bronchus and contralateral pneumonectomy[J]. Anaesthesist,65(8):590-594.

Migliore M,Calvo D,Criscione A,et al. 2016. Lung cancer invading a single left pulmonary vein requiring extended pneumonectomy[J]. Future Oncol,12(23s):55-57.

病例12 83岁高龄患者前纵隔巨大肿瘤MDT救治成功

【要点】 孤立性纤维性肿瘤(solitary fibrous tumor,SFT)是一种罕见的起源于间皮下未分化的间叶组织梭形细胞性肿瘤。可发生于人体很多部位,主要发生于由间皮组织覆盖的浆膜腔(胸膜、腹膜、后腹膜),称为胸膜孤立性纤维性肿瘤(solitary fibrous tumor of pleura,SFTP)。大部分为良性,占80%～90%,大体标本呈球形软组织肿块。文献报道,直径在1.2～38cm,重量为150～7800g,直径≥9.0cm,占75%。近年来,巨大肿瘤(直径≥10 cm,约占60%)的报道增多,但临床诊断标准尚不统一,通常以肿瘤占据一侧胸腔的1/2以上,或直径大于胸廓横径的1/4,或重量大于1000g为巨大肿瘤。对于巨大肿瘤的外科处理相对复杂,术后并发症较多,尤其对于高龄、合并症多、依从性较差的患者,如何使其顺利康复是对医疗护理团队更高的挑战。

一、病例介绍

(一)病史简介

患者,女性,83岁,因胸闷、气短半年,加重13天入院。

患者自2014年11月开始出现胸闷、气短,活动后加重,无发热、盗汗,无乏力及睁眼困难,无咳嗽、咳痰、咯血,无胸痛,无心悸、心前区疼痛。2014年11月26日胸部CT显示:前纵隔占位,良性可能性大。因患者年龄较大,未行进一步诊治。2015年1月28日复查CT:前纵隔肿物有增大。2015年4月17日患者胸闷、气短突然加重,左侧卧位可缓解,无发热,无明显咳嗽、咳痰,无胸痛,进食时有梗阻感,有恶心,无呕吐,无腹胀、腹痛、便血。胸部CT(2015年4月20日)显示:前纵隔肿物明显增大,心影增大,心包积液。上消化道造影(2015年4月24日)未发现异常。纵隔MRI平扫+增强(2015年4月24日)显示:前纵隔占位病变,大小为16.5cm×8.4cm×12.2cm。2015年4月28日行B超引导下穿刺活检,病理回报:(前上纵隔)梭形细胞肿瘤,结合免疫组织化学考虑孤立性纤维性肿瘤。2015年4月29日4:00患者出现寒战、发热,体温39℃,并有咳嗽,咳少量浅黄色痰,无咯血,给予莫西沙星抗感染治疗,体温恢复正常,但胸闷、气短无明显好转。

1. **既往史**　20 年前诊断为"心包积液",未行进一步诊治。10 年前诊断为"双膝关节退行性改变",自诉行走稍受限。5 年前因患"子宫肌瘤"行"经阴道子宫切除术"。吸烟史 20 年,约每天 10 支,已戒烟半年。

2. **体格检查**　体温 36.4℃,脉搏 58 次/分,呼吸 20 次/分,血压 82/48mmHg,身高 160cm,体重 70kg,BMI 27.3kg/m²。发育正常,营养中等,急性病容,左侧卧位。全身浅表淋巴结无肿大及压痛,颈静脉正常。胸廓对称,左侧语颤音减弱,右侧乳房可触及直径约 1cm 结节,质中,左上肺部及纵隔右缘叩诊浊音,胸骨无叩痛,左肺呼吸音减弱,双肺均可闻及哮鸣音及少量湿啰音。心前区无局部隆起,心尖搏动位于第 5 肋间,左锁骨中线内侧 1.5cm,心浊音界未叩出。心率 58 次/分,律齐,各瓣膜听诊区未闻及病理性杂音。腹软,无压痛,肝脾肋下未触及。脊柱及四肢检查无特殊发现。

3. **实验室检查**　血红蛋白 127g/L,红细胞计数 4.33×10^{12}/L,白细胞计数 3.50×10^{9}/L,中性粒细胞 0.574,淋巴细胞 0.314,血小板计数 95×10^{9}/L,凝血酶时间 15.4 秒,血浆活化部分凝血活酶时间 45.5 秒,国际标准化比值 1.07,血糖 5.19 mmol/L,谷丙转氨酶 24.0U/L,谷草转氨酶 19.9U/L,总蛋白 55.4g/L,血清白蛋白 32.1g/L,尿素 2.08mmol/L,肌酐 57.1μmol/L。CA72-4 11.91U/ml,CYFRA21-1 4.06ng/ml(参考值 0.1~4.0ng/ml),SCC 28.4ng/ml(参考值 <1.8 ng/ml)。

4. **影像学及其他检查**

(1)胸部 X 线片(外院):纵隔明显增宽(图 12-1)。

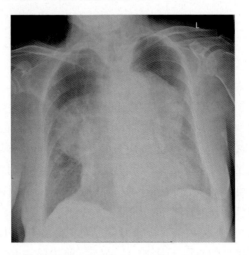

图 12-1　术前胸部 X 线片

(2)胸部 CT(外院,2014 年 11 月 26 日):前纵隔内可见软组织密度肿块,大小为 5.7cm×4.8cm,边界清晰,相邻血管受压移位;右肺上叶后段结节,长径约

1.2cm;右肺下叶背段类圆形结节,长径约1.4cm,边界清晰;双肺下叶间质密度增高;心脏增大;肝内多个液性低密度灶;右乳结节。诊断:前纵隔占位,良性可能性大;右肺上叶结节,恶性不除外;右肺下叶结节,良性可能性大;双肺间质改变;心脏增大;肝多发囊肿;右乳结节。

(3)腹部B超(外院,2014年11月26日):脂肪肝,肝囊肿,胆囊结石,右肾囊肿。

(4)胸部CT(外院,2015年1月28日):双肺见斑片状、磨玻璃样密度增高影,边界欠清;右下肺见一类圆形结节影,边缘光滑;心包少量积液;前上纵隔巨大占位性病变,边界较清(未测量大小);肝囊肿,胆囊后壁高密度结石影。诊断:双肺炎症,右肺结节待查,前上纵隔占位,心影增大,心包少量积液。

(5)胸腔超声探查(外院,2015年1月28日):左侧胸腔上部见7.7cm×6.5cm实性包块,形态略不整,边界清,内未探及明显血流。

(6)乳腺超声(外院,2015年1月28日):右侧乳腺占位。

(7)双肾、输尿管B超(外院,2015年1月28日):右肾囊肿,双肾结晶。

(8)胸部CT(外院,2015年4月20日):双肺炎症,右肺下叶结节待查,前上纵隔巨大占位(未测量大小),心影增大,心包积液,肝囊肿。

(9)心脏彩超(外院,2015年4月20日):心脏左前方低回声病灶,主动脉硬化伴主动脉瓣轻度关闭不全,心包积液,EF为56%。

(10)上消化道造影(外院,2015年4月24日):未发现异常。

(11)胸部MRI平扫+增强(外院,2015年4月24日):前纵隔可见巨大肿块影,大小为16.5cm×8.4cm×12.2cm,边缘清晰光滑,增强扫描后肿块可见不均匀强化,邻近器官组织受压移位。

(12)B超引导下纵隔肿物穿刺活检病理(我院,2015年4月28日):(前上纵隔)梭形细胞肿瘤,细胞异型性不明显,核分裂象少见,未见坏死,结合免疫组织化学结果,考虑孤立性纤维性肿瘤。

(二)临床诊断

1. 前上纵隔占位:孤立性纤维性肿瘤可能性大。
2. 右下肺结节。
3. 双肺肺炎。
4. 心包积液。
5. 右乳腺结节。
6. 胆囊结石。
7. 肝囊肿。
8. 右肾囊肿。
9. 双膝关节退行性改变。

(三)诊疗经过

1. 患者经影像学检查及肿瘤穿刺病理,确诊为前纵隔孤立性纤维性肿瘤。

2. 患者 83 岁高龄,因"双膝关节退行性改变"行动受限,纵隔肿瘤发现半年来增大迅速,胸闷、气短症状逐渐加重,心、肺受肿瘤挤压,循环、呼吸功能受损,若不处理,病情会日益恶化。

3. 该患者治疗的唯一方法是完整切除肿瘤,对于 83 岁老年人,开胸切除巨大纵隔肿瘤,风险极大。一是手术创伤;二是术中大出血风险;三是肿瘤恐难完整切除;四是术后并发切口不愈合、感染、出血等;五是术前心电图不正常 T 波、异常 Q 波,提示术中和术后心血管风险。经多次讨论并遵循患者及其家属意见,决定在全面评估和充分准备下实施手术。手术前亦曾考虑血管造影栓塞肿瘤滋养血管以减少术中出血,然而纵隔血管系统复杂,有异位栓塞可能,且高龄患者过量使用造影剂有肾功能损害可能,而为稀释造影剂需大量液体水化,又恐引发心力衰竭,故决定放弃术前肿瘤血管栓塞。术前持续低流量吸氧,莫西沙星抗感染。

4. 手术治疗。2015 年 5 月 7 日在全身麻醉下行胸骨正中切口前上纵隔肿物切除术。

手术过程:全身麻醉成功后,患者取平卧位,胸骨前正中切口。探查肿物位于前上纵隔,压迫心脏及邻近头臂静脉、气管、双侧肺组织,肿物包膜尚完整,质中。因肿物巨大,左右缘无法探及。决定分块切除肿物,肿物蒂部位于左头臂静脉处,与胸腺关系密切,同时切除所在部位胸腺组织,肿物全部切除。仔细检查双侧胸膜、头臂静脉、上腔静脉、心包及膈神经等均无损伤,放置纵隔引流管 1 根。

5. 术后转入重症医学科。

2015 年 5 月 8 日(术后第 1 天),拔除气管内插管,开始进食流食。痰多,不易咳出,当天下午出现发热、头晕、恶心伴干呕,追问病史,有抑郁症病史,长期服用舒必利。

2015 年 5 月 9 日(术后第 2 天),结合病原学证据(MRSA)调整抗生素,泰能 + 利奈唑胺,体温正常,仍有痰多、头晕、恶心伴干呕。

2015 年 5 月 12 日(术后第 5 天),患者偶有烦躁,有时出现胡言乱语,食欲缺乏,拔除纵隔引流管;痰培养提示曲霉菌,加用卡泊芬净。

2015 年 5 月 13 日(术后第 6 天),患者行胸部 CT 检查显示胸骨对合欠佳。

2015 年 5 月 14 日(术后第 7 天),由于患者高龄,骨质疏松且术后躁动明显,前纵隔胸骨切口完全裂开(图 12-2),行第 2 次手术治疗。吸出前纵隔血性渗出液约 100ml,剪除固定钢丝,将前纵隔内渗出物及沉积物清除干净,以钢丝固定带依次固定胸骨,共计 7 根。放置纵隔引流管 1 根、右侧胸腔引流管 1 根(术中右侧胸膜有破损),以及纵隔冲洗管 1 根。以碘伏稀释液及生理盐水反复冲洗胸腔,加做减张缝合(图 12-3)。

2015 年 5 月 15 日,给予亚胺培南、利奈唑胺、卡泊芬净抗感染;加强化痰、排痰,呼吸机辅助呼吸,行纤维支气管镜检查;注意胸骨固定、加强营养支持、纠正贫血等治疗。患者病情逐渐稳定,痰培养为多重耐药的鲍曼不动杆菌,将抗生素调整

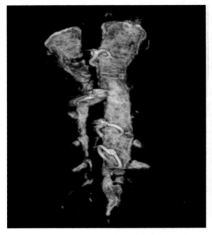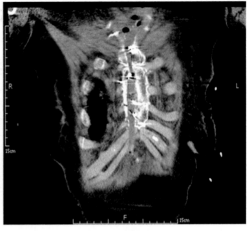

图 12-2　术后胸部 CT(提示胸骨哆开)

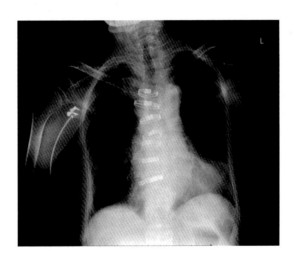

图 12-3　胸部 X 线片(胸骨哆开固定术后)

为头孢哌酮钠/舒巴坦钠＋替加环素。患者体温逐渐恢复正常。5 月 25 日成功拔
除气管内插管,拔管后患者病情较平稳。

2015 年 5 月 28 日,患者由监护室转回胸外科病房,继续给予鼻饲肠内营养液
＋静脉营养、抗感染治疗、胸带固定,以及切口换药治疗。

2015 年 5 月 29 日至 6 月 20 日,患者病情相对稳定后逐渐拔除颈静脉置管、胃
管、尿管等。患者曾出现心律失常、房性期前收缩、皮肤红色皮疹,考虑药物过敏
(具体药物不详),对症治疗后好转。患者有四肢震颤,服用阿罗洛尔治疗。患者长

期服用舒必利,请医学心理科会诊,建议出院后调整为富马酸喹硫平。于2015年6月20日出院。

(四)病理诊断

(前上纵隔)梭形细胞肿瘤,孤立性纤维性肿瘤。见图12-4。

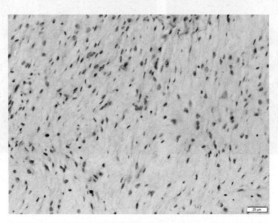

图 12-4　镜下病理检查

由无固定结构的梭形细胞构成,瘤细胞形态温和,核圆形或卵圆形,染色质细颗粒状,核仁不明显

(五)随诊

术后患者恢复良好,定期随访,原胸闷、气短较前明显缓解。

二、病例点评

该例患者穿刺活检提示孤立性纤维性肿瘤,但肿物短时间生长迅速,不除外存在局灶恶变可能。手术面临两个难点:第一为显露,肿物巨大,双侧胸腔横向生长,纵劈胸骨切口亦很难完整显露肿物边界,根据术中情况考虑分块切除;第二为出血、止血,肿物有恶性生物学行为,与上纵隔及肺门毗邻,并有外侵,强行分离肿瘤过程可导致大量出血风险,而因显露困难,出血可能较难控制,所以对于大血管及重要脏器周边肿瘤,可行姑息性切除,后续辅以辅助治疗。患者高龄,骨质疏松,既往有抑郁症病史,术后治疗依从性差,导致术后胸骨哆开,对于此类并发症应及早手术治疗,应给予胸骨钢丝固定带固定,同时注意固定部位。术后给予镇静,局部加压制动,以促进胸骨良好愈合。

三、相关疾病精要

目前，外科手术是胸膜孤立性纤维性肿瘤的首选和主要治疗方法，90％的肿瘤术后可治愈。根据肿瘤的位置、大小和患者的身体状况，选择手术方式和切口长度。可采用常规开胸、电视（辅助）胸腔镜手术（video assisted thoracic surgery，VATS）或辅助小切口开胸切除术。原则上，对直径＜4cm的、带蒂、脏层胸膜起源的肿瘤，采用VATS手术切除；直径5～8cm、基部较宽、与壁层胸膜和肺相连，采用辅助小切口开胸切除术；直径＞10cm及巨大肿瘤，采用常规开胸切除。胸膜孤立性纤维性肿瘤的手术原则是完整切除，应具有1～2cm切缘，此为最佳治疗方法。但是，巨大肿瘤，尤其实质性肿瘤，占据大部分或一侧胸腔，堵塞切口，显露和探查都很困难，常无法直视下分离及进行操作，这是手术的难点和关键。多数学者提出先切除部分肿瘤，减少体积，再分块切除。但是，肿瘤巨大坚实，血供丰富，按常规分离渗血较多，分块切除实非易事，失血量可达2000～4000ml。国内有学者主张术前常规行滋养血管造影及栓塞后再切除，有利于减少术中出血。我们体会，解剖分离肿瘤的程序和切除方法应根据肿瘤的具体情况和术者的经验，细心谨慎，确保安全。对起源于脏层胸膜和壁层胸膜的巨大肿瘤，可分别采用"牵引法""揭顶法"，多可完整切除肿瘤；对广基及长入肺实质的，称为"侵犯性"肿瘤，以及起源于胸壁、膈肌的肿瘤应扩大切除范围，以防复发；对无法切除或不能耐受手术的患者可选择姑息性切除或射频消融、光动力等局部治疗。

De Perrot M等认为，恶性或术后复发的患者应给予辅助放疗。在围术期应重视术前评估、术中监护和术后处理：①术前充分评估肿瘤的性质、起源、毗邻关系及切除的可能性和难度，拟定治疗和应急预案；②术前明确肿瘤的血供情况，充分备血；③手术时选择合理体位，建议45°侧卧位，防止麻醉及开胸后压迫纵隔肿瘤突然移位导致意外；④选择可行的手术方式和切口，巨大肿瘤要显露充分，建议经肋床开胸；⑤术中麻醉维持平稳，配合良好；⑥术中严密监测，维持循环血容量稳定和及时补充；⑦肿瘤切除应保持完整性，切缘应有足够范围的正常组织，沿包膜游离，及时处理瘤蒂，仔细止血；⑧肿瘤的切除方法应根据具体情况及术者经验选择，关键是控制术中出血，确保安全；⑨术后加强监护，可使用呼吸机呼气末正压（PEEP）支持，防止复张性肺水肿发生。

（李　捷　于　华　王　彬）

参 考 文 献

丁汉军，刘灶松，徐向东，2013.孤立性纤维性肿瘤的MSCT-MRI表现及病理学特征分析［J］.中国 CT 和 MRI 杂志,11(15):28-31.

彭小芳,汪秀玲,张秀莉,2013.孤立性纤维瘤的临床、病理及影像学表现[J].中国 CT 和 MRI 杂志,11(2):60-62.

Fletcher CD, 2006. The evolvillg Classification of Soft tissue tmours:an update based on the new WHO Classification. [J]. Hi Stopathology,48(1):3-12.

Hohenforst-Schmidt W,Grapatsas K,Dahm M,et al. 2017. Solitary fibrous tumor:A center's experience and an overview of the symptomatology,the diagnostic and therapeutic procedures of this rare tumor. [J]. Respir Med Case Rep,12(21):99-104.

Robinsoil LA,2006. Solitary fibrus tumor of the Pleura. [J]. Cancer Control,13(4):264-269.

病例13 食管中段癌发生在胃大部切除术后45年的外科治疗策略

【要点】 因胃穿孔行远端胃大部切除术后45年,罹患食管中段癌,对其术式设计具有相当难度,能够成功完成手术,为患者带来新生是最具有鼓励意义的事情。

一、病例介绍

(一)病史简介

患者,男性,56岁,主因进食后胸骨后不适1月余,查体发现食管病变,于2015年2月23日收住我院胸外科。

患者于1个月前体检行胃镜检查显示食管距门齿30cm处可见黏膜隆起,表面粗糙;活检病理提示食管高分化鳞状细胞癌。2015年2月4日我院胃镜检查显示食管距门齿约17cm见3处大小为0.4~0.6cm橘红色、片状黏膜;距门齿30~34cm见片状红斑、糜烂,中央隆起,环周约2/3;病理提示食管中分化鳞状细胞癌。目前患者有轻度进食固体食物哽噎感,无发热、胸骨后疼痛、恶心、呕吐、呕血、声音嘶哑等症状。精神状态良好,体力、食欲、睡眠正常,体重无明显变化,大便正常,排尿正常。

1. 既往史 45年前患者因胃穿孔行远端胃大部切除(术式不详);4年前因右侧牙龈癌行根治术,术后恢复良好。

2. 体格检查 体温35.7℃,脉搏72次/分,呼吸18次/分,血压100/80mmHg,身高175cm,体重80kg,BMI 26.1kg/m²。营养状态可,全身淋巴结未触及明显肿大。胸廓对称,呼吸运动正常,肋间隙正常,双肺呼吸音清,未闻及干、湿啰音;心前区无局部隆起,心率72次/分,律齐,各瓣膜听诊区未闻及病理性杂音;全腹未扪及包块,肝脾肋下未触及。

3. 实验室检查 血红蛋白157g/L,红细胞计数$5.17×10^{12}$/L,白细胞计数$5.35×10^9$/L,中性粒细胞0.623,淋巴细胞0.245,血小板计数$263×10^9$/L,凝血酶时间16.2秒,血浆活化部分凝血活酶时间34.4秒,国际标准化比值0.96,血糖5.70 mmol/L,谷丙转氨酶33.7U/L,谷草转氨酶21.6U/L,总蛋白67.1g/L,血清白蛋白41.7g/L,尿素4.61mmol/L,肌酐90.7μmol/L。

4. 影像学检查

（1）胃镜（我院，2015 年 2 月 4 日）：食管距门齿约 17cm 见 3 处大小为 0.4～0.6cm 橘红色、片状黏膜；距门齿 30～34cm 见片状红斑、糜烂，中央隆起，环周约 2/3，NBI 放大观察见病变处微血管紊乱；活检 6 块，质硬，弹性差，病理提示食管中分化鳞状细胞癌。

（2）胸部 CT（我院，2015 年 1 月 30 日）：双下肺少量炎性改变，未见明显占位性病变，胃部体积明显较小。见图 13-1。

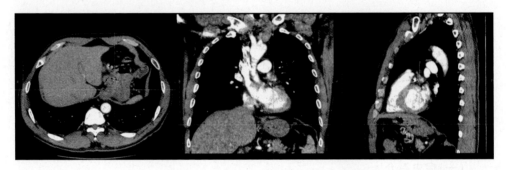

图 13-1　胸部 CT 三维重建（显示胃部体积明显较小）

（3）上消化道造影（我院，2015 年 2 月 6 日）：食管黏膜光滑，造影剂下行顺畅，未见明显充盈缺损。见图 13-2。

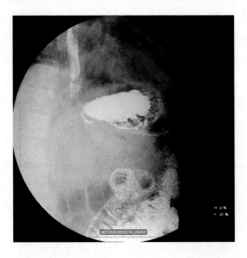

图 13-2　上消化道造影（显示食管黏膜光滑，造影剂下行顺畅，未见明显充盈缺损）

（二）临床诊断

1. 食管癌（$cT_{1b}NxM_0$）。

2. 胃大部切除术后。

3. 牙龈鳞癌术后。

（三）诊疗经过

1. 诊断　经胃镜复查、上消化道钡剂检查及胸部 CT 检查，可确定食管鳞癌诊断，病变范围虽大，占据 2/3 管径，但评估其深度未达食管肌层。

2. 治疗思考

（1）食管鳞癌主要治疗方式为外科手术和放疗，而手术是其首选方法，食管中段癌手术切除率为 79.1%～94.5%。此例胃镜测量病变长度＜3cm，评估手术可取得阴性切缘和较好疗效。

（2）患者 45 年前曾行胃大部切除术，具体术式和吻合方式已不详，但上消化道钡剂检查分析 Billroth Ⅱ 式吻合可能性大，提示本次食管胃吻合术具备条件。

（3）全身系统检查具备手术条件。

3. 手术（2015 年 3 月 4 日）

（1）手术预案：食管大部切除、食管与残胃胸腔吻合术。

（2）手术经过：上腹部正中切口，探查见上腹腔内致密粘连，腹腔内无积液。肝、脾、胰及胃大弯侧未见转移病灶，腹腔未见肿大淋巴结。探查明确患者既往行毕 Ⅱ 式远端胃大部切除，空肠于横结肠前，考虑可按术前计划进行。自左侧第 7 肋间开胸，沿食管裂孔向外呈放射状切开膈肌，游离胃食管贲门交界部，由脾下极处离断脾肾韧带，将脾及胰尾全部转移至胸腔，遂沿食管壁纵行剪开纵隔胸膜，游离出食管下段，探查肿瘤位于食管中段。向上游离食管至主动脉弓下，判断肿瘤可以切除。于肿瘤上缘纵形切开食管，插入 25♯ 吻合器抵钉座，距肿瘤上方约 5cm 切断食管，在贲门处用直线切割缝合器离断食管，完整移除标本。于胃前壁切口并置入吻合器，取胃底后壁最高点与食管行端-侧吻合，一次吻合成功，用 3-0 可吸收线全层缝合胃壁切口，并行浆肌层包埋，将胃缝合悬吊 5 针于邻近胸膜，缝合关闭膈肌。于腋中线第 9 肋间留置胸腔闭式引流管 1 根，逐层关闭胸腔。术后 CT 见图 13-3。

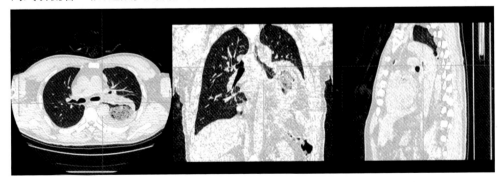

图 13-3　术后复查胸部 CT 三维重建（可见胸腔胃、部分腹腔脏器上移至胸腔）

(四)病理诊断

食管中分化鳞状细胞癌。

病理检查提示食管中分化鳞状细胞癌伴灶状坏死,肿瘤大小为 2cm×2cm×0.3cm,癌组织侵及黏膜下层。(上切缘)局灶黏膜上皮增生呈低级别上皮内瘤变,自取下切缘未见癌,送检(食管旁)淋巴结内未见癌(0/2)。见图 13-4。

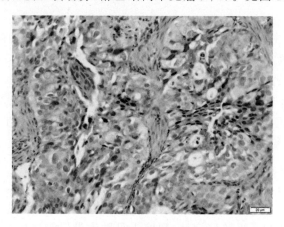

图 13-4 病理检查所见

癌组织呈巢团状排列,胞质丰富,嗜酸,胞核卵圆形、多角形、染色质细颗粒状,或空泡状。可见角化

(五)随诊

患者于当地医院定期随诊。

二、病例点评

该例患者 45 年前曾因胃穿孔行远端胃大部切除术,胃切除术后情况良好,此次体检胃镜检查确诊食管中段鳞癌,上消化道钡剂检查提示钡剂通过顺畅,未见充盈缺损,可以判定肿瘤虽侵及范围较广但浸润深度有限。选择食管大部切除,食管残胃胸腔内吻合术是该病例首选术式。中段食管癌切除率文献报道可高达94.5%,肿瘤长径<5cm 者切除率高于>7cm 者,该例食管病变长度<5cm,预计可顺利切除,达到治疗目的。早期食管癌 5 年生存率可达 89.9%,该例上切缘距肿瘤约 5cm,文献报道上切缘>5cm 者 5 年生存率显著高于<5cm 者,因而该例应严密随诊。该例术中由于患者曾行胃大部切除术,术式不确定,由普外科完成腹腔探查,确定胃切除系结肠前胃空肠吻合,并游离胃及脾、胰腺周围,以便能够将胃部上移,而且不能关闭膈肌,为防止腹腔脏器下坠牵拉吻合口,还需要实施相应的悬吊,才能顺利实现良好的手术治疗效果。

三、相关疾病精要

残胃食管癌是指因胃、十二指肠良性疾病行胃部分切除或早期胃癌根治术后5年以上，而原发于食管黏膜的恶性肿瘤。该例患者第2次诊断时间距离首次胃部分切除时间均在10年以上，因此我们考虑胃部分切除术与食管癌的发生无必然关系，而且也与术式无关。胃部分切除术后，应该重视术后的复查，对出现吞咽不畅的患者，进一步行内镜检查，并且做活检，以得到病理证实。残胃食管癌的再手术风险较大，需准确判断手术切除的可能性。选择术式重建消化道是手术成功的关键。残胃并存食管下段癌手术消化道重建方式：食管下段癌切除，清除相关区域的淋巴结，将残胃、脾及胰尾移入胸腔内行食管-残胃吻合。近年来有部分学者游离脾、胃、胰时切断脾膈、脾肾、脾结肠韧带及胃左动脉，保留脾胃韧带，即保留了胃短动脉和胃网膜左动脉，将残胃连同脾和胰尾移入胸腔，行食管-残胃吻合取得了满意的疗效。我们采用此方法对7例食管下段癌患者施行了切除肿瘤后的消化道重建，均取得满意疗效。值得注意的是，此方法适用于胃大部切除的Billroth Ⅱ式吻合，因吻合口周围较易游离松弛，移动度较大易成功，而Billroth Ⅰ式吻合因吻合口较固定，移动度有限，整体上移困难而不宜采用，且该方法适合于弓下吻合，行弓上吻合因胃、脾、胰的关系操作不便且有张力而不宜采用。残胃并存食管中上段癌手术消化道重建方式：胃大部切除术后中上段食管癌切除，残胃不能上提至胸顶或颈部做消化道重建，因此最常采用的是结肠间置代食管术。我们认为结肠代食管的优点是：有足够的长度上提至胸顶和颈部，肠系膜血管恒定，耐酸能力强，移植的结肠通过胸骨后上提至胸顶或颈部与食管吻合，可以防止移植的肠管在胸腔内游动。术中要特别注意防止带蒂血管和结肠血管弓的损伤，这样才能确保移植肠管的成活和吻合口的愈合。移植结肠及其供血血管的选择具有多样性，我们大多采用以结肠左动脉为血供，左半结肠为移植肠段，其优点是长度足够，血管恒定，肠管与食管大小相仿，手术操作比较简便，临床大多采用此种方法。

（赵　明　孙玉鹃　晋援朝　王钰琦）

参 考 文 献

许金生, 2009. 胃大部切除术后食管癌的外科治疗[J]. 中华实用诊断与治疗杂志, 23(12): 1243.

Morgagni P, Gardini A, Marrelli D, et al. 2014. Gastricstumpcarcinoma after distal subtotal gastrectomy for early gastric cancer: ex-perience of 541 patients with long-term follow-up[J]. Am J Surg, 7 (14): 379-381.

Sinning C, Schaefer N, Standop J, et al. 2007. Gastricstumpcarcinoma epidemiology and current concepts in pathogenesis and treatment [J]. Eur J Surg Oncol, 33 (2): 133-139.

病例14 肝巨大原发性神经内分泌肿瘤的成功手术治疗

【要点】 近年来,伴随着影像学、病理生理学研究的快速进展和肝移植、活体肝移植的广泛开展,肝外科手术实现了跨越式发展。术前肝病变、脉管结构、体积和功能/储备功能的评估方法的进步,使得大范围肝切除术的安全性进一步提高。由于肝移植和活体肝移植的广泛开展,对肝周及肝内的解剖学有了更清晰的认识,对极限肝切除有了进一步探索。这些进步,使得原先一些被认为不可手术的患者,得以根治切除。

一、病例介绍

(一)病史简介

患者,女性,56 岁,主因"发现肝占位 26 年,近半年肝肿瘤增大,腹胀加剧"于 2010 年 6 月 2 日入院。

患者于 1984 年 4 月自感腹胀,伴间断上腹部隐痛,无恶心、呕吐,无发热,无皮肤及巩膜黄染。于北京某医院查腹部 B 超发现肝占位,于北京某医院查腹部 CT 发现肝肿物,约 20cm×16cm×11cm,性质不确定,查甲胎蛋白(AFP)未见异常。经多家著名医院名医会诊后,当年于上海某医院行剖腹探查术,术中发现肝右动脉为肿瘤包绕,第 2 肝门受侵,遂行肝右动脉缩窄、肝组织活检术。术后恢复顺利。病理报告:①肝细胞腺瘤;②高分化肝细胞癌? ③出血性肝窦扩张症不除外。病理切片经京沪多家顶级医院会诊后均考虑肝良性肿瘤。术后复查肿瘤长径降至 18cm,其后患者间断复查腹部 B 超、CT、MRI 等,肝占位未见明显增大,亦无明显不适。2003 年 B 超发现胆囊结石;2004 年起进油腻食物后腹泻,便中含有未消化食物;2006 年于某医院检查发现"胰腺缩小";2009 年诊断"肠梗阻",治疗后缓解;半年前患者自感腹胀逐渐加重,复查肝肿瘤增大,6 个月体重下降 6kg。现为求进一步检查及治疗,门诊以肝占位收入院。

1. 既往史 1970 年患急性黄疸型肝炎,治疗后缓解。糖尿病病史 4 年,药物控制血糖良好。1984 年行剖腹探查,肝右动脉缩窄,肝组织活检术,有输血史。

2. 体格检查 体温 36.7℃,脉搏 79 次/分,呼吸 18 次/分,血压 106/56mmHg,

身高163cm,体重55kg,体表面积1.58m²。发育正常,营养尚好,意识清楚。无皮疹、皮下出血,无肝掌、蜘蛛痣。全身浅表淋巴结无肿大,皮肤、巩膜无黄染。腹部膨隆,可见陈旧性切口瘢痕,长约20cm,未见腹壁静脉曲张,全腹无压痛。上腹部触及包块,长径约18cm,表面不平,边界不清,无明显压痛,不易推动。脾左肋下2cm,肝上界未叩出,无移动性浊音。肠鸣音正常。

3. **实验室检查** 血红蛋白115g/L,红细胞计数4.24×10¹²/L,白细胞计数5.34×10⁹/L,中性粒细胞0.646,血小板计数183×10⁹/L,凝血酶时间14.8秒,血浆活化部分凝血活酶时间51.2秒,国际标准化比值1.36,谷丙转氨酶71.6U/L,谷草转氨酶48.0U/L,总蛋白60.3g/L,血清白蛋白39.9g/L;ICG-R15 1.4%;AFP等肿瘤标志物检验无异常。

4. **影像学检查** CT(我院,2010年6月):肝右叶可见巨大密度不均匀的类圆形占位病变,其内可见包壳状钙化影和液性密度区。增强扫描可见肿瘤实质部分于动脉期、门静脉期和延迟期均呈较为均匀的高密度改变。肿瘤性质考虑良性或低度恶性。见图14-1。

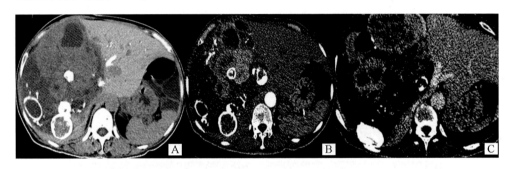

图14-1 CT增强扫描

A. 平扫见右肝巨大占位性病变,大小为20cm×16cm×11cm,其内密度不均匀,见液性密度区及多发包壳状钙化影;B. 动脉期肿瘤实质可见明显的较为均匀的强化;C. 门静脉期肿瘤实质无快速消退,仍呈较高密度改变

(二)临床诊断

肝右叶巨大占位性病变,肝右动脉缩窄、肝活检术后。

(三)诊疗经过

首先,对肿瘤性质的判断。根据肿瘤发现至今已26年,近半年有增大,且体重下降,主要应考虑为肝的良性肿瘤。当年曾行手术探查,术中病理经上海、北京多家大医院会诊,诊断为"肝良性肿瘤"。

其次,治疗目的是安全切除肿瘤。

患者入院后,诊断为肝右叶巨大肿瘤。因巨大肝肿瘤的占位推挤效应,导致患者出现腹胀,近半年肿瘤增大,腹胀症状加重,且体重下降 6kg,患者的生活质量下降。肝肿瘤切除是唯一治疗方法,但 26 年求医,并曾行手术探查发现肝右动脉为肿瘤包绕,手术风险相当大。因此,进行了多学科讨论确定诊治方案。

第 1 步:首先围绕肝切除手术的可行性进行术前评估。

(1)心、肺、肾和血常规检查:进行胸片、心电图、动脉血气、血常规、血生化(肝、肾功能、电解质)、凝血功能、血清八项(乙肝五项、丙肝、梅毒、艾滋病)的常规检查,同时检测肝肿瘤相关的肿瘤标志物(甲胎蛋白、CA19-9 等),结果均无异常。

(2)肝功能的专科评价:①常规肝功能检查,患者的 Child-Pugh 分级为 A 级;②吲哚菁绿排泄试验(ICG),结果 ICG 15 分钟滞留率(ICG-R15)为 3.9%,可承受 4 个肝段以上的大范围肝切除。

(3)肝脉管结构的三维可视化分析:根据患者的 CT 和 MRI 影像,手术组在连续的 2D 影像上进行了影像分析,并基于患者的 CT 资料进行了 3D 重建,确定患者的肝左动脉、肝门静脉左支、肝左静脉结构均完好,在预定的右三肝切除方案中可以完整保留(图 14-2)。

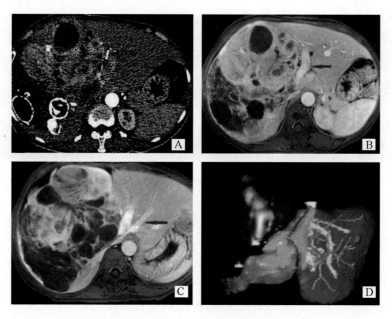

图 14-2 肝脉管结构的影像分析
A. 肝左动脉完整,无受侵征象(红色箭头);B. 肝门静脉左支完整;
C. 完整的肝左静脉(红色箭头);D. 计算机 3D 重建图像

(4)肝体积的定量分析:根据患者的 CT 影像,进行全肝体积(total liver volume,TLV)、肿瘤体积(tumor volume,TV)、预计保留肝体积(future liver remnant，FLR)和标准肝体积(standard liver volume，SLV)的计算。结果患者的全肝体积达5180ml，其中肿瘤体积达3780ml，进行右三肝切除术后，剩余的左外叶肝体积仍有1060ml。根据日本东京大学的活体肝移植经验，以公式计算患者的标准肝体积为1113ml，剩余肝体积可占标准肝体积的95.2%，从肝体积的角度来分析，剩余的肝体积足够保证患者安全。

（5）肝功能的区域性定量评估：为了评价大范围肝切除术后肝功能的损失，患者接受了 ^{99m}Tc-GSA 检查。结果显示：患者的有效功能肝体积为749ml，左外叶的功能肝体积为660ml，占全部功能性肝体积的88.1%。手术损失的功能性肝体积仅为11.9%，手术具备较高的安全性。

第2步：制订手术预案为右三肝切除术(巨大肿瘤占据右三肝)。

根据术前全面检查结果评估，患者无贫血、低蛋白血症，心、肺、肝、肾功能储备在正常范围。肝功能专科评价，可承受大范围肝切除。制定手术方案为右三肝切除(巨大肿瘤占据右三肝)。虽然手术存在很大风险，但在充分准备下，仍属可控。

第3步：全身麻醉气管内插管下实施手术。

手术于2010年6月30日实施，手术时间8小时，术中出血1600ml。手术经过如下(图14-3)。

（1）右上腹反"L"形切口进腹，探查腹腔确定肿瘤无转移。

（2）解剖第一肝门，结扎、切断肝右动脉和肝门静脉右支；游离胆总管和肝左管，切断缝合肝右管。

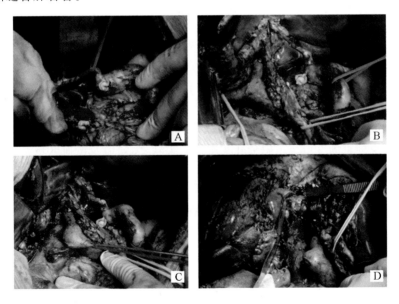

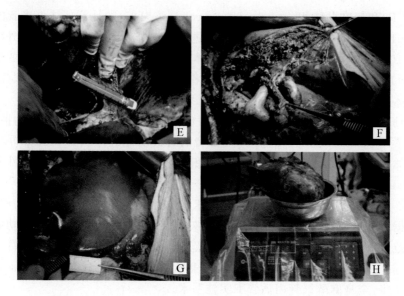

图 14-3 手术过程

A. 分离肝动脉，悬吊肝左动脉，结扎、切断肝右动脉；B. 分离肝门静脉和胆管，切断缝合肝右管；C. 切断肝门静脉右支；D. 离断肝脏显露下腔静脉；E. 切割闭合器切断肝右静脉；F. 手术切除后的效果，可见肝左动脉、肝门静脉左支和肝左管结构完整；G. 切除后的剩余肝色泽红润，无缺血和淤血；H. 标本重 3952g

（3）以前入路断肝技术沿镰状韧带右侧 1cm 以钳夹法离断肝实质，断肝期间共阻断肝门 3 次，共计 40 分钟，每 15 分钟阻断间隔以 5 分钟开放。

（4）解剖第二肝门，切割闭合器切断肝右静脉。

（5）离断肝周韧带，切除肿瘤。

（6）冲洗检查腹腔，无出血及胆瘘，放置引流管 2 根，关腹。

（7）标本称重为 3952g。剩余肝实质红润柔软，无缺血及淤血区域。

（四）病理诊断

肝（右三叶）高分化肝神经内分泌肿瘤。肿瘤大小为 26cm×23cm×8cm。免疫组织化学染色显示：肿瘤细胞 Vimentin（－），p53（－），CgA（－），Ki-67＜5％，CK（＋＋）。病理表现见图 14-4。

（五）随访

患者术后 1 个月、3 个月、6 个月、12 个月均到院复诊，其后每年电话随访 1 次。术后 6 年 2 个月（2016 年 8 月 1 日）于我院门诊复诊，一般状况良好，血常规、血生化、肿瘤标志物（CEA、AFP、CA125、CA19-9、CA15-3、CA72-4）检验结果均正常。

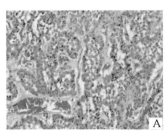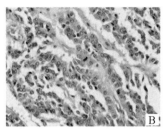

图 14-4　病理检查镜下所见

　　肿瘤呈器官样排列,呈巢状、小梁状、腺样、脑回样、腺泡状及假菊形团样排列。细胞大小一致,胞质嗜酸性,胞核圆形、卵圆形,居中,核仁明显,染色质粗团块状(胡椒盐样)。Ki-67<5%。A. HE 染色 20×;B. HE 染色 40×;C. Ki-67 免疫组织化学染色 40×

二、病例点评

　　患者发现肝肿瘤带瘤生存已 26 年,曾就诊于全国许多大医院及顶尖的权威专家,历经两次手术未能明确诊断及治疗,且手术探查发现肿瘤包绕肝右动脉,切除存在相当大的风险。而近半年肿瘤增大,体重下降,症状加重。在肝外科技术取得了长足进步的今天,通过外科手术完整切除肿瘤,术后已逾 6 年,全身状况良好,局部无复发。

　　肝移植技术和影像学技术的进步,极大地推动了肝外科技术的进展。影像学在近 30 年间的快速进展,使得外科医师能够在术前精确评估肝的脉管结构、肝体积,并且能在三维图像工作站上进行虚拟手术,提前预知手术的要点和难点,评价手术的安全性。肝储备功能和分区域肝储备功能评价技术的出现,使手术的安全性进一步提高。通过精确的术前评估,精密的手术规划,能够在术前提高患者风险的区分度,使得原来一部分认为不可能实施手术的患者得到手术机会,也使一部分手术高风险的患者在术前能够被及时识别出来,从而避免接受大范围手术。

　　肝移植和活体肝移植技术的进步,对肝外科的发展起到了巨大的推动作用。通过肝移植的开展,肝外科医师得以对肝周和肝内的解剖结构更加熟悉。通过活体肝移植的探索,在标准肝体积、安全肝切除的限度方面有了进一步的认识。这些进步,都是该例患者手术能够圆满成功的关键。

　　我们能够开展这样复杂的手术,意味着我们尽力做到了对各家之长的"传承、吸收、融合"。肝外科是外科中极其复杂危险的领域,在生理学、病理生理学、手术技术和围术期管理方面都存在诸多有待探索的领域。正因为如此,肝外科是近年来极为活跃的领域,许多专家学者在各自的研究方向上都取得了突破性成果。新时代的肝外科医师,也需要具备全面的技能,在影像学、手术操作、围术期管理方面都需具备很高的水平,才能适应新时代肝脏外科的挑战。

三、相关疾病精要

原发性肝神经内分泌肿瘤(primary hepatic neuroendocrine tumor,PHNET)是肝原发性肿瘤中非常罕见的一种,英文文献报道的总数至今不超过 150 例。在肝发现的神经内分泌肿瘤中,80% 是转移性的。因此,当在肝发现神经内分泌肿瘤时,首先需排查其他器官有无原发病灶。

因为 PHNET 病例数的限制,目前对其临床特征认识较少。可能的特点有:①女性略为多见;②大多为腹部影像学检查时偶然发现,少数患者表现为腹痛和腹部包块;③对于胃肠道来源的 NET,约在 10% 的患者中可能出现类癌综合征,但在 PHNET 中,类癌综合征极少出现。

在病理上诊断 PHNET 较为慎重。此外,通过对肝原发性神经内分泌肿瘤的随访及回顾,一般认为,PHNET 多为单发、肿瘤较大(大于 3cm)、病史较长、大多不发生类癌综合征等,预后好于肝细胞癌和肝胆管细胞癌。

其诊断标准为:①术后病理诊断结果为 PHNET;②排除其他部位肿瘤;③除外原发性肝癌、混合型肝癌、肝门部胆管癌和肝外胆管癌;④具有完整的临床资料;⑤术前及术后半年以上临床随访均未发现肝外原发病灶。

对于 PHNET 的诊断,没有明确的肿瘤标志物可用,癌胚抗原(CEA)、甲胎蛋白(AFP)和 CA19-9 一般都呈阴性改变。在 B 超、CT 和 MRI 图像上,PHNET 都缺乏特征性的表现。但在 PET-CT 上,PHNET 表现为对 F-18 脱氧葡萄糖(F-18 FDG)的高摄取,可用于辅助诊断。奥曲肽标记的核素显像用于 NET 的诊断是较好的方法,文献报道其敏感度可达 85%～90%,该方法的另一个作用是可预测 NET 对生长抑素类药物治疗的敏感性。

在形态学上,肝原发性神经内分泌肿瘤与肝转移性神经内分泌肿瘤的组织病理学结构相似,过去一般将 PHNEN 分为类癌和神经内分泌癌两类,目前学术界尚无统一的组织学分级标准。2010 年后,国内病理学界倾向使用消化系统肿瘤 WHO 分类(2010),胃肠胰神经内分泌肿瘤(gastroenteropancreatic neuroendocrine neoplasms,GEP-NENs)的分级标准,即神经内分泌瘤(NET)G1:核分裂象 <2 个/10 HPF 和(或)Ki-67 阳性细胞比例≤2%;NET G2:核分裂象(2～20)个/10HPF 和(或) Ki-67 阳性细胞比例 3%～20%;神经内分泌癌(NEC):核分裂象 >20 个/10 HPF 和(或)Ki-67 阳性细胞比例 >20%。核分裂象计数标准为,于核分裂活跃区(热点地区)至少计数 50 个 HPF,计算 10 个 HPF 的核分裂象数(视野直径为 0.50mm,单个视野面积为 0.196 mm^2);Ki-67 阳性细胞比例为在标记最强的区域计数 500～2000 个细胞的阳性百分比。

在第 8 版《AJCC 肿瘤分期手册》中将 PHNET 的分期纳入 ICC 的分期,将肿瘤的个数、大小、肿瘤侵犯血管的情况等纳入 TNM 分期标准。

该例患者病史很长,肿瘤为单发,最大直径为 26cm。镜下形态主要为腺泡状和菊形团状结构,部分区域呈梁索状,富于血窦;核分裂象罕见(0～1 个/10 HP)。免疫组织化学指标中神经内分泌标志物 CD56 和 Syn 为阳性表达,Ki-67 阳性细胞比例<1%。在排除其他部位肿瘤转移的情况下,将其诊断为肝原发性神经内分泌瘤(PHNET) G1。TNM 分期:T_{1b} 期。

在治疗方面,外科手术是对 PHNET 最具确定性的方法。对于肝内多发的原发性或转移性 NET,经导管肝动脉栓塞化疗(TACE)也被认为是较好的方法。有研究对 20 例肝多发 NET 进行 TACE 栓塞,90% 的患者获得影像学应答和症状改善。生长抑素类药物对 NET 的治疗也是有效的,尤其是对奥曲肽标记的核素扫描阳性患者。但除外科手术外,其他的治疗都属于姑息性治疗,目前亦缺乏数据表明其治疗效果。

肝切除手术经过半个多世纪的发展,其院内病死率已接近于 0,在日本的高水平医学中心,近 20 年已无肝切除术的院内死亡。达到这样的成绩,关键要进行精密的手术规划。其要点包括:确定彻底去除目标病灶的必要切除范围;确定保证剩余肝功能代偿的必需保留范围;预留肝体积、结构和功能的评估与保护;拟定适当肝切除范围和合理手术方式;设定最佳的肝实质分割平面;确认需要切除/重建的脉管结构;评估手术风险并制订防范对策;设计手术流程和选择关键技术;确定围术期处理要点。应该强调的是,肝手术的术前评估必须遵守严格的流程,对手术设计的各个要点都必须充分评价,才能达到良好的效果。

(孟翔飞　段伟东)

参 考 文 献

董家鸿,杨世忠,段伟东,等,2009.精准肝脏外科技术在复杂肝脏占位性病变切除中的应用[J].中华外科杂志,47(21):1610-1615.

杨世忠,张文智,蔡守旺,等,2010.计算机辅助手术规划系统在精准肝切除中的应用价值[J].中华消化外科杂志,9(1):31-34.

Dong J,Yang S,Zeng J,et al. 2013. Precision in liver surgery[J]. Semin Liver Dis,33(3):189-203.

Johnbeck CB,Knigge U,Kjær A,2014. PET tracers for somatostatin receptor imaging of neuroendocrine tumors:current status and review of the literature[J]. Future Oncol,10(14):2259-2277.

Segura S,Muthukumarana V,West J,et al. 2016. Primary Hepatic Neuroendocrine Carcinoma:Case Reports and Review of the Literature[J]. Conn Med,80(1):19-23.

Song JE,Kim BS,Lee CH,2016. Primary hepatic neuroendocrine tumor:A case report and litera-
    ture review[J]. World J Clin Cases,4(8):243-247.
Yang K,Cheng YS,Yang JJ,et al. 2015. Primary hepatic neuroendocrine tumor with multiple liv-
    er metastases:A case report with review of the literature[J]. World J Gastroenterol,21(10):
    3132-3138.

病例15 重症急性胰腺炎（持续多脏器 功能不全、脓毒血症）的成功救治

【要点】 重症急性胰腺炎是临床常见的危重急症,病死率居高不下,急性期和感染期为患者死亡的两大高峰。因此,急性期有效控制全身炎症反应综合征及重要脏器功能的积极支持,以及感染期微创手术行有效的胰周坏死组织清除,对于改善患者预后,降低死亡率具有极其重要的临床意义。

一、病例介绍

(一)病史简介

患者,男性,35 岁,因"腹痛伴恶心、呕吐 3 天"入院。

患者于 3 天前饮大量白酒并进高脂饮食后出现上腹痛,呈持续性隐痛,向腰背部放射,伴乏力、恶心、频繁呕吐,呕吐物为胃内容物,非喷射状,吐后腹痛无减轻,腹稍胀,无发冷、发热,无腹泻及里急后重,无咳嗽、咳痰。患者症状逐渐加重,就诊于当地医院未见明显缓解,遂来我院急诊科就诊。实验室检查:淀粉酶 544.9U/L,脂肪酶 3561.3U/L,降钙素原(发光法)24.77ng/ml,C 反应蛋白 46.4mg/dl,三酰甘油 8.44mmol/L,载脂蛋白 A10.84g/L,高密度脂蛋白胆固醇 0.42mmol/L。门诊以"急性胰腺炎"于 2015 年 8 月 21 日收入院。

1. 既往史　吸烟 10 余年,约每天 15 支,现未戒烟,大量饮酒,每次 500ml 白酒,酒龄 19 年。

2. 体格检查　体温 36.7℃,呼吸 49 次/分,脉搏 116 次/分,血压 139/91mmHg,动脉血氧饱和度 95%。意识清楚,面部潮红,急性病容。腹部膨隆,全腹压痛,无反跳痛,腹部未触及包块,肠鸣音正常。

3. 实验室检查　淀粉酶 544.9U/L,脂肪酶 3561.3U/L,降钙素原(发光法)24.77ng/ml,C 反应蛋白测定 46.4mg/dl,三酰甘油 8.44mmol/L,载脂蛋白 A10.84g/L,高密度脂蛋白胆固醇 0.42mmol/L。尿素 35.5mmol/L,肌酐 534.6μmol/L。血 pH 7.26,血乳酸 2.1mmol/L。

4. 影像学检查

(1)超声(床旁)检查(我院,2015 年 8 月 21 日):腹水,胆囊壁毛糙。

（2）腹部 CT（我院，2015 年 8 月 21 日）：胰腺弥漫肿胀，密度降低，周围脂肪间隙模糊，其内可见条索样密度增高影；双侧肾前筋膜增厚，肾周间隙可见斑片样密度增高影；腹腔内可见散在积液影；增强扫描动脉期和实质期胰腺实质强化程度明显降低。符合重症急性胰腺炎，腹腔散在多发积液，肾周间隙积液。见图 15-1。

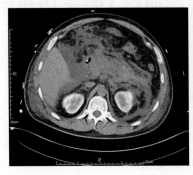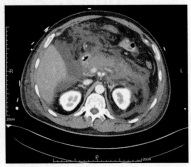

图 15-1　腹部 CT（2015 年 8 月 21 日）

（3）胸部 X 线检查（我院，2015 年 8 月 21 日）：双侧肺感染性病变，双侧胸腔积液。见图 15-2A。

（4）胸腹部 CT（我院，2015 年 8 月 21 日）：双侧胸腔积液，两肺下叶局部不张。见图 15-2B。

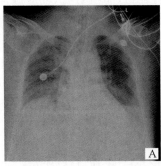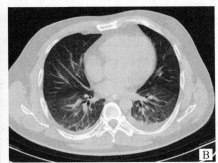

图 15-2　胸部 X 线检查及胸腹部 CT 检查

A. 胸部 X 线检查显示双肺感染性病变，双侧胸腔积液可能；B. 胸腹部 CT 显示双侧胸腔积液，两肺下叶局部不张

（二）临床诊断

1. 重症急性胰腺炎。

2. 高脂血症。

3. 急性呼吸衰竭。

4. 急性肾功能不全。

5. 代谢性酸中毒。

6. 肺部感染。

7. 胸腔积液。

8. 脓毒血症。

（三）诊疗经过

患者入我院急诊科已是发病后第 3 天,诊断明确,为重症急性胰腺炎,持续多脏器功能不全,病因为大量饮酒、高脂餐和高脂血症。

第 1 阶段:急性损伤期和再损伤期(8 月 21 日至 9 月 7 日)。第 1 次多学科团队诊治(MDT)如下。

病情严重性评定:RANSON 6 项,APACHE-Ⅱ 14 分,属重症;按 2016 修订版胰腺炎分类,基于决定因素分类属重症。

多器官功能障碍综合征(MODS)主要表现为①心功能不全:血压不稳定,心功能检验指标不正常(肌酸激酶 362U/L,乳酸脱氢酶 1093.9U/L,肌红蛋白 213.5ng/ml,脑利钠肽前体 1776.0pg/ml);②呼吸功能不全:呼吸困难、憋气,面罩吸氧无效,气管内插管辅助呼吸 4 天;③肾功能不全:尿素氮 26.1～35.5mmol/L,肌酐 382～534.6μmol/L;④凝血功能障碍:化验凝血六项均异常;⑤代谢性酸中毒:乳酸血症。

入院后给予维持内环境稳定,各脏器支持治疗,包括:持续床旁血液滤过,气管内插管辅助呼吸,经验性抗生素治疗(比阿培南＋替考拉宁),肠外营养支持,保肝、抑酸、抑制胰酶,补充白蛋白,纠正内环境紊乱、利尿、肾保护,提高机体免疫力,镇痛、镇静。9 月 7 日(入院后第 17 天)停用抗生素,拔除血液滤过管,进流食。

复查腹部 CT(2015 年 9 月 6 日):①胰腺及其周围改变,符合重症急性胰腺炎,腹腔散在积液,肾周间隙渗出积液,积液较前增多,囊壁增厚;②左侧胸腔积液伴左肺下叶膨胀不全。见图 15-3。

第 2 阶段:感染期(9 月 7 日至 11 月 6 日)。

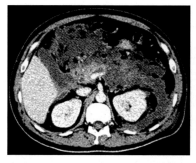 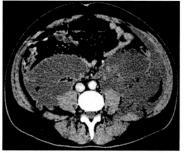

图 15-3　腹部 CT(2015 年 9 月 6 日)

9月7日至9月15日体温波动于38.5～39.5℃,C反应蛋白8.38mg/dl,复查腹部CT(2015年9月16日):①胰腺及其周围改变,符合重症急性胰腺炎,腹腔散在积液,肾周间隙渗出积液;②左侧胸腔积液伴左肺下叶膨胀不全(图15-4)。给予抗感染,经空肠管肠内营养支持,临床自觉症状不重,白细胞在正常范围,经抗生素治疗体温恢复正常,10月2日转出ICU。10月12日,自觉发热,体温升至39.4℃,有呕吐,血压99/55mmHg,心率150次/分,呼吸频率42次/分。第2次MDT讨论,判定胰腺坏死感染、脓毒血症休克,决定急诊行CT引导下穿刺引流术,穿刺出咖啡色脓液,24小时引流量3650ml,次日为225ml,后续引流量分别为200ml(10月14日)、430ml(10月15日)、480ml(10月16日)、410ml(10月17日)。此后分别于10月18日、11月6日行经皮肾镜胰周坏死感染组织清除术。

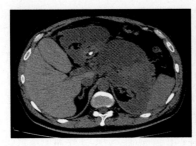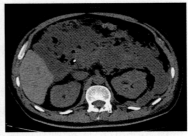

图 15-4 腹部CT(2015年9月16日)
胰腺弥漫肿胀、密度减低,周围脂肪间隙显示不清,胰腺周围及腹腔可见多发积液,部分包裹

手术过程:拔除左侧引流管,自引流管窦道放入1cm戳卡,伸入经皮肾镜接电视监视系统,见腹膜后局灶性坏死组织及脓性液体聚积,吸引出灰白色脓液,无创夹钳在电视监视下将坏死组织逐步取出,分隔全部打开,冲洗后观察无明显坏死组织残留,放置心外科冲洗引流管及1根10号尿管,经尿管冲洗引流通畅,并仔细固定,穿刺位置见图15-5。

CT引导下腹腔脓肿穿刺术后无尿,持续床旁血液滤过治疗,维护肾功能及内环境稳定。

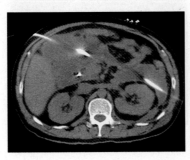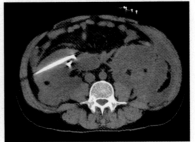

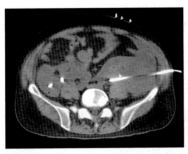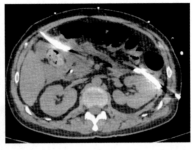

图 15-5　腹部 CT(经皮肾镜胰周坏死感染组织清除术后)

　　第 1 次术后复查 CT(2015 年 10 月 26 日)：①重症急性胰腺炎合并脓肿形成，周围渗出较前减少；②双侧胸腔积液伴双肺下叶膨胀不全。见图 15-6。

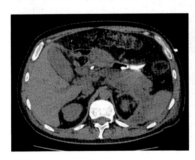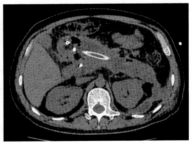

图 15-6　腹部 CT(2015 年 10 月 26 日)

　　第 2 次术后复查 CT(2015 年 11 月 16 日)：胰腺形态失常，呈稍低密度影，胰周可见渗出性改变，较前明显好转；胆囊增大；左侧胸腔内可见半月形液体密度影。印象：①重症急性胰腺炎引流后改变，胰周坏死组织明显减少；②右侧胸腔积液较前吸收，左侧胸腔积液与以前相仿。见图 15-7。

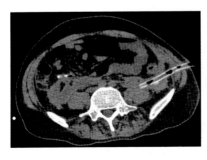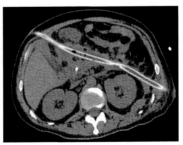

图 15-7　腹部 CT(2015 年 11 月 16 日)

11 月 9 日起患者开始经口进食,11 月 19 日顺利出院。

(四)随诊

患者于 2017 年 2 月到我院随访,未主诉明显不适。腹部 CT(2017 年 2 月 16 日)显示胰腺体积略缩小,密度略减低,周围脂肪间隙欠清晰,胰周及腹腔积液消失,脾周围脂肪间隙模糊。见图 15-8。

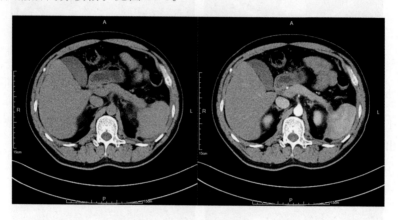

图 15-8　腹部 CT(2017 年 2 月 16 日)

二、病例点评

该例患者在大量饮酒、高脂餐后发生重症胰腺炎(SAP),病情十分严重,经历全身炎症反应综合征(SIRS)、多器官功能不全综合征(MODS),涉及心、肺、肾及凝血功能,影响内环境稳定,导致水、电解质紊乱及代谢性酸中毒。经过医院多学科团队诊治,准确评定 SAP 的严重程度,实施了液体复苏、器官功能支持、早期安置空肠营养管,根据患者全身状况及时启动肠内营养。患者在多学科团队精心救治下,度过了急性损伤和再损伤期。在发病后 20 天(入院后第 17 天)患者连续高热,腹部 CT 检查显示胰腺坏死、胰周渗出物增多,可以判定胰腺坏死感染,经抗生素及综合治疗,体温逐渐下降,全身症状不重,白细胞不高,腹部 CT 显示胰腺周围渗出已形成包裹,此时行穿刺引流、坏死组织清除,应是适宜的时机。然而,在发病后 54 天(入院后第 51 天)患者病情恶化,血压下降,心率 150 次/分,在局部麻醉下行 CT 引导腹腔脓肿穿刺引流,引流物为咖啡色脓液。初始 24 小时引流量高达 3650ml,引流 7 天后行第 1 次经皮肾镜原穿刺引流入路胰周坏死组织清除,清除了大量坏死组织及脓液;第 1 次术后 15 天行第 2 次经皮肾镜胰周坏死组织清除术,吸引出灰白色脓液、局灶性坏死组织。术后恢复顺利,于 2015 年 11 月 19 日(入院后第 91 天)出院,该例患者救治基本上是成功的。

三、相关疾病精要

重症急性胰腺炎（SAP）是极其特殊的外科急腹症，百余年来有关 SAP 的治疗一直存在争议，对其发病机制的研究与临床分析从未中断，对其病因和病理生理变化的认识在不断深入。SAP 占急性胰腺炎的 15％～20％，其病情严重程度又有极大不同，影响预后的决定因素是全身性因素——多器官功能衰竭和局部因素——胰腺坏死感染。早期死亡多归因于持续性器官功能衰竭，病死率可高达 30％～60％，后期死亡多归因于胰腺坏死感染；持续多器官功能衰竭与胰腺坏死感染并存的病例属于危重型，病死率可达 59.09％。胰腺坏死感染好发于坏死性胰腺炎起病后 1～2 周，但可见于病程的任何阶段，一旦胰腺坏死继发感染，未获及时处理，则可能导致脓毒血症、感染性休克，病死率极高；胰腺坏死感染的内科非手术治疗无成功机会，不失时机的外科干预，引流、清除坏死感染组织，病死率可明显降低。

(一)急性胰腺炎的诊断

全面的诊断应包括：①定性诊断。血清淀粉酶、脂肪酶升高，超过正常上限 3 倍。②严重程度分级。③病因诊断。根据大宗临床资料分析，胆道疾病（胆石症）、饮酒、高脂饮食为急性胰腺炎（AP）病因的前 3 位，治疗中应注意去除致病因素，如胆源性胰腺炎早期 ERCP 胆管减压，解除梗阻；饮酒者忌酒；高脂血症相关胰腺炎的降脂治疗。

(二)急性胰腺炎严重程度评定

AP 的严重程度是影响患者预后的重要因素。AP 是一种自限性疾病，80％～85％属于轻症，只需对症支持治疗即可痊愈；15％～20％患者病情严重，有器官功能不全伴或不伴胰腺坏死和（或）感染，即为 SAP，SAP 又可分为不同的亚型，SAP 严重程度评定应贯彻在诊疗的全过程中。

AP 严重程度的评定，经历了临床表现评定、RANSON 判断标准、急性生理改变和慢性疾病基础综合评分系统（acute physiology and chronic health evaluation，APACHE-Ⅱ）。1992 年 9 月 11 日，亚特兰大分类，将 AP 分为：轻症 AP（MAP）和重症 AP（SAP，RANSON 评分≥3 分，APACHE-Ⅱ评分≥8 分）；2013 年修订版亚特兰大分类，分为 MAP、中度重症 AP（MSAP）和 SAP；2012 年国际胰腺组织提出了基于决定因素的分类，将持续性器官衰竭（POF）和坏死感染（IN）列为 AP 预后的两个决定因素（determinant），将 AP 分为 4 类，即轻症、中度重症、重症和危重症。2016 年 5 月 AP 基于决定因素分类，修订版将其又分为 5 类，即轻症、中度、中度重症、重症和危重症（表 15-1）。器官功能衰竭以改良 Marshall 评分结果为参考，见表 15-2。急性胰腺炎 CT 评分系统见表 15-3。

表 15-1　2016 年 5 月修订版基于决定因素的急性胰腺炎分类

分类	基于决定因素	病死率(%)
轻症	无器官功能衰竭,无局部并发症	0
中度	一过性器官功能衰竭,无菌性坏死	<5
中度重症	有坏死感染,无持续性器官功能衰竭	6.67
重症	有持续性器官功能衰竭,无坏死感染	41.6
危重	有持续性器官功能衰竭,有坏死感染	59.09

器官功能衰竭以改良 Marshall 评分结果为参考

表 15-2　改良 Marshall 评分

指标(心、肺、肾)	0 分	1 分	2 分	3 分	4 分
收缩压(mmHg)	≥90	<90(补液有效)	<90(补液无效)	<90(pH<7.3)	<90(pH<7.2)
PaO_2/FiO_2	>400	301~400	201~300	101~200	≤100
肌酐(μmol/L)	≤134	135~169	170~310	311~439	>439

器官功能衰竭以改良 Marshall 评分结果为参考

表 15-3　急性胰腺炎 CT 评分系统

急性胰腺炎分级		计分	胰腺坏死范围		计分
A 级	胰腺正常	0	正常胰腺	造影剂正常强化	0
B 级	胰腺局部或弥漫性肿大	1	轻度坏死(<30%)	缺乏造影剂强化(0~30%胰腺实质)	2
C 级	除 B 级病变外,还有胰周炎性改变	2	中度坏死(30%~50%)	缺乏造影剂强化(30%~50%胰腺实质)	4
D 级	除胰腺病变外,胰周有单发性积液区	3	广泛坏死(>50%)	缺乏造影剂强化(>50%胰腺实质)	6
E 级	胰内或胰周有 2 个或多个积液和(或)积气区	4			

急性胰腺炎的 CT 严重性指数(CTSI)

　　CTSI=急性胰腺炎分级+胰腺坏死程度:Ⅰ级 0~3 分,Ⅱ级 4~6 分,Ⅲ级 7~10 分;CTSI>4 分考虑为重症胰腺炎

　　急性胰腺炎最初分为轻症和重症,到 2016 年分为 5 类,应是对疾病特征、病理生理认识的进步,分类不断细化,说明 SAP 病情之复杂、多样,尚有很多需要探索和研究的问题。危重症 SAP 病例近 60%的病死率,需要临床医师继续努力探索拯救之策。

(三)器官功能监测和支持

1. 早期液体复苏　SIRS 导致毛细血管通透性增加,大量液体渗漏到组织间隙或第三间隙,组织灌注不足,细胞缺氧,最初 12～24 小时的补液尤为重要,液体复苏首选乳酸林格液。初始补液速度 5～10ml/(kg·h),或 250～500 ml/h,根据血流动力学和氧代谢指数,及时调整液体复苏方案。复苏目标:心率<120 次/分,平均动脉压 65～85mmHg,尿量 0.5～1 ml/(kg·h)。

2. 器官功能支持　①无创通气或插管机械通气,使氧饱和度>95%;②血液净化,以清除炎症介质和小分子代谢产物,治疗肾功能损伤,纠正水、电解质、酸碱平衡紊乱。

3. 肠内营养　48 小时内启动肠内营养,对于血流动力学不稳定的患者,可在循环稳定后 24 小时内给予肠内营养,可自 10～30ml/h 开始逐步调整用量和营养液成分,达到 20～25kcal/(kg·d),逐渐增加至 30 kcal/(kg·d),最好在早期安置鼻空肠管。

(四)外科手术治疗

外科干预应把握手术指征、手术时机和手术方式,胆源性 SAP 患者若有急性胆管炎应在入院 24 小时内急诊行 ERCP 胆管减压引流;胆管炎且存在胆道梗阻亦应尽早行 ERCP 减压引流,胆囊结石应待患者急性炎症消退,胰腺周围积液吸收或积液虽未吸收,但已超过 6 周以上,行胆囊切除。

若为无菌性积液或无菌性坏死,一般无须手术治疗,仅在出现压迫症状时考虑手术。胰腺及胰周组织坏死合并感染,则是手术治疗的绝对适应证,因为内科治疗没有成功机会。感染的判定标准为:①临床有感染症状,实验室检查阳性指标;②器官功能障碍持续数周无好转;③CT 检查提示胰腺或胰周病灶内出现"气泡征"。一旦出现脓毒血症(细菌或真菌)应急诊在超声或 CT 引导下,行经皮穿刺置管引流;若症状无好转,则尽早行坏死组织清除术。

手术方式的选择:首选微创坏死组织清除,我院肝胆外科胰腺炎治疗组已累积大宗经验,经腹膜后肾镜行坏死组织清除术,可以多次进行,相较开放手术减少了围术期并发症及风险。在微创治疗仍然无法达到治疗目的时,则行开放手术。

(顾倬云　何　蕾)

参 考 文 献

Acevedo-Piedra NG, Moya-Hoyo N, Rey-Riveiro M, et al. 2014. Validation of the determinant-based classification and revision of the Atlanta classification systems for acute pancreatitis[J]. Clin Gastroenterol Hepatol, 12(2): 311-316.

Babu RY, Gupta R, Kang M, et al. 2013. Predictors of surgery in patients with severe acute pancreatitis managed by the step-up approach[J]. Ann Surg, 257(4): 737-750.

Banks PA, Bollen TL, Dervenis C, et al. 2013. Classification of acute pancreatitis--2012: revision of the Atlanta classification and definitions by international consensus[J]. Gut, 62(1):102-111.

Lankisch PG, Apte M, Banks PA, 2015. Acute pancreatitis[J]. Lancet, 386(9988):85-96.

Petrov MS, Windsor JA, 2010. Classification of the severity of acute pancreatitis: how many categories make sense? [J]. Am J Gastroenterol, 105(1):74-76.

Xin X, Cai S, Liu Z, et al. 2015. Percutaneous nephroscopic necrosectomy for post-operatively resident infection of severe acute pancreatitis[J]. Zhonghua Wai Ke Za Zhi, 53(9):676-679.

病例16　自体带血管蒂胃瓣修复肝门部胆管良性狭窄

【要点】　腹腔镜胆囊切除术已成为胆囊切除的标准术式,全国各级医院基本上均开展此项手术,由于术者的资质参差不齐,而引起的医源性胆管损伤亦可见到。根据损伤的情况不同,再次手术处理有几种方法可选择:胆管对端吻合;自体带血管蒂胃瓣修补;自体带血管蒂空肠瓣修补;肝圆韧带修补;高位胆肠吻合;肝切除+高位胆肠吻合等。本例在外院行腹腔镜胆囊切除术致肝总管横断当即开腹手术,肝总管后壁尚有 1/3 连续,行胆管对端吻合术,未置"T"形管,仅留置 2 根腹腔引流管,于术后 20 余天拔除。7 个月后发生黄疸,MRI 检查确认肝总管连续性中断,我科采用自体带血管蒂胃瓣修补术,术后随访 6 个月,效果良好。

一、病例介绍

(一)病史简介

患者,女性,53 岁,因"在外院腹腔镜胆囊切除术后 9 个月,皮肤及巩膜黄染 2 个月"入院。

患者因查体发现胆囊结石,于 2015 年 9 月 2 日在当地医院行腹腔镜胆囊切除中转开腹,开腹后发现肝总管部分横断,仅后壁 1/3 连续,行"胆管对端吻合术",术后留置 2 根腹腔引流管,20 余天后 2 根引流管均拔除。患者 2016 年 4 月上旬开始无明显诱因出现皮肤、巩膜黄染并有厌食,伴皮肤瘙痒及尿液发黄,无寒战、高热及腹部疼痛。2016 年 5 月 9 日于当地医院行磁共振胰胆管造影(MRCP)提示肝内外胆管扩张,近肝门部可见胆管连续性中断,当即行经皮经肝胆管引流术(PTBD)穿刺引流,每日引流胆汁 400~500ml,血清胆红素逐渐下降,2 周后总胆红素由 218μmol/L 降至 75μmol/L,于 2016 年 6 月 8 日转入我院。

1. 既往史　既往身体健康。2015 年 1 月查体发现胆囊结石,无胆囊炎发作。

2. 体格检查　体温 35.7℃,脉搏 75 次/分,呼吸 18 次/分,血压 118/90mmHg,身高 160cm,体重 56kg,BMI 21.9kg/cm²。全身皮肤及巩膜轻度黄染,腹部平坦,右上腹可见陈旧性手术瘢痕长约 10cm,右季肋区可见穿刺引流管固定于皮肤,外接引流袋,每日引流出胆汁约 500ml。未见肠型及胃蠕动波,无腹壁静脉曲张,腹软,无压痛及反跳痛,肝脾肋下未触及,肝上界位于右侧锁骨中线第 5 肋间水平,肾区无叩击痛,无移动性浊音,腹部未闻及血管杂音,肠鸣音正常。

3. 实验室检查 血常规:血红蛋白 130g/L,白细胞计数 5.73×10⁹/L,中性粒细胞 0.547,血小板计数 237×10⁹/L;凝血功能:凝血酶原活动度 109%(70%~150%),凝血酶时间 16.9 秒(15~21 秒),国际标准化比值 0.95;肿瘤标志物阴性;血生化:谷丙转氨酶 64.6U/L,谷草转氨酶 42.9U/L,总胆红素 51.4μmol/L,结合胆红素 44.1μmol/L,碱性磷酸酶 209.8U/L,谷氨酰转肽酶 84.3U/L。

4. 影像学检查

(1)MRCP(我院,2016 年 6 月 5 日):胆管连续性中断,肝右管置管引流,肝左管扩张,胆总管下段结石。见图 16-1。

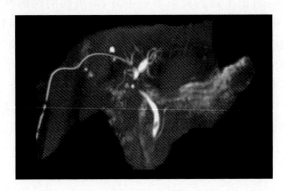

图 16-1　MRCP

胆管连续性中断,肝右叶胆管引流术后,肝左管扩张,胆总管结石

(2)腹部 CT 平扫+增强(我院,2016 年 6 月 6 日):胆囊切除术后,肝右管引流,肝左管扩张。

(3)心电图(我院,2016 年 6 月 8 日):心电图未见异常。

(4)胸片(我院,2016 年 6 月 9 日):胸部未见异常。

(二)临床诊断

1. 肝门部胆管狭窄 腹腔镜胆囊切除肝总管损伤开腹胆管对端吻合术后。

2. 梗阻性黄疸 肝右管 PTBD 引流。

3. 胆总管下段结石

(三)诊疗经过

第 1 步:判断胆管狭窄程度。患者有明确腹腔镜胆囊切除史,术中胆总管 2/3 横断,随即转开腹行胆管对端吻合,未放置"T"形管支撑。术后 7 个月发现黄疸,MRCP 检查见肝总管连续性中断。胆管几近完全梗阻,为解决胆汁引流,行 PT-BD,每日引流胆汁 500ml,至入我院时已引流 1 个月,血清胆红素已接近正常,转肽酶及碱性磷酸酶仍升高。胆管狭窄只有通过手术修复方能解决。

第2步：胆管狭窄的修复方案。根据影像检查结果分析：前壁2/3为瘢痕愈合，后壁1/3尚可能管壁连续，根据我科治疗经验，后壁若有连续则可选用带血管蒂的胃瓣修复。此种方法，胆管狭窄修复率高，且可保留十二指肠括约肌功能。但若探查后壁已无连续，则选择胆管-空肠Roux-Y式吻合术。

第3步：手术。于2016年6月15日在全身麻醉下行胆管探查取石、肝门部胆管狭窄切开成形、带血管蒂胃瓣修补、"T"形管引流术。手术过程如下。

1. 分离腹腔及肝门部粘连，寻找到肝门部胆管。

2. 纵行切开肝总管狭窄处，狭窄处胆管后壁连续，并向上和向下延长至近远端正常胆管，长约3cm。

3. 取净胆总管内结石，胆道镜探查肝左、右管扩张，无狭窄，胆管远端通畅，无结石残留，十二指肠乳头括约肌功能良好。

4. 于胃体大弯侧切取胃壁，约3cm×1.5cm，保留血管蒂。

5. 将胃瓣拉至肝门处裁剪成合适大小，以原有胆管壁为后壁，胃瓣作为前壁修补胆管，胆管内留置18F"T"形管。

6. 放置腹腔引流管2根，与"T"形管均分别引出体外固定。

术后第7天拔除2根腹腔引流管，术后第8天拆线，带"T"形管出院。

(四)随访

术后3个月胆管"T"形管造影见肝外胆管通畅，未见狭窄。行胆管镜检查见胆管修补处通畅，胃瓣修补处活检病理见胃瓣组织与胆管壁融合。拔除"T"形管。术后6个月随访，一般情况良好，无不适症状。

二、病例点评

绝大部分良性胆管狭窄的患者在临床上通常行胆肠吻合重建胆管，高位狭窄的患者可能需行肝部分切除＋胆肠吻合。但是胆肠吻合术后丧失Oddis括约肌功能，容易出现反流性胆管炎、继发胆肠吻合口狭窄、肝内胆管结石，常需再次手术处理。该例患者胆管后壁连续性尚存，故可考虑行带血管蒂的组织瓣进行胆管修补，修补组织瓣通常有胆囊瓣、胃瓣、空肠瓣。该例胆囊切除术所致胆管损伤，胆囊瓣已无法获取；空肠瓣修补后易出现修补处空肠瓣扩张，导致胆管相对狭窄，可能会产生胆管结石。故带血管蒂的胃瓣修补是相对理想的修补材料，且可以避免出现上述问题，手术安全可靠，成功率高。

三、相关疾病精要

胆管良性狭窄可以因长期肝内外胆管结石刺激致炎性狭窄，也可因医源性胆管损伤造成。开腹或腹腔镜胆囊切除术中损伤肝门部胆管及胆总管为胆管损伤最主要的原因。国外文献回顾了 2005—2010 年多中心 156 315 例腹腔镜胆囊切除术病例,其中胆管损伤 125 例,损伤率约为 0.08%。胆管损伤后的瘢痕愈合致使胆管狭窄,导致患者反复发热、胆管炎、黄疸进行性加重,长期胆汁淤积将导致胆汁性肝硬化、门静脉高压甚至形成终末期胆病。

手术治疗是目前最有效的治疗手段,胆管损伤后病情复杂,处理困难,一直是肝胆外科医师无法避免的难题。国外学者主张行 Roux-en-Y 吻合术、肝部分切除术及肝移植术。Roux-en-Y 吻合术修复成功率为 79%~93%,但胆肠吻合术因长期反流性胆管炎,可致胆肠吻合口狭窄,产生肝内胆管结石,据报道发生率为 10%~30%。患者长期疗效及生活质量不尽如人意。

黄志强院士于 1986 年提出使用带血管蒂的组织瓣修复胆管狭窄,并主张明确胆管狭窄后早期行手术治疗,同时保留十二指肠乳头括约肌功能,减少因复发性胆管炎,导致吻合口狭窄、肝内胆管结石产生的可能,从而减少术后并发症,改善远期预后。

我院自 2002—2012 年共完成自体带血管蒂胃瓣组织修复损伤性胆管狭窄患者 38 例,中位随访时间 92(61~108)个月,除 2 例死于恶性肿瘤(具体不详),1 例出现轻度胆红素增高,给予口服利胆药物治疗后症状缓解,其余 35 例患者未出现腹痛、腹胀、发热、黄疸等不适,且肝功能正常,优良率 97.2%。

(辛宪磊 王 敬)

参 考 文 献

黄志强,1986.用带血管蒂的黏膜瓣修复胆管狭窄[J].中华外科杂志,24(6):523-526.

黄志强,2001.胆管损伤:肝胆外科永久的议题[J].中华普通外科杂志,16(6):371-373.

王敬,黄晓强,周宁新,等,2008.医源性胆管狭窄的手术治疗[J].中华消化外科杂志,7(5):342-344.

Barbier L,Souche R,Slim K,et al. 2014. Long-term consequences of bile duct injury after cholecystectomy[J]. Journal of Visceral Surgery,151:269-279.

Frilling A,LI J,Weber F,et al. 2004. Major bile duct injuries after laparoscopic cholecystectomy: a tertiary center experience[J]. J Gaslrointest Surg,8(6):679-685.

Halbert C,Pagkratis S,Yang J,et al. 2015. Beyond the learning curve:incidence of bile duct injuries following laparoscopic cholecystectomy normalize to open in the modern era[J],Surg Endosc,30(6):2239-2243.

Truant S,Boleslawski E,Lebuffe G,et al. 2010. Hep-atic resection for post-cholecystectomy bile duct injuries:a literature review[J]. HPB (Oxford),12:334-341.

病例17 以异位ACTH依赖的库欣综合征为主要表现的胰尾部神经内分泌肿瘤的MDT诊治

【要点】 胰神经内分泌肿瘤(pancreatic neuroendocrine tumors,pNETs)发病率逐年增高,根据临床表现通常可分为功能性和非功能性。在功能性神经内分泌肿瘤患者中,异位促肾上腺皮质激素(ACTH)综合征(ectopic ACTH syndrome,EAS)的患者非常罕见。

一、病例介绍

(一)病史简介

患者,男性,31岁。因"颜面水肿伴极度乏力1个月,检查发现胰尾肿瘤"入院。

患者2015年9月无明显诱因出现颜面水肿、乏力不适,症状逐渐加重,并有一过性意识丧失,无恶心、呕吐、头痛、头晕、腹痛、腹胀、心悸、胸闷等不适,在当地医院就诊检查提示血钾较低,皮质醇及ACTH水平升高,行上腹部强化CT提示:双侧肾上腺增厚,符合弥漫性增生表现;胰尾乏血供占位,左侧少量胸腔积液,慢性胆囊炎。PET-CT检查提示:胰尾占位,考虑恶性肿瘤可能;左侧肾上腺增生,其余未见明显异常。于2015年10月15日收入本院肝胆外科。

1. 体格检查 体温36.5℃,脉搏78次/分,呼吸20次/分,血压120/78mmHg,身高179cm,体重65kg,BMI 20.3kg/m²。颜面部水肿,皮肤及巩膜未见黄染;心律齐,各瓣膜区未闻及病理性杂音,全腹无压痛,未扪及包块。

2. 既往史 自述年幼时患"结核病",已治愈。

3. 实验室检查 血红蛋白108g/L,血清钾2.29mmol/L,癌胚抗原1.47 μg/L,CA19-9 18.39 U/ml。

血清皮质醇测定:0时537.23nmol/L(参考范围:0~165.7nmol/L),上午8时1079.97nmol/L(参考范围:198.7~797.5nmol/L),下午4时604.36nmol/L(参考范围:85.3~459.6nmol/L)。

血浆ACTH测定:0时23.5pmol/L(参考范围:0pmol/L),上午8时53.1pmol/L

（参考范围＜10.12pmol/L），下午 4 时 31.3pmol/L(参考范围:0pmol/L)。

4.影像学检查

（1）腹部 MRI 平扫＋增强（2015 年 10 月 17 日）：胰尾区实性肿块伴坏死，考虑低度恶性或良性肿瘤，以神经内分泌肿瘤可能性最大。见图 17-1。

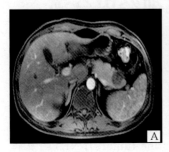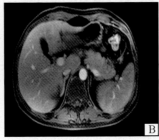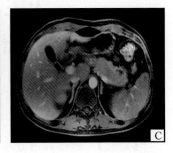

图 17-1　患者入院时 MRI

A. 上腹部增强 MRI 检查动脉期，胰尾部可见大小为 4cm×3cm 肿瘤，内部呈不均匀信号；B. 上腹部增强 MRI 检查门静脉期，胰尾部肿瘤明显强化；C. 上腹部增强 MRI 检查延迟期，胰尾肿瘤持续强化

（2）PET-CT(2015 年 10 月 23 日)：①胰腺尾部形态饱满，代谢略高，考虑良性或低度恶性病变，如神经内分泌肿瘤可能性大。②右肺尖磨玻璃密度结节，高代谢；左侧胸膜弥漫高代谢，双下肺条索及斑片影；纵隔 4R、5 区及胸骨左旁多发高代谢淋巴结。首先考虑结核可能。③左侧肾上腺高代谢，多考虑增生或反应性改变。见图 17-2。

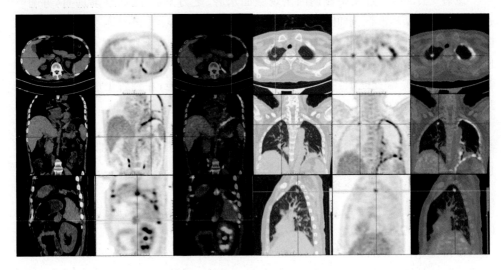

图 17-2　PET-CT

胰尾部形态饱满，放射性摄取略高，SUVmax:2.7;右肺尖磨玻璃样密度结节，放射性摄取增高，SUVmax:4.0

(二)临床诊断

1. 胰腺体尾部神经内分泌肿瘤。

2. 异位 ACTH 综合征。

(三)诊疗经过

1. 多学科讨论及术前准备   患者入院后纠正低血钾,组织包括肝胆外科、内分泌科、影像科、泌尿外科、神经外科、呼吸科在内的多学科联合诊治(MDT)、讨论认为患者目前存在的异位 ACTH 综合征,很可能是由于胰尾神经内分泌肿瘤所致,应转入内分泌科进一步检查以明确诊断。

患者在内分泌科复查基础 ACTH、皮质醇及尿 UFC 均明显升高,且行午夜 1mg、小剂量、大剂量地塞米松抑制试验后血清 ACTH 及皮质醇均未被抑制,明确存在异位 ACTH 依赖性库欣综合征;进一步行核素标记的奥曲肽扫描检查,提示胰尾部占位并浅淡放射性摄取,肿瘤显像可疑阳性。临床诊断胰尾部神经内分泌肿瘤为功能性肿瘤,异常分泌 ACTH 导致的库欣综合征。

该病例具有手术指征,功能性神经内分泌肿瘤多为恶性,病灶定位明确者,手术完整切除是根本治疗方法。术前 3 天开始持续泵入奥曲肽注射液 0.6mg/24h,有效纠正高皮质醇状态。术中、术后不能进食,需静脉滴注氢化可的松替代治疗,预防肾上腺危象的发生,进食水后改为口服,并逐渐减量。

2. 腹腔镜下保留脾的胰体、尾切除术(Warshaw 术)   2015 年 11 月 30 日在全身麻醉下行微创手术治疗。腹腔镜下探查,在胰体、尾部见一约 4cm×5cm 肿物,质硬,与周围组织轻度粘连,肝及腹腔未见转移结节;切开胃结肠韧带,显露胰腺各段,腹腔镜超声进一步明确肿瘤边界,距肿块右侧约 2cm 分离胰腺上下缘,显露脾动、静脉,分别以外科夹夹闭后切断;完整切除胰体、尾及肿瘤,脾血供良好;手术时间 160 分钟,术中失血 100ml。

(四)病理诊断

胰体、尾部神经内分泌肿瘤,G3,分化良好,核分裂象 5 个/10HPF,大小为 3cm×3cm×2.5cm。肿瘤侵犯胰腺被膜,缝合钉切缘未见肿瘤。免疫组织化学染色结果:Syn(＋),CD56(弱＋),CK(＋),Ki-67(＋25％),Vimentin(灶状＋),CD99(－),β-catenin(膜＋),肿瘤 ACTH(部分＋)。见图 17-3。

(五)术后随访及治疗

患者术后颜面部水肿消失,监测血压保持在 120/80mmHg 左右,监测血糖在 4～5mmol/L,血清钾偶有轻度偏低,饮食调整即可纠正。

患者 2016 年 5 月(术后半年)因结核性胸膜炎在结核病专科医院行抗结核治疗(帕司烟肼片 0.5g,3 次/天,利福喷丁胶囊 0.75g,2 次/周,盐酸乙胺丁醇 1.25g,1 次/天)。2016 年 11 月 12 日患者因再次出现颜面水肿伴乏力收入院,化验提示皮质醇及 ACTH 值均较高,且午夜 1mg、小剂量及大剂量地塞米松抑制试

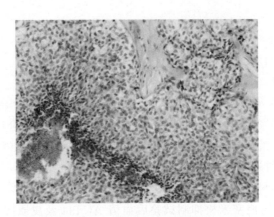

图 17-3　病理检查镜下所见

验均未被抑制,考虑肿瘤复发可能。行腹部 CT、头颅 MRI 及 PET-CT 检查提示双侧肾上腺增生,余未见明显异常。再次组织全院多学科联合诊治(MDT)、讨论认为,患者库欣综合征症状术后一度消失,目前再次出现且进行性加重、恶化,考虑 ACTH 瘤复发,但多项检查均无法定位,且奥曲肽治疗效果差,决定行肾上腺切除,以缓解症状。2016 年 11 月 28 日行后腹腔镜下右肾上腺切除术,术后病理回报(右)肾上腺轻度增生。术后复查提示仍存在严重的高皮质醇血症,2016 年 12 月 8日(术后第 10 天)患者出现肺部感染症状,进行性加重,转呼吸科 ICU 给予积极治疗,后因重症肺炎合并呼吸衰竭于 2016 年 12 月 21 日死亡。

二、病例点评

该例患者为青年男性,以库欣综合征起病,检查发现胰尾肿瘤。在我院诊治期间,影像学检查提示胰腺肿瘤为神经内分泌肿瘤的可能,同时内分泌科检验提示存在异位 ACTH 综合征。借助我院 MDT 优势,临床诊断异位 ACTH 综合征是胰尾部功能性 pNETs 所致,属于罕见疾病。行腹腔镜胰体、尾切除术治疗,术后病理诊断与术前一致,且症状消失,提示该例患者的临床诊断及治疗是正确的。

病理报告中"肿瘤侵犯胰腺被膜,Ki-67(+25%),G3",按照 WHO(2010)年标准,符合神经内分泌癌的诊断,属于中度恶性,术后宜用化疗及靶向治疗,但是患者有生育要求,同时合并结核性胸膜炎,因此术后在专科医院先行抗结核治疗。

严密随访至术后 11 个月时,患者出现与术前相同的症状,定性诊断提示仍然存在异位 ACTH 综合征,但是包括 PET-CT 及生长抑素受体显像等检查在内的多项影像学检查均未见肿瘤,即定位诊断不明确。再次经 MDT 讨论后决定行靶器官切除以控制症状,缓解病情。第二次手术治疗仍选择微创方式,即后腹腔镜下单侧肾上腺切除术,然而术后患者体内高皮质醇状态并未得到改善。术后第 10 天出现肺部感染,病情进展迅速并恶化,虽经积极救治,但终因脓毒血症、多器官功能衰竭而死亡。死亡原因讨论认为:①异位 ACTH 依赖的库欣综合征诊断明确,胰尾部肿瘤为 3cm×3cm×2.5cm,侵犯胰腺被膜,手术后症状缓解半年以上,说明胰尾部病灶切除是正确的;术后 11 个月症状复发,当前诊断手段未能发现定位病灶,表明技术尚待提高。②靶器官切除,对功能性内分泌肿瘤治疗帮助不大。③患者高皮质醇血症状态下,免疫系统受抑制,极易合并感染,同时存在高血压、低血钾等代谢紊乱,此类患者并发肺部感染预后差、死亡率高。

三、相关疾病精要

(一)诊断

根据临床表现胰腺神经内分泌肿瘤(pNETs)可以分为功能性及非功能性两大类。功能性 pNETs 以胰岛素瘤、胃泌素瘤两种类型多见,胰高血糖素瘤、血管活性肠肽瘤、生长抑素瘤等少见类型,除胰岛素瘤良性多见外,其余功能性 pNETs 恶性更为常见。此类疾病的临床诊断包括两个方面,即定性诊断和定位诊断。病理诊断依然是神经内分泌肿瘤的金标准,规范的病理诊断对患者的治疗具有重要的指导意义。我国在 2011 年 4 月公布了《中国胃肠胰神经内分泌肿瘤病理学诊断共识》(表 17-1)。

表 17-1　GEP-NET 分级标准

分级	核分裂象数(10HPF)[a]	Ki-67 指数(%)[b]
G1 低级别	1	≤2
G2 中级别	2~20	3~20
G3 高级别	＞20	＞20

a.10HPF(高倍镜)＝2mm^2,于核分裂活跃区至少计数 50 个 HPF;b. 用意识紊乱同源物(MIBI)抗体,再和标记最强的区域计数 500~2000 个细胞的阳性百分比

(二)治疗

手术是唯一可能治愈功能性 pNETs 的治疗手段,切除病灶能控制激素分泌、缓解症状,以及改善患者的生存质量,有利于延长患者的生存期。即使是恶性 pNETs,若积极治疗也可获得长期存活。值得注意的是,在功能性 pNETs 的治疗中,全程严格控制由肿瘤释放的过量激素所引起的内分泌症状尤为重要,因为既往研究已指出这些内分泌症状常成为致死的首要原因。

对于 G3 级 pNETs 或侵袭性生长的巨大肿块无法切除,可采取内科治疗,包括靶向治疗(舒尼替尼和依维莫司)、应用生长抑素类似物(长效奥曲肽、兰瑞肽和

帕瑞肽)、化疗[链脲霉素+5-FU 和(或)多柔比星方案]和应用干扰素。

(三)异位 ACTH 综合征

异位 ACTH 综合征(EAS)是库欣综合征的一种特殊类型,是由垂体以外的肿瘤组织分泌过量有生物活性的 ACTH 所引起,约占 ACTH 依赖性库欣综合征的10%。按肿瘤发病部位频率分类由高到低依次为肺癌、支气管肿瘤、胸腺肿瘤,约占 75%。原发于胰腺的 ACTH 瘤属于罕见病,文献报道 130 余例,常见于中年女性,一般瘤体较大,呈现侵袭性生长,容易侵犯血管和周围神经,容易发生肝转移,确诊后 5 年和 10 年存活率分别为 35% 和 16.2%。国内最大的一组病例报道是上海某医院内分泌科 2006 年报道的 6 例胸腺肿瘤导致的异位 ACTH 综合征患者。他们认为临床上有很大一部分 EAS 患者不能及时找到异位肿瘤,对于此类定位诊断不明确的患者,因高皮质醇血症会严重威胁患者生命,靶腺的切除可以迅速缓解危害,建议行双侧肾上腺次全切除,术后辅以皮质激素替代治疗。一般先行右侧肾上腺全切,2 周或数周后再行左侧肾上腺手术。由于异位 ACTH 综合征患者病情较重,手术风险大,一般不考虑同时行双侧肾上腺手术。也有学者认为,对于不能去掉病灶的异位 ACTH 综合征,可使用糖皮质激素合成抑制药(如酮康唑、美替拉酮)和糖皮质激素受体拮抗药(如米非司酮),以期缓解高皮质醇导致的系列症状。

总之,近年来 pNETs 的发病率逐年升高,对于功能性的 pNETs,我们提倡运用多学科协作诊疗模式(MDT),在术前即明确该类肿瘤的定性诊断及定位诊断,同时做好围术期管理,采用积极的外科治疗手段,辅以药物治疗,从而为患者争取最好的预后。

(陈永亮)

参 考 文 献

宁光,2006.异位 ACTH 综合征研究进展[J].中国实用内科杂志,26(22):1757-1759.

中国胃肠胰神经内分泌肿瘤病理专家组,2011.中国胃肠胰神经内分泌肿瘤病理学诊断共识意见[J].中华病理学杂志,40(4):257-262.

中华医学会内分泌学分会,2012.库欣综合征专家共识(2011 年)[J].中华内分泌代谢杂志,28(2):96-102.

中华医学会肿瘤学分会胰腺癌学组(筹),2014.2014 胰腺神经内分泌肿瘤诊治专家共识[J].中华肿瘤杂志,36(9):717-720.

Bosman FT,Carneiro F,Hruban RH,et al. 2010. World Health Organization classification of tumors and generics of the digestivesystem[J]. Lyon:IARC Press:134-146.

Maragliano R,Vanoli A,Albarello L,et al. 2015. ACTH-secreting pancreatic neoplasms associated with Cushing syndrome:clinicopathologic study of 11 cases and review of the literature[J]. Am J Surg Pathol,39(3):374-382.

Oberg K,Eriksson B,2005. Endocrine tumors of the pancreas[J]. Best Pract Res Castroenterol,
　19(5):753-781.

Vinik AI,Woltering EA,Warner RR,et al. 2010. NANETS consensus guidelines for the diagnosis
　of neuroendocrine tumor[J]. Pancreas,39(6):713-734.

病例18 特发性脾大、脾功能亢进、门静脉高压的外科治疗

【要点】 脾大、脾功能亢进是肝胆外科常见疾病,可由多种病因引起。由于涉及不同的治疗方案,临床诊断需严谨而周密。在明确排除其他原因导致的脾大时,可考虑诊断为原发性脾大。原发性脾大可导致脾功能亢进、门静脉高压、肝硬化等一系列严重疾病,脾切除术是治疗原发性脾大、脾功能亢进的有效手段。自体脾移植后,能一定程度上发挥储血、造血、滤血及破坏衰老血细胞的功能,对保留脾功能具有一定意义。

一、病例介绍

(一)病史简介

患者,男性,26岁,主因"腹痛、便血半月余,加重5天"于2016年3月6日入肝胆外科。

患者半个月前因摔伤出现腹痛症状,无头晕、头痛,无恶心、呕吐,无紫癜、发热,伴大便带血,呈新鲜滴落样,每次40～50ml,就诊于当地医院。影像学检查提示T_{12}压缩性骨折,并发现贫血,具体程度不详。经非手术治疗后T_{12}压缩性骨折好转,腹部仍有隐痛,为求进一步治疗来我院,门诊以"腹痛、贫血、便血"收入院。入院时患者精神状态良好,体力一般,食欲正常,嗜睡,每天睡眠时间12～14小时,体重无明显变化,大便如前述,小便正常。

1. 既往史 1998年(患者9岁)因"过敏性紫癜? 脾大"入我院治疗,脾大无明显好转。否认肝炎、结核、疟疾等传染病史,否认高血压、心脏病、糖尿病、脑血管疾病、精神疾病病史,否认输血史,否认药物、食物过敏史,预防接种史不详。

2. 体格检查 体温37.1℃,脉搏90次/分,呼吸18次/分,血压105/68mmHg。发育正常,贫血面容,身高174cm,体重72.8kg,BMI 24kg/m²。全身淋巴结未触及肿大及压痛,全身皮肤黏膜正常。腹壁无静脉曲张,全腹无压痛。肝未触及,脾左肋下约15cm,肾无叩击痛,无移动性浊音。肠鸣音正常。

3. 实验室检查 血红蛋白47g/L,红细胞计数$2.46×10^{12}$/L,白细胞计数$0.70×10^9$/L,血小板计数$28×10^9$/L。隐血检查阳性,血浆凝血酶原活动度测定

42.0%,血浆活化部分凝血活酶时间测定 52.5 秒,血浆凝血酶原时间测定 22.0 秒,血浆纤维蛋白原测定 1.52g/L。甲胎蛋白 1.49μg/L,癌胚抗原 0.54 μg/L,CA125 6.16U/ml,CA19-9 3.38U/ml,血清八项(一)。

4. 影像学检查

(1)腹部 CT 平扫+增强示:门静脉明显增粗,下腔静脉显示不清,考虑:肝硬化,门静脉高压;肝左叶囊肿;脾大;少量腹水;腹壁静脉曲张;胰腺萎缩。

(2)腹部 B 超检查提示:①脾大、门静脉高压、附脐静脉开放;②肝静脉、下腔静脉管腔内未见梗阻征象。

(二)临床诊断

1. 脾大。

2. 脾功能亢进。

3. 重度贫血。

4. 痔。

5. 腹水。

6. 肝左叶囊肿。

7. 胸椎压缩性骨折。

(三)诊疗经过

患者 9 岁时即发现脾大,此次入院表现为严重的贫血,在对症治疗的同时,明确诊断并确定最终治疗方案是治疗的关键。

1. 首先纠正贫血,刺激造血,预防出血　间断输注浓缩红细胞,皮下注射重组人粒细胞刺激因子,口服云南白药胶囊。

2. 明确诊断　经上述治疗后:血红蛋白 123g/L,红细胞计数 $4.89×10^{12}/L$,白细胞计数 $2.28×10^9/L$,血小板计数 $16×10^9/L$。继续原有治疗的同时检查血清铁蛋白、免疫球蛋白,以及骨髓穿刺、胃镜、肠镜等相关检查。

血清铁蛋白 5.26ng/ml,给予复方硫酸亚铁叶酸片。

免疫球蛋白测定无明显异常。

骨髓象及血常规检查报告:①符合缺铁性贫血骨髓象;②巨核增生尚可,血小板减少考虑为继发性(脾功能亢进?)。

胃镜、肠镜结果:非萎缩性胃炎、直肠息肉。

血液科会诊后明确排除血液系统疾病引起的脾大及脾功能亢进。根据患者脾大病史,脾功能亢进诊断明确;从 CT 增强检查发现脐静脉开放、直径粗大,痔反复出血可能与直肠上静脉丛的压力高,同时因脾功能亢进所致血小板减少、凝血异常有关。

结合病史、临床表现、辅助检查,考虑患者特发性脾大、脾功能亢进伴门静脉高压,经科室讨论,决定择期行脾切除术。

患者及其家属考虑目前贫血、便血等情况，以及体力均有所改善，决定暂时出院后择期手术治疗。此后间断便血，每次 1～2ml，2016 年 3 月 5 日便血量突然增多，约 20ml，随即再次入院。查血红蛋白 76g/L，红细胞计数 $3.09×10^{12}$/L，白细胞计数 $0.98×10^9$/L，血小板计数 $24×10^9$/L，国际标准化比值 2.07，总蛋白 51.2g/L，血清白蛋白 31.2g/L，给予纠正贫血、刺激造血等支持、对症治疗，并决定行脾切除、肝组织活检、脾组织网膜种植术。

3. 手术经过　2016 年 3 月 11 日行脾切除、肝组织活检、脾组织网膜种植术。

（1）探查见大团曲张开放脐血管，向下通向直肠上静脉丛，向上进入纵隔，最大直径约 2.3cm，测压约 $24cmH_2O$。肝质地中等，表面呈现纤维组织增生。脾巨大，约 30cm×20cm×8cm，向下达到耻骨联合上方，下部超过正中线右侧约 6cm，充血明显。纡曲的脾动脉直径约 2.0cm，远端脾静脉直径约 2.3cm。

（2）血管夹夹闭脾动脉后脐静脉压力下降至 $14cmH_2O$，巨脾的血液回流有可能是导致门静脉高压症的原因；脾动脉结扎 20 分钟后，脾体积显著缩小。

（3）于肝圆韧带根部结扎脐静脉，其向下游纡曲的静脉团瞬间塌陷，脐周下方与向上进入纵隔的静脉血管内压力接近 $0cmH_2O$，同时肝仍然充盈良好，质地无明显变化。

（4）进一步游离脾结肠韧带、脾肾韧带、脾膈韧带，以及后腹膜疏松结缔组织，以 Endo suture 近脾门处切断脾动脉及静脉主干及分支，切除脾。

（5）于脾上极切取约 3cm×3cm 组织，分割成大小为 0.3cm×0.4cm 组织 6 块，置于大网膜缝合固定种植。

（6）切断胃冠状静脉，逐一缝扎肝胃韧带内血管，切除粗大的脐静脉与脐周纡曲血管。脾切除术后检查指标及处理见表 18-1。

表 18-1　脾切除手术后检查及处理

时间	Hb (g/L)	RBC (×10^{12}/L)	WBC (×10^9/L)	PLT (×10^9/L)	ALB (g/L)	超声	处理
术前	76	3.09	0.98	24	31.2		
术后 3 天	94	3.9	12.64	158	31	门静脉最宽处约 2.1cm，脾静脉最宽处 2.4cm，CDFI 均可见血流信号	低分子肝素钠治疗

续表

时间	Hb (g/L)	RBC (×10¹²/L)	WBC (×10⁹/L)	PLT (×10⁹/L)	ALB (g/L)	超声	处理
术后6天	101	-	15.03	235	-	门静脉左支矢状部及胰腺后方脾静脉远侧段血栓	同上
术后10天	85	3.54	-	506	-	门静脉主干及左支矢状部血栓形成	利伐沙班20mg口服1次/天

(四)病理诊断

淤血性脾大,(肝)不除外非硬化性门静脉高压之肝组织变化。见图18-1。

镜下检查:脾被膜轻度增厚,镜下见主要为红髓组织,脾窦扩张、淤血、出血,白髓萎缩,结合临床符合淤血性脾大。

肝组织小叶结构尚存,汇管区见增生扩张的脉管及增生的胆管,纤维组织增生显著。

(脐血管)增生扩张的血管。

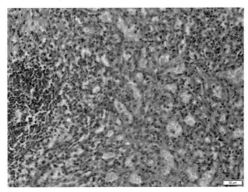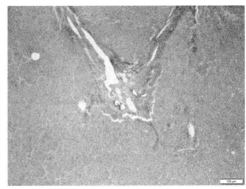

图 18-1　淤血性脾大

左图为脾组织 HE 染色 20×,可见包膜和小梁纤维化,白髓萎缩,中央动脉周围纤维化,脾血窦扩张淤血,内皮细胞增生而肿胀,脾索增粗纤维化,红髓内常有灶性出血,结缔组织增生和机化;右图为肝组织 HE 染色 10×

从组织病理学角度分析:此例送检肝组织肝小叶结构尚存,部分区域肝小叶间界线模糊,有小结节形成,但结节间并无真正的纤维性间隔形成。部分肝细胞有萎缩。汇管区见增生的胆管和增生扩张的脉管结构,并见少许炎细胞浸润。不除外结节性再生性增生(nodular regenerative hyperplasia，NRH)或非硬化性门静脉高压所致的肝组织变化。NRH 主要的诊断标准：①肝细胞增生结节弥漫分布；②增生结节内肝细胞增生，部分肝细胞萎缩；③结节周边缺乏纤维组织分割；④汇管区没有或仅有少量炎细胞浸润。NRH 主要的鉴别诊断：①肝硬化再生结节。病灶可为一个或多个，炎症、坏死背景明显，结节大小不一致，有纤维组织分隔。②局灶性结节性增生。肉眼观察时可见结节中央的瘢痕，瘢痕内及结节周围可见较为明显的厚壁血管。③肝细胞腺瘤。肿瘤一般为单发，没有汇管区。该病例为肝组织活检，可见肝细胞增生结节，但并不弥漫；有些区域出血明显，考虑为手术时组织撕脱所致；肝细胞脂肪变性及细胞肿胀等不显著，缺乏典型 NRH 所见的明暗区；而汇管区炎细胞稍多，考虑为出血后造成的继发改变。因此，此例难以直接诊断为NRH，综合临床考虑为非硬化性门静脉高压相关肝组织改变。

(五)随访

患者术后恢复良好，术后 1 个月、3 个月、6 个月、9 个月复查，实验室检查：血红蛋白、白细胞、红细胞、血小板均在正常范围，肝功能、肾功能、凝血功能正常，影像学检查未见门静脉血栓形成。

二、病例点评

诊疗过程中，分析脾大可能的原因：①感染性疾病。传染性单核细胞增多症、亚急性感染性心内膜炎、粟粒型肺结核、布鲁菌病、血吸虫病、黑热病及疟疾等。根据病史、临床表现及血常规检查，上述疾病可以排除。②免疫性疾病。自身免疫性溶血性贫血、类风湿关节炎的 Felty 综合征、系统性红斑狼疮及结节病等。免疫学指标检查可提供诊断信息。③淤血性疾病。充血性心力衰竭、缩窄性心包炎、Budd-Chiari 综合征、肝硬化、肝门静脉或脾静脉血栓形成等。相关影像学检查等可以鉴别。④血液系统疾病。溶血性贫血[遗传性球形细胞增多症、珠蛋白生成障碍性贫血(地中海贫血)及镰状细胞贫血等]、浸润性脾大(各类急慢性白血病、淋巴瘤、骨髓增生性疾病及脂质贮积病、恶性组织细胞病及淀粉样变性等。骨髓穿刺活检涂片等检查可进行鉴别诊断。⑤脾的疾病。脾淋巴瘤、脾囊肿及脾血管瘤等)。影像学检查一般可明确诊断。⑥特发性脾大。发病原因不明，排除上述原因导致的脾大时，可考虑为特发性脾大。

贫血可能由以下原因引起：①红细胞生成减少性贫血，包括造血干细胞异常所致贫血(如再生障碍性贫血、骨髓增生异常综合征、白血病等)、造血微环境异常所致贫血(如骨髓坏死、骨髓纤维化、肾功能不全、肿瘤性疾病等)、造血原料不足或利用障碍所致贫血。应做相关检查并请血液科会诊予以排除。②溶血性贫血，即红细胞破坏过多性贫血。按发病机制可分为红细胞自身异常和红细胞外部异常所致的溶血性贫血。③失血性贫血,可分为出凝血性疾病(如特发性血小板减少性紫癜、血友病和严重肝病等)所致和非出凝血性疾病(如外伤、肿瘤、结核、支气管扩张、消化性溃疡、痔等)所致两类。

该例患者脾大诊断明确。各种原因引起脾大时,经过红髓的血流比例将会增加,从而使脾的滤血功能亢进。脾大时90%的血小板可阻留在脾,正常或异常的红细胞在脾中阻留或破坏增加,循环血细胞减少,可引起骨髓造血代偿性加强。脾大往往伴随血浆容量增加,脾血流量增加,使脾静脉超负荷,从而引起门静脉压增高。后者可使脾进一步增大,使脾血流量增大,形成恶性循环。实施脾切除不仅可以消除脾功能亢进,而且可以打断疾病发展的环节。而该例患者脾功能亢进,以及门静脉高压、肝硬化、痔,以及出凝血功能异常等也均符合脾大所引起的病理生理学改变,针对脾大进行诊疗后将有望改善上述表现。

在对脾大、脾功能亢进的治疗中,脾切除术疗效确切,虽然有实施脾栓塞术的病例,但脾栓塞后患者发热、感染、脓肿等并发症,以及血管再通现象将严重影响疗效,因此,我们认为在全面术前评估及精细手术操作的前提下实施脾切除术及自体脾移植是对该例患者的最佳治疗方案。该例患者典型症状表现为原发性全血细胞减少,骨髓象检查排除脾其他疾病,病史漫长,症状迁延,手术治疗既可解决脾功能亢进问题,又可解除由于巨脾对邻近脏器的压迫。而自体脾移植后,能一定程度上发挥储血、造血、滤血及破坏衰老血细胞的功能,对保留脾功能具有一定意义。但因患者病程长,脾巨大,应充分考虑机体系一种长期代偿状态,巨脾切除后这种代偿状态立即解除,必然会造成机体的失代偿状态,因此,加强围术期处理与手术同样重要。术后应重视预防直立性低血压和晕厥的发生,动态监测血常规、凝血功能变化及影像学改变,酌情使用并调整抗凝药物以防发生血管栓塞,使患者获得长期良好预后。

三、相关疾病精要

原发性脾大、脾功能亢进,原因不明,在明确排除其他原因导致的脾大时,可考虑诊断为原发性脾大。原发性脾大可导致脾功能亢进、门静脉高压、肝硬化等一系列严重疾病,脾切除术是治疗原发性脾大、脾功能亢进的有效手段。我们在充分的术前准备下,选择优先处理入脾血流,后行脾周韧带游离,并以 Endo suture 离断脾门,有效减少出血(仅50ml)。此外,自体脾移植将有助于脾功能的保留。有研究表明,游离的脾组织种植到腹腔内任何部位均可存活,再生组织并非所有细胞,而是未分化的网状细胞,其他细胞缺血坏死,一旦由网状细胞和纤维组织所构成的支架形成细胞则分化成为皮窦毛细血管和淋巴细胞,最终形成脾组织。因此,自体脾移植后,能一定程度上发挥储血、造血、滤血及破坏衰老血细胞的功能,对保留脾功能具有一定意义。

（王 勋 陈永卫 姜 凯）

参 考 文 献

陈志玉,戴朝六,2015.门静脉高压症脾功能亢进的外科治疗[J].中国普外基础与临床杂志,22
（7）：884-888.

刘彤华,2013.诊断病理学[M].3 版.北京：人民卫生出版社：784-785.

Däbritz J,Worch J,Materna U,et al. 2010. Life-threatening hypersplenism due to idiopathic portal
hypertension in early childhood：case report and review of the literature[J]. BMC Gastroen-
terol,20(10)：122.

Okuda K,2002. Non-cirrhotic portal hypertension versus idiopathic portal hypertension[J]. J Gas-
troenterol Hepatol,17Suppl(3)：S204-213.

Schettini AV,Pinheiro RS,Pescatore P,et al. 2015. Modified Surgeal Operation for Idiopathic
Portal Hypertensionwith Bleeding OesophagealVarices[J]. A Case Report. ActaChir Belg,
115(3)：237-240.

病例19 罕见的高龄男性副乳腺黏液腺癌

【要点】 副乳腺癌是原发于副乳腺组织的恶性肿瘤,仅占全部乳腺癌的0.3%～0.6%,该病患者多数为女性,男性发病率很低,全球仅见少量个案报道,而本文报道的男性副乳腺黏液腺癌更为罕见。该病多见于腋下,常表现为无痛性肿物,偶有肺、骨、肝等部位转移,以手术为基础的个体化综合治疗是延长患者生存期的最优策略。

一、病例介绍

(一)病史简介

患者,男性,87岁,汉族,主因"发现右侧腋下肿物4年11月余"于2014年11月20日入院。

患者于2010年初无意间发现右侧腋下肿物,起初黄豆粒大小,未在意,未行特殊治疗。后来肿物进行性增大,直径2cm左右;无疼痛、瘙痒、发热等;表皮无红肿,无触痛、无压痛。行CT及MRI检查均提示右侧腋下可见一类圆形软组织密度影,边界清楚。后于超声引导下穿刺活检,病理回报:纤维间质中见异型腺体及黏液,结合免疫组织化学判断符合黏液腺癌,考虑来源于副乳。为进一步诊治,门诊以"右侧腋窝肿物,副乳腺癌可能性大"收入我科。患者入院时精神状态良好,睡眠良好,体重无明显变化,大小便正常。

2006年诊断2型糖尿病,曾服用多种药物降糖治疗,目前服用阿卡波糖,血糖控制良好。2009年诊断高血压,2010年诊断老年性震颤。

1. **体格检查** 体温36.8℃,脉搏73次/分,呼吸19次/分,血压142/80mmHg,身高164cm,体重67kg,体表面积1.75 m^2。双肺呼吸音清,未闻及干、湿啰音,心律齐,未闻及杂音。全腹无压痛,未触及肿块,肝脾未触及。右侧腋下可触及一直径约2cm的类圆形质硬肿块,与周围组织分界较清,活动度尚可;肿物表面皮肤颜色基本正常,无破溃。腋窝未触及明显肿大淋巴结。双侧乳房对称,未触及明显结节。见图19-1。

2. **实验室检查** 血红蛋白139g/L,红细胞计数4.40×10^{12}/L,白细胞计数

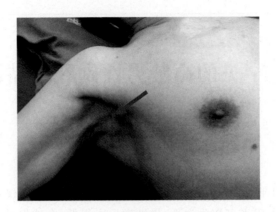

图 19-1 右腋窝肿瘤(见箭头)

$6.18×10^9/L$,中性粒细胞 0.55,血小板计数 $160×10^9/L$,C 反应蛋白 0.05mg/dl,总蛋白 68g/L,血清白蛋白 39.8g/L,尿素 6.0mmol/L,肌酐 $90\mu mol/L$,血糖 6.9 mmol/L,肝酶、电解质、凝血功能均在正常范围。

肿瘤标志物提示:癌胚抗原 $4.22\mu g/L$,甲胎蛋白 $2.04\mu g/L$,CA125 5.55U/ml,CA19-9 7.80U/ml,CA15-3 13.71U/ml,CA72-4 1.64U/ml,CYFRA21-1 5.68ng/ml,NSE 8.79ng/ml。性腺六项:黄体生成素 11.59mU/ml,雌二醇 75.46pmol/L,卵泡刺激素 10.61mU/ml,睾酮 4.52ng/ml,泌乳素 $16.1\mu g/L$,孕酮 1.36nmol/L。

3. 辅助检查 心电图提示窦性心动过缓(59 次/分),不正常 ST 段。胸部 X 线片未见明显异常。CT 检查:右侧腋窝皮下可见一约 2.3cm×1.7cm 软组织密度影,边界清。MRI 检查(外院,2014 年 10 月 28 日):右腋窝下方前部皮下见约 1.2cm×2.1cm×1.8cm 的椭圆形长 T_1、长 T_2 信号影,边界尚清楚。右侧乳腺尾部及双侧乳腺均未见肿瘤性病变。见图 19-2,图 19-3。

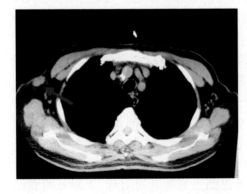

图 19-2 CT 提示右腋窝软组织密度影

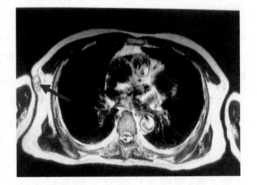

图 19-3 MRI 提示右腋窝肿瘤

PET-CT 显示:右侧腋窝高代谢结节,为 2.1cm×1.2cm,SUVmax 5.2,双侧乳头附近未见高代谢病变。

4. 右腋下肿物穿刺病理 腺体间质中见异型腺体及黏液。免疫组织化学 CK7(+),CK20(−),ER(+>75%),PR(+>75%),Her-2(2+),TTF-1(−),NAPsinA(−),p120(膜+)。病理诊断:副乳腺来源浸润性癌。

(二)临床诊断

1. 右侧副乳腺癌。

2. 2 型糖尿病。

3. 高血压病。

4. 老年性震颤。

(三)诊疗经过

高龄老年人,患有 2 型糖尿病、高血压病,心电图显示 ST 段异常,右侧副乳腺癌诊断明确,宜行手术切除。患者高龄,中小手术亦会存在意外风险,进行 MDT 讨论,对患者心、肺、肾全面评估,认为可耐受手术治疗。手术以静脉麻醉＋局部麻醉下施行为宜,应完整切除肿瘤,同时清扫腋窝淋巴结。

于 2014 年 12 月 5 日在全身麻醉下行右侧副乳腺癌局部扩大切除＋右侧腋窝淋巴结清扫术。

右侧腋窝沿肿瘤边缘做梭形切口,触及肿物大小为 2cm×1.5cm,质地硬,活动度尚可,将肿瘤、副乳腺组织一并切除,自腋静脉向下清除周围脂肪及淋巴组织,手术恢复顺利,术后上肢活动正常。

术后治疗:术后 3 周(2014 年 12 月 22 日)开始给予内分泌治疗,口服枸橼酸他莫昔芬片,10mg,2 次/天。

(四)病理诊断

1. 大体检查 带皮肤软组织一块,大小为 6.5cm×6cm×3cm,上附有梭形皮肤,面积为 6.5cm×3cm;标本剖开,切面紧邻皮下见一不规则肿物,大小为 2cm×1.5cm×1.2cm,肿物切面暗红色,质地稍硬,边缘不规则,与周围组织分界清楚(图 19-4A)。周围脂肪组织内检出淋巴结 3 枚,大者为 1cm×0.2cm×0.2cm,小者为 0.3cm×0.2cm×0.2cm,切面灰白。

2. 镜下检查 癌细胞呈团簇状、条索状和腺管状漂浮于多少不等的黏液湖中,癌细胞大小比较一致,呈立方形、矮柱形、圆形或类圆形,部分细胞可见核异型性。癌细胞所产生的黏液位于胞外,被少量纤维分隔。(图 19-4B)。

免疫组织化学染色结果如图 19-4C～F 所示。

3. 病理诊断 (右侧腋窝)黏液腺癌,部分呈乳头状,癌组织未累及皮肤,长短轴切缘及基底切缘均未见;右腋下淋巴结未见转移癌(0/3);肿瘤周围组织可见乳腺腺体,符合副乳组织。免疫组织化学标记:肿瘤细胞 ER(+>75%)、PR(+>

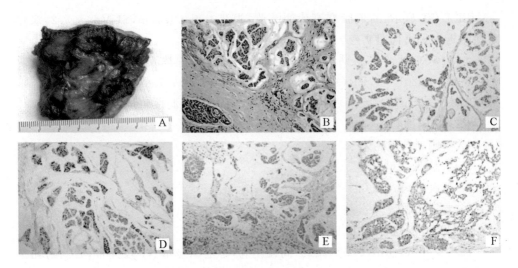

图 19-4　切除肿物的组织病理学特点

A. 肿物紧邻皮肤,形态不规则,切面暗红色,质地韧,与周围组织分界清楚;B. HE 染色 (20×):癌细胞大小比较一致,呈团簇状、条索状和腺管状漂浮于多少不等的黏液湖中,部分细胞可见核异型性;C. 肿瘤细胞 ER 阳性表达(IHC 20×);D. 肿瘤细胞 PR 阳性表达(IHC 20×);E. 肿瘤细胞 HER2 阴性表达(IHC 20×);F. 部分肿瘤细胞 Ki-67 阳性表达(IHC 20×)

75%)、HER1(－)、HER2(－)、Ki-67(＋<25%)、E-cadherin(－)、CK20(弱＋)、EMA(－)。

4. 病理鉴别诊断

(1)大汗腺癌:该疾病患者通常表现为皮肤或皮下结节多年,并且无其他特殊的伴发症状。大汗腺癌病理学特点为:癌细胞呈多边形,生长方式多样,常不规则排列成大小形状各异的腺腔、导管样、囊状、筛状,甚至实性结构。胞质强嗜酸性,有顶浆分泌,胞质内有含铁血黄素颗粒或 PAS 阳性物质。免疫组织化学特点为GCDFP-15、CD15、EMA 及 CK7 阳性。此外研究显示,ER、PR 阴性,ARs 阳性可以用来鉴别汗腺癌和乳腺癌。

(2)乳腺腋尾部癌:该类型肿瘤发生于正常乳腺相连的腋尾部乳腺组织,与正常乳腺有关。患者可无副乳腺组织或者有副乳腺组织,但是副乳腺组织与同侧乳腺无联系,是一个独立的组织学结构。镜下检查看不到大导管结构。

(3)腋下淋巴结转移癌:一般来说,腋窝淋巴结转移癌通过全面详细的辅助检查可以发现肿瘤原发灶。病理学检查,淋巴结转移癌中可见皮质区、髓质区、边缘窦或淋巴结被膜等正常淋巴结组织成分。对淋巴结转移癌行相关免疫组织化学染色可以初步推测肿瘤来源。

(4)腋下淋巴结淋巴瘤:该疾病患者可能还会伴有其他部位的淋巴结肿大,肿瘤切面呈粉白色或黄白色,质地细腻的鱼肉状。镜下可见弥漫性分布的异型淋巴细胞。淋巴瘤免疫组织化学染色 LCA 阳性,CD20、CD3 等根据淋巴瘤类型不同有不同程度的表达,而副乳腺癌无表达。

(五)随访

截至 2017 年 1 月 18 日,患者门诊随访未发现复发及转移,继续枸橼酸他莫昔芬治疗。

二、病例点评

副乳腺癌少见,男性副乳腺癌极为罕见,文献仅见少量个案报道,诊断上更需要确切的证据。该例患者发现右侧腋窝肿物近 5 年,CT、MRI 等检查均提示右侧腋窝可见边界清楚的类圆形肿物;超声引导下穿刺病理活检提示黏液腺癌,副乳来源可能性大。术前该肿物的性质虽然基本明确,考虑为恶性肿瘤,但仍需要与腋窝淋巴结转移癌进行鉴别诊断,同时需要确定该肿瘤是来源于乳腺还是副乳腺。超声及 MRI 明确提示双侧乳腺未见肿瘤,排除了乳腺癌腋窝淋巴结转移和来源于乳腺尾叶的可能性。病理提示副乳黏液腺癌,基本排除了来源他处肿瘤的腋窝淋巴结转移。副乳腺癌诊断基本明确。

副乳腺癌治疗以手术切除为主,根据疾病分期给予相应的综合治疗。副乳腺癌手术切除范围有两种观点:①伴有区域淋巴结转移的副乳腺癌,应当将同侧乳腺根治性切除;②副乳腺局部扩大切除＋腋窝淋巴结清扫。考虑患者已 87 岁,选择了副乳腺癌切除＋腋窝淋巴结清扫是恰当的。若患者主要脏器有病变,则手术范围以局部切除为首选。

副乳腺癌多位于淋巴管和血管丰富的腋窝和腹股沟,易发生早期远处转移及局部淋巴结转移,一般情况下应当特别重视术后辅助治疗,综合治疗方法可选择化疗、放疗、内分泌治疗,以及分子靶向治疗。对于 87 岁老年人,根据全身情况术后选择辅助内分泌治疗是正确的,疗程至少 1 年,可延长至 3 年。

三、相关疾病精要

副乳腺癌是原发于副乳腺组织的恶性肿瘤,是一种特殊类型的乳腺癌。副乳腺癌发生率极低,临床上很罕见,占所有乳腺癌的 0.3%～0.6%,多见于腋下,常表现为无痛性肿物。副乳腺癌偶有发生肺、骨、肝等部位转移的情况。

1. **女性和男性副乳腺癌的不同特点** 副乳腺癌临床少见,多数为女性患者,男性发病率很低,全球仅见少量个案报道,本文报道的男性副乳腺黏液腺癌更是少之又少。女性患者常于月经前或者妊娠期出现副乳肿胀。副乳的乳腺导管不具备完善的排泄功能,因此,在哺乳期常因乳汁滞留更易诱发副乳腺癌。雌激素在男性副乳腺恶变的过程中起了至关重要的作用,研究认为男性副乳腺癌是一种激素依赖性肿瘤,常有 ER、PR 及 HER2 阳性表达,其中 ER 和 PR 的阳性率(80%~90%)高于女性(75%),因此他莫昔芬在男性副乳腺癌中有应用价值。由于男性副乳腺癌在多个部位均可发生,病变隐蔽容易被忽视,早期诊断较为困难,而主观上对该病缺乏认识也会导致漏诊和误诊率均较高。但在组织病理学特点方面,男性和女性副乳腺癌无特殊差异。

2. 副乳腺癌的治疗进展 副乳腺癌的治疗原则基本等同于乳腺癌,以手术为主的综合治疗策略是副乳腺癌的治疗趋势。手术方式上尚存在争议,有学者认为,对于伴有区域淋巴结转移的副乳腺癌,应当将同侧乳腺行根治性切除;也有学者指出,这种手术方式并不能显著提高患者生存率及改善预后。行同侧乳腺切除术＋腋窝淋巴结清扫的方法并不优于行副乳腺局部扩大切除＋腋窝淋巴结清扫。腋窝区副乳腺癌对于高龄老年患者行副乳腺区域扩大切除＋腋窝淋巴结清扫是正确的选择。

规范的手术方式能提高手术的安全性,改善患者预后,而术后辅助治疗对于副乳腺癌患者也同样重要。如果男性患者淋巴结转移阳性或者肿瘤直径≥1cm,原则上均需要全身化疗联合他莫昔芬治疗;紫杉类药物在男性乳腺癌患者辅助治疗中的意义尚不明确,但是对于淋巴结阳性的女性患者来说是优选方案。对于就诊时腋下肿物已经融合、固定,估计手术无法完整切除的患者,建议行术前穿刺活检,如证实为副乳腺癌,可以行术前新辅助化疗,待肿瘤缩小以后再考虑手术治疗。

3. 副乳腺癌预后 目前,国际上仅有小样本副乳腺癌的短期随访数据,缺少长期大宗病例报道,长期预后有待于进一步评价。在一组总数 68 例副乳腺癌的数据报道中,中位随访时间 28.3 个月(范围:2~156 个月),仅有一例患者因肺炎而死亡。由于副乳腺癌发生部位不典型,再加上其发生率低,临床医师应予以足够的重视。

(郗洪庆 唐 云 石怀银 陈 凛)

参 考 文 献

Kogut M,Bidier M,Enk A,et al. 2014. Axillary accessory breast tissue-case report and review of literature [J]. J Dtsch Dermatol Ges,12(6):499-500.

Lin Y,Wang Y,2012. Case report of a male primary breast carcinoma of axillary accessory mammary gland [J]. Clin Breast Cancer,12(2):142-144.

Nihon-Yanagi Y,Ueda T,Kameda N,et al. 2011. A case of ectopic breast cancer with a literature review [J]. Surg Oncol,20(1):35-42.

Zhang S,Yu YH,Qu W,et al. 2015. Diagnosis and treatment of accessory breast cancer in 11 patients [J]. Oncol Lett,10(3):1783-1788.

病例20　结直肠癌同期肝转移的MDT诊疗

【要点】　结直肠癌(colorectal cancer,CRC)在全部恶性肿瘤发病率中位居第3位。我国每年新发结直肠癌病例达33.13万例,死亡15.93万例,发病患者数居恶性肿瘤第4位,死亡人数居第5位。同其他恶性肿瘤相似,远处脏器转移是导致结直肠癌患者死亡的最主要原因。20%～25%的结直肠癌患者初诊时即伴有远处器官转移,结直肠癌肝转移(colorectal cancer liver metastases,CRLM)占15%～25%,其中转移仅局限在肝的患者占70%～80%。手术仍是CRLM患者有效且可能获得长期生存的唯一治疗方法。

一、病例介绍

(一)病史简介

患者,女性,47岁,因"大便带血伴排便次数增多3个月余"于2016年6月25日入院。

患者于2016年3月无明显诱因出现大便带血,为鲜血便,量不多,伴有排便次数增多,2～3次/天,无腹痛、腹胀、腹泻,无发热、畏寒,无里急后重感,为进一步诊治来我院。2016年4月6日肠镜及病理:乙状结肠腺体高级别上皮内瘤变,局部癌变。2016年4月7日行腹部MRI提示:结肠癌伴肝转移可能。经消化道肿瘤多学科会诊(MDT),决定先行转化治疗,在我院肿瘤内科分别于2016年4月25日、2016年5月18日行第1、第2周期XELOX方案化疗[奥沙利铂190mg静脉注射,卡培他滨1500mg口服1次/天(第1～14天)]。疗效评价PD,决定化疗结束1个月后行手术治疗。患者目前精神状态良好,体力、食欲、睡眠、排尿正常,体重无明显变化。

1. 既往史及家族史　既往体健,无吸烟、饮酒嗜好。父亲死于"结肠癌",母亲罹患"卵巢癌"。

2. 体格检查　体温36℃,脉搏60次/分,呼吸18次/分,血压147/75mmHg,身高161cm,体重51kg,体表面积1.47m²,BMI 19.3kg/m²。双肺呼吸音清,未闻及干、湿啰音。心律齐,各瓣膜区未闻及杂音。腹平坦,无胃肠型及蠕动波,无腹壁静脉曲张,腹部无压痛,腹部未扪及肿块。肝脾肋下未触及,墨菲征(Murphy 征)阴性,肾区无叩击痛,无移动性浊音,肠鸣音正常。直肠指检:未触及直肠肿物,指套无血染。

3. 实验室检查(2016 年 6 月 25 日)　血红蛋白 109g/L,红细胞计数 3.5×10^{12}/L,白细胞计数 2.47×10^9/L,中性粒细胞 0.223,血小板计数 159×10^9/L,血糖 4.35mmol/L,谷丙转氨酶 291.9U/L,谷草转氨酶 894.3U/L,总蛋白 55.1g/L,血清白蛋白 32.5g/L,总胆红素 15.3μmol/L,结合胆红素 4.7μmol/L,尿素 2.07mmol/L,肌酐 53.1μmol/L,血清尿酸 179.1μmol/L,凝血酶时间 15.0 秒,血浆活化部分凝血活酶时间 40.3 秒,国际标准化比值 1.04。

4. 影像学检查

(1)肠镜(我院,2016 年 4 月 6 日):直肠距肛门 15~20cm 处见一隆起病变,表面糜烂,覆污秽白苔,占据 1/2 肠腔。病理:乙状结肠黏膜管状腺瘤,腺体高级别上皮内瘤变,局部癌变。见图 20-1。

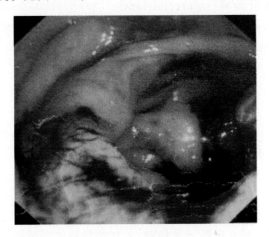

图 20-1　肠镜检查

(2)腹部 MRI(我院,2016 年 6 月 7 日):肝大小、形态未见异常,肝左外叶见多个稍长 T_1、长 T_2 异常信号结节,以左叶外上段病灶为主,大小为 26mm×16mm;DWI 呈稍高信号;动脉期病变轻度不均匀强化,门脉期强化范围略增大,延迟期病变充填持续强化呈高信号;右叶前上段见 8mm 类圆形长 T_1、长 T_2 信号,增强扫描动脉期环状强化,门脉期持续环状强化,延迟期似见填充;肝门静脉、肝静脉及下腔静脉未见充盈缺损影;肝内外胆管、胰管未见异常狭窄或扩张,未见结石征象;胆囊、胰腺、脾及双侧肾上腺未见异常;肝门及所见腹膜后未见异常增大淋巴结影。印象:肝多发结节样异常信号,转移瘤可能。见图 20-2。

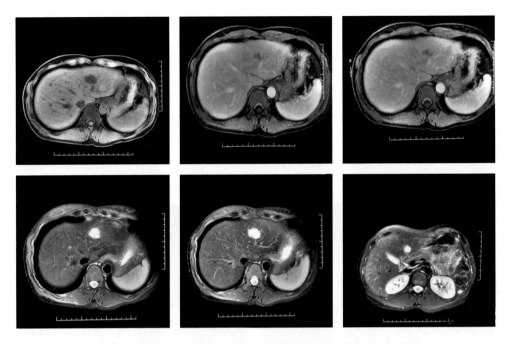

图 20-2　腹部 MRI 检查所示(肝内多发结节样异常信号:肝转移瘤)

(二)临床诊断

同时性乙状结肠癌肝转移(cT_3NxM_1 Ⅳ期)转化化疗后。

(三)诊疗经过

第 1 次 MDT(2016 年 4 月):患者确诊为同时性乙状结肠癌肝多发转移,乙状结肠病变占据 1/2 肠腔,患者有腹胀、便血,肝左右叶均见转移肿瘤,讨论决定术前化疗 2 个周期后再评估。此后于肿瘤内科行 2 个周期 XELOX 方案化疗(2016 年 4 月 25 日,2016 年 5 月 18 日),化疗方案:奥沙利铂 190mg/d,卡培他滨 1500mg/d,每 3 周重复,化疗过程顺利。第 2 次化疗结束后复查血常规:白细胞计数 2.47×10^9/L、中性粒细胞 0.223,血生化无明显异常,给予升白细胞及保肝治疗。

第 2 次 MDT(2016 年 5 月):于化疗结束后重复病情评估。腹部 MRI(2016 年 6 月 7 日):肝大小、形态未见异常,肝左外叶见多个稍长 T_1、长 T_2 异常信号结节,以肝左外叶上段病灶为主,大小为 26mm×16mm;DWI 呈稍高信号;动脉期病变轻度不均匀强化,门脉期强化范围略增大,延迟期病变充填持续强化呈高信号,肝右叶前上段见 8mm 类圆形长 T_1、长 T_2 信号,增强扫描动脉期环状强化,门脉期持续环状强化,延迟期似见填充;肝门静脉、肝静脉及下腔静脉未见充盈缺损影;肝内外胆管、胰管未见异常狭窄或扩张,未见结石征象;胆囊、胰腺、脾及双侧肾上腺未见异常;肝门及所见腹膜后未见异常增大淋巴结影。初步诊断:肝多发结节样异常信号,肝左叶富血供结节,考虑转移癌治疗后改变;肝右叶前上段异常信号,转移癌可能。

PET-CT(2016 年 6 月 14 日):肝左叶见多发低密度影,异常放射性浓聚,SUV_{max} 5.0;盆腔内膀胱放射性浓聚,膀胱壁无增厚;乙状结肠壁见局部增厚,管腔狭窄,异常放射性浓聚,$SUVmax$ 9.4,两侧腹股沟无异常淋巴结显示;子宫体积、形态尚可,局部无异常放射性浓聚,两侧附件区未见异常放射性摄取。印象:①乙状结肠壁局部增厚伴异常高代谢,符合恶性病变征象;②肝左叶多发高代谢灶,考虑转移。与化疗前比较,乙状结肠及肝转移病灶均较前缩小,化疗有效,因此决定化疗结束1 个月后实施手术治疗。见图 20-3。

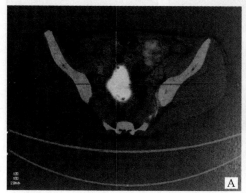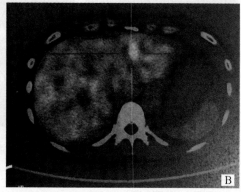

图 20-3　PET-CT 检查所示

A. 乙状结肠肿瘤;B. 肝多发转移瘤

一期同步切除术:原发灶切除＋肝杂交手术(切除＋射频消融)。

2016 年 6 月 28 日在全身麻醉下行腹腔镜辅助乙状结肠切除、超声引导下肝转移灶射频消融术。术中探查:腹腔无粘连,无腹水,左肝表面可见 1cm×1cm 肿物 1枚,胆、胰、脾及大网膜未见异常,双侧结肠旁沟未见异常,腹主动脉旁及肠系膜下动脉周围未见肿大淋巴结,盆腔未见转移灶,乙状结肠扪及肿瘤,大小为 4cm×5cm,与周围组织无粘连,活动度尚可。术中应用腔内超声检查发现肝 S2 段肿瘤,大小为 1cm×1cm,边界清楚;肝 S2-3 段肿瘤,大小为 3.5cm×2cm,边界清楚;肝S3 段两处肿瘤,大小分别为 2.5cm×1.5cm、1.5cm×1cm,边界清楚;肝 S8 段肿瘤,大小为 0.8cm×1cm,边界清楚,超声探查结果与术前检查相符,考虑为肝转移癌。

解剖肠系膜下动脉根部,清扫 2、5、3 组淋巴结,结扎切断乙状结肠动脉,距离肿瘤上下约 10cm 切除乙状结肠和系膜组织,肝表面肿瘤局部切除,位置较深的肿瘤局部切除及射频消融治疗。手术出血约 200ml,未输血。

　　手术后MDT：于肿瘤内科进行术后化疗，化疗方案仍为XELOX，每3周重复，共化疗6个疗程后出院。

（四）病理诊断

乙状结肠隆起型中分化腺癌，肝多发转移癌。

大体检查所见如下。

1. 结肠肠管一段，长11cm，一侧切缘周径4cm，另一侧切缘周径5cm。距4cm切缘1cm、5cm切缘3cm处见一隆起型肿物，大小为5.5cm×3cm×1.5cm，切面灰白色，质脆，与周围组织分界不清。肠周检出淋巴结19枚，大者为0.6cm×0.5cm×0.5cm，小者为0.3cm×0.2cm×0.2cm。

2.（上切缘）切环1枚，长0.6cm，直径1cm，质软。

3.（下切缘）切环1枚，长0.5cm，直径0.8cm，质软。

4.（肠系膜根部）淋巴结2枚，大者为0.7cm×0.5cm×0.3cm，小者为0.2cm×0.2cm×0.2cm，质中。

5.（肝转移灶）肝组织1块，大小为1.3cm×1cm×0.3cm，切面见一灰白色结节，大小为0.3cm×0.3cm×0.3cm，质中。

镜下检查：结肠隆起型中分化腺癌，部分为黏液腺癌，肿瘤大小为5.5cm×3cm×1.5cm，癌组织侵及肠壁浆膜下层，送检（上、下切缘）未见癌。肠周淋巴结见转移癌（2/19），送检（肠系膜根部）淋巴结未见转移癌（0/2）。（肝转移灶）肝组织内见中分化腺癌，形态符合转移性结肠癌。免疫组织化学结果：HER-1（－），Ki-67（＋60%），PDGFR-α（＋），MSH6（＋50%），MSH2（＋65%），MLH1（＋80%），PMS2（＋80%），HER-2（2＋）。见图20-4。

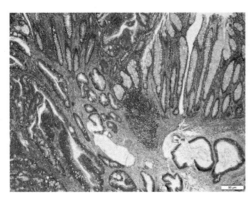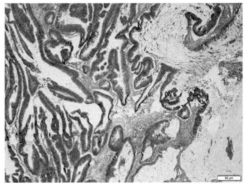

图20-4　病理检查镜下所见

左图为结肠原发灶；右图为肝组织转移癌

(五)随访

截至 2016 年 12 月 31 日(术后 6 个月),患者一般情况可,未见肿瘤复发,肝未见新发病灶。

二、病例点评

患者为中年女性,诊断同时性乙状结肠癌肝转移。PET-CT 检查未发现其他部位转移病灶。肝多发转移病灶 R0 切除已不可能,乙状结肠癌病灶已占据 1/2 肠腔,临床尚无梗阻症状。第 1 次 MDT 决定:先行转化治疗,经 2 个周期治疗(XELOX 方案)结束后 1 个月手术。第 2 次 MDT 决定:①一期同步切除术。乙状结肠癌切除+肝转移癌杂交手术(肝表浅部位癌灶局部切除+深部癌灶术中超声引导下射频消融);②腹腔镜下手术。第 3 次 MDT 决定:术后继续化疗,沿用 XELOX 方案,每 3 周重复 1 次,共 6 个疗程,术后 6 个月复查肝未见新发及复发病灶,患者一般状况良好。

根据近年文献报道,结直肠癌肝转移未行手术切除者中位生存期为 6.9 个月。肝转移癌能否行手术切除,主要取决于患者全身情况对于手术的耐受性,以及是否存在肝外转移灶,是否能够达到 R0 切除,切除后是否能够保留足够的功能性肝体积。经过充分评估,提示该例肝多发转移癌难以达到 R0 切除,而实施了局部切除+射频消融,扩大了肝转移癌手术切除的适应证,且手术创伤较小,出血少,术后恢复快,住院时间缩短,近期效果好。然而由于不能保证 R0 切除,长期疗效有待严密随诊。

三、相关疾病精要

世界范围内,结直肠癌(colorectal cancer,CRC)居恶性肿瘤第 3 位,2012 年其导致的死亡病例达 69.39 万,占癌症死亡总数的第 4 位。文献报道,我国每年新发 CRC 33.13 万例,死亡 15.93 万例,发病居恶性肿瘤第 4 位,死亡居恶性肿瘤第 5 位。同其他恶性肿瘤相似,远处器官转移是 CRC 患者死亡的最主要原因。20%~25%的 CRC 患者在初诊时伴有远处器官转移(即为Ⅳ期),同时出现结直肠癌肝转移(colorectal cancer liver metastases,CRLM)者占 15%~25%,其中仅局限在肝的转移占 70%~80%。目前,手术切除是 CRLM 患者有效且可能获得长期生存的唯一治疗方式。CRLM 患者未行手术切除者中位生存期为 6.9 个月,肝转移灶能完全切除的患者中位生存期为 35 个月,5 年生存率可达 25%~50%。随着肝外科技术的进步,综合治疗手段的发展以及多学科合作团队诊治模式(multidisciplinary team,MDT)的广泛应用,CRLM 的治疗理念和策略也在不断改变,越来越多的患者从中获益。尽管近年有关 CRLM 的研究十分活跃,但仍有很多尚不能回答的问题,以及存在争议的临床问题。

(一)CRC 原发灶可切除或已行根治性切除时,肝转移瘤手术切除适应证

CRC 原发灶可切除或已行根治性切除时,肝转移灶能否手术切除需要根据病灶范围和转移灶的解剖位置决定。首先患者全身状况必须能耐受手术,而且没有不可切除的肝外转移灶,同时要求肝转移灶可 R0 切除,切除后可以保留足够的肝功能,通常情况下,肝残留体积应≥30%(肝功能储备正常时)。

近年来,随着外科技术的不断发展和设备的日益进步,肝切除的手术适应证也在不断扩展和改变。既往观点认为肝转移瘤切除的最小范围为肿瘤周围 1cm 组织,切除少于 1cm 的局部复发率相对较高,但事实上很多肝转移瘤与肝内重要血管、胆管关系密切,手术切缘常无法达到 1cm 的标准,如果按照 1cm 切缘严格要求,则需同时切除重要血管或胆管,将可能导致残肝体积不足,故既往均将此类患者纳入不可切除范畴。但近期的一项多中心回顾性分析发现,切缘小于 1cm 的患者,其生存时间及总生存时间和切缘超过 1cm 的患者并无统计学差异。该研究一共纳入 557 例 CRLM 行肝切除病例,分为 4 组:切缘阳性、切缘 1～4mm、切缘 5～9mm、切缘大于 1cm;结果显示:只有在切缘阳性时,患者的复发率高、总生存率低,而其他切缘为阴性的 3 组之间,无复发生存时间及总生存时间均无统计学差异。后期更多研究也支持类似观点,只要保证切缘阴性,即可达到肝转移瘤根治性切除的要求。因此,CRLM 的手术适应证正在逐渐扩大,肝转移灶大小、数目、部位和分布等原来的一些限制条件正在逐渐被打破,很多医疗中心都在进行不同内容的临床实践和研究,其结果的循证医学证据强度不断得到加强。

(二)可切除肝转移新辅助化疗的意义和价值

CRLM 接受手术切除虽然可以获得长期生存的机会,但术后高复发率依然是影响预后的最主要问题。如何降低 CRLM 患者术后复发率是改善生存的关键。新辅助化疗在理论上可以消除微小转移灶,降低手术难度,有助于判断肿瘤对治疗药物的敏感性,为术后治疗选择提供依据。对于可切除的 CRLM 患者是否应该应用新辅助化疗尚无定论。

目前国内外学者对可切除的 CRLM 患者应用新辅助化疗开展了多项临床研究,EORTC40983 结果显示,对于可切除 CRLM 患者给予术前新辅助化疗(方案:FOLFOX4)可提高无疾病进展生存期(progression free survival,PFS),总生存期(overall survival,OS)虽有改善,但并无统计学意义;NEWEPOC 研究(ISRCTN 22944367)发现,CRLM 患者在新辅助化疗基础上加用西妥昔单抗并不优于单纯新辅助化疗。结合其他临床试验结果,目前学术界对于该问题的基本共识是:对于肝转移负荷大、可切除或潜在可切除的患者,新辅助化疗可能获益,积极推荐;而对于肝转移负荷小、初始容易切除的患者,新辅助治疗获益的可能性小,暂不做推荐。

关于新辅助化疗如何筛选高危人群、化疗期间肿瘤进展如何处理，以及化疗肝损伤、临床消失病灶是否需要处理等一系列热点问题也已经被开始关注，更多临床试验的结果值得期待。

(三)原发病灶和转移病灶同期切除还是分期切除

CRC确诊时合并可切除的肝转移患者，是选择Ⅰ期同步切除(同期切除)还是Ⅱ期分阶段切除(分期切除)仍存在争议。分期手术可以分为传统方式(即先切除原发灶，再切除肝转移灶)和颠倒方式(即先切除肝转移灶，再切除原发灶)。同期切除与分期切除需根据原发病灶的部位、患者年龄、是否为急诊手术等因素综合考虑，无论哪种策略，其远期效果基本类似。同期手术只有1次手术创伤，患者术后生活质量较高，医疗费用较少，总住院时间短。一项荟萃研究纳入3159例CRLM手术病例，其中Ⅰ期同步切除1381例(43.7%)，Ⅱ期分阶段切除1778例(56.3%)，术后并发症发生率、总生存率和无病生存率均未见明显差异。

颠倒模式的Ⅱ期切除是指先切除肝转移灶再切除结直肠癌原发病灶，其临床理论依据如下。

1. 传统的Ⅰ期手术在切除结直肠癌原发灶之后再切除肝转移灶。期间可能因肝转移灶进展而失去手术机会。

2. 部分患者原发灶不严重或无明显梗阻、出血及穿孔等症状，肝转移灶进展快成为威胁患者生命的主要原因，故需要先处理转移灶以消除肝转移进展，也可以减轻化疗肝损害。

3. 手术并发症及病死率与传统Ⅰ期手术无明显差异。因此，对于伴有肝转移灶但原发灶无症状的患者可选择颠倒模式的Ⅱ期切除。

欧美指南共识对于不同手术方式的适应证有如下建议。

1. 分期切除，先切除原发灶　原发肿瘤有明显出血、穿孔、梗阻。

2. 分期切除，肝转移灶优先切除　肝转移病灶负荷较大，需要先进行新辅助化疗或转化治疗。化疗有效后尽快行肝手术，否则可能会因为先切除原发灶的围术期恢复时间而导致患者丧失手术根治机会，或是直肠病灶需要术前放疗也可先行肝转移灶切除。

3. 同期切除　患者年轻、体力状态较好，仅需行小范围肝切除(<3个肝段)，或原发灶为结肠时，可考虑同期切除原发灶及肝转移灶，尤其对于右半结肠手术，尽量同期切除，分期手术反而增加手术难度。

(四)腹腔镜手术在CRLM患者肝切除中的应用

随着腹腔镜技术的发展，腹腔镜肝切除技术越来越成熟。一项来自法国的多中心研究比较了CRLM患者接受腹腔镜与开腹肝切除的近期和远期疗效，结果发现腹腔镜手术组住院时间短($11.1d$ vs $13.9d$, $P=0.01$)，Ⅲ、Ⅳ级并发症发生率低[相对危险度(odds ratio, OR)$=0.27$, 95%CI: $0.14\sim0.51$, $P=0.000\ 2$]，输血率低(OR＝0.33,95%CI:0.18～0.59,P＜0.000 1);而5年总生存率(78% vs 75%,P＝0.72)、无病生存率(32% vs 36%,P＝0.60)之间无统计学差异。

近年来随着腹腔镜肝切除技术的长足进步,使用腹腔镜技术Ⅰ期联合切除CRC原发灶及肝转移灶已经在临床开展,同期切除不仅避免了过长的手术切口,甚至可以完全共用相同的穿刺孔完成全部手术,能最大限度地减小创伤,其远期生存方面也与Ⅱ期切除无明显差异。对于无法在腹腔镜下切除的肝转移灶,可先通过腹腔镜完成CRC原发灶的根治性切除,然后开腹行肝切除术,可避免过大的手术切口,减少患者总的创伤,也可以称作为"杂交"手术。

(五)肝转移灶其他局部治疗手段的选择

CRLM外科切除的价值已被大家所认同,手术后5年生存率最高可以超过50%。因此,对于可切除的CRLM,外科切除是"金标准"。但是初始可以切除,或者通过转化治疗重新获得切除机会的患者仅占全部CRLM患者的30%～40%。对于无法切除的肝转移灶,能否选择其他局部治疗手段以延长患者生存期? 射频消融、放射治疗等局部治疗方法在原发性肝癌中已有成熟运用经验,其安全性和有效性已得到充分证实,而目前局部治疗也已经在CRLM的临床中逐渐开展。

肝转移灶的消融或放射治疗也可以使部分患者获得近似于手术的疗效。2015年ESMO的临床实践指南指出:CRLM应该划分为可局部治疗和不可局部治疗两类,而非以前的可切除和不可切除。在制定肝转移的整体治疗策略时,应该考虑到消融或放疗的作用,可以采用手术联合消融或放疗的方式。通过这些不同的局部治疗方法或不同局部治疗方法的联合,使患者获得根治性治疗。尽管消融与放疗为我们制定治疗策略提供了更多选择,但这些手段仍有一定的局限性。回顾性研究显示,射频的效果受肝转移灶大小、位置等因素的影响。2015年出版的CRLM消融治疗国际专家共识指出,肝转移灶直径＜3cm、肿瘤数目＜5个是消融治疗较为合适的适应证,而肿瘤邻近第一、第二肝门大血管会明显影响治疗疗效。对于那些同时适合手术或消融的患者,应该在MDT团队的指导下制订治疗决策。

(六)转化治疗

转化治疗的目的并不是彻底清除微小病灶,而是为了实现肉眼可见转移灶的肿瘤退缩,从而使不可手术切除的CRLM经过治疗后重新获得切除的机会。转化治疗的策略包括降低肿瘤负荷和增加残肝体积两方面,多项研究证实转化治疗的疗效是值得肯定的。Pozzo等主导的一项研究显示,应用伊立替康联合5-氟尿嘧啶/亚叶酸钙可使32.5%的初始不可切除的CRLM转化为可行肝切除术。所有患者在中位随访19个月的时间节点上均存活,中位进展时间为14个月。NC-CTG的一项Ⅱ期研究中,42例不可切除肝转移患者接受FOLFOX(输注奥沙利铂、亚叶酸钙、5-氟尿嘧啶)治疗,中位6个月的化疗后,25例患者(60%)肿瘤缩小,17例患者(40%,占有效患者的68%)可行手术切除,另一项研究中,1104例初始不可切除CRLM患者接受化疗(方案中大多包含奥沙利铂)后,138例(12.5%)"疗效显著者"行Ⅱ期肝切除,这些患者5年无瘤生存率为22%。此外,2项临床随机研究对比了FOLFOXIRI(输注5-氟尿嘧啶、亚叶酸钙、奥沙利铂、伊立替康)和FOLFIRI(输注伊立替康、亚叶酸钙、5-氟尿嘧啶)方案。这2项研究发现,FOLFOXIRI可提高患者R0二期切除率[6% vs 15%,$P = 0.033$(GONO研究);4% vs 10%,$P = 0.08$(HORG研究)];GONO研究的随访数据还显示:接受FOLFOXIRI方案的患者5年生存率更高(15% vs 8%),中位总生存期更长(23.4个月 vs 16.7个月,$P = 0.026$)。

　　临床研究发现,应用靶向药物治疗可提高转化治疗的效果。CELIM临床Ⅱ期研究中,患者随机分组接受西妥昔单抗联合FOLFOX6或FOLFIRI治疗。两组联合回顾性分析显示:野生型KRAS外显子2型的患者应用西妥昔单抗后转化率由单独化疗的32%升至60%($P < 0.000\,1$)。另一项最近的RCT研究对比了不可手术的CRLM化疗(mFOLFOX6或FOLFIRI)联合西妥昔单抗与单用化疗的效果,结果发现:西妥昔单抗组中70例患者中的20例(29%)、对照组中68例患者中的9例(13%)适合行根治性肝切除,西妥昔单抗组的R0切除率为25.7%,对照组为7.4%($P < 0.01$)。

　　此外,与不可切除的患者相比两组均显示,行手术切除的患者中位生存期延长;两组间比较,西妥昔单抗组生存期获益更显著[西妥昔单抗组(46.4个月:25.7个月,$P = 0.07$);对照组(36.0个月:19.6个月。$P = 0.016$)]。

　　综上所述,CRLM是影响CRC患者生存的主要因素。肿瘤自身的生物学行为和治疗决策的合理性影响CRLM患者的预后。随着治疗药物的增多、治疗手段的增加、肝脏外科切除技术的提高、治疗理念不断更新及治疗经验的不断积累和临床研究的不断深入,可获得根治性治疗的患者将不断增加,总体疗效会越来越好。CRLM的治疗强调规范化和个体化的原则,MDT对治疗策略的选择更能够使患者生存获益。但是,对于CRLM外科切缘、同期切除还是Ⅱ期切除、颠倒模式的Ⅱ期切除是否获益、ALPPS的应用与预后、新辅助治疗获益人群、转化治疗患者筛选和药物选择,以及不可切除的患者选择姑息性治疗还是系统治疗等问题,仍需要开展大样本的前瞻性RCT来解决。

(吴世鹏　李松岩　杜晓辉)

参 考 文 献

Hernandez-Alejandro R,Bertens KA,Pineda-Solis K,et al. 2015. Can we improve the morbidity and mortality associated with the associating liver partition with portal vein ligation for staged hepatectomy(ALPPS)procedure in the management of colorectal liver metastases[J]. Surgery,

157(2):194-201.

Nordlinger B, Sorbye H, Glimelius B, 2013. Perioperative FOLFOX4 chemotherapy and surgery versus surgery alone for resectable liver metastases from colorectal cancer (EORTC40983): long term results of a randomised, controlled, phase3trial[J]. Lancet Oncol, 14(12):1208-1215.

Torre LA, Bray F, Siegel RL, et al. 2015. Global cancer statistics, 2012[J]. CA Cancer J Clin, 65(2):87-108.

Van Cutsem E, Cervantes A, Nordlinger B, et al. 2014. Metastatic colorectal cancer: ESMO Clinical Practice Guidelines for diagnosis, treatment and follow-up[J]. Ann Oncol, 25(Suppl3):iii1-iii9.

病例21　十二指肠巨大间质瘤转化手术治疗

【要点】 胃肠道间质瘤(gastrointestinal stromal tumor,GIST)缺乏特异性的临床表现,术前诊断主要依靠相关辅助检查。随着相关辅助检查设备和基因检测的进步,胃肠道间质瘤的术前诊断率也得到相应提升。近年来由于新型手术器械的发明与使用,胃肠道间质瘤的外科治疗方式也在发生着变化。新型靶向药物的应用为胃肠道间质瘤患者提供了更多的治疗选择。

一、病例介绍

(一)病史简介

患者,女性,68岁,主因十二指肠间质瘤转化治疗9个月入院。

患者于2015年3月因腹部不适就诊于当地医院,腹部CT提示腹腔肿物,无明显腹痛、腹胀、腹泻、发热等伴随症状。同年4月来我院查胃镜提示:十二指肠降段见巨大肿物,占管腔1/2,表面光滑,管腔狭窄,考虑黏膜下肿物。病理提示:胃窦小弯幽门型黏膜慢性炎伴急性炎及幽门螺杆菌(Hp)感染,部分腺体增生显著,固有膜内淋巴组织增生伴淋巴滤泡形成;胃(体)体型黏膜慢性炎,部分腺体增生。我院腹部CT:右侧腹腔肿块,大小为8.8cm×5.1cm,考虑恶性肿瘤,小肠来源间质瘤可能性大。PET-CT提示:十二指肠降段内侧高代谢肿物,考虑小肠来源的肿瘤(间质瘤)可能性大。结合相关影像学检查,考虑十二指肠间质瘤,于2015年5月开始给予甲磺酸伊马替尼(格列卫)400mg,1次/天。2015年6月19日复查腹部CT:右侧腹腔肿块为8.4cm×4.9cm,较2015年5月6日略有缩小。继续给予格列卫转化治疗,每3个月复查腹部CT,肿物逐渐缩小。2015年12月7日于当地医院复查CT:右腹腔肿物大小为4cm×2.9cm。2015年12月15日我院再次复查CT提示:右侧中下腹可见形态不规则肿块影,最大截面大小为5.5cm×3.3cm,较前稍有增大,考虑术前治疗效果已至极限,决定手术治疗,遂以"十二指肠间质瘤"收入我科。患者目前精神状态良好,食欲、食量可,睡眠情况欠佳,体重较前增加约5kg,大小便正常。

1. 既往史　患高血压病10余年,血压最高180/120mmHg,口服卡托普利、倍他洛克治疗,血压控制在 130/80mmHg 左右,患有冠状动脉硬化性心脏病 15 年,未予正规治疗,7 年前因脑出血在当地医院给予对症治疗后好转。家族中无传染病及遗传病史。

2. **体格检查**　体温 36.5℃,脉搏 84 次/分,呼吸 18 次/分,血压 130/62mmHg,身高 160cm,体重 55kg,BMI 21.5kg/m²。神清、营养可,颈、腋及腹股沟未触及肿大淋巴结,腹平软,腹壁未见静脉曲张。上腹部轻压痛,无反跳痛及肌紧张,未扪及包块,肝脾肋下未触及。Murphy 征阴性,移动性浊音(一),肠鸣音正常。

3. **实验室检查**　血常规:白细胞计数 $2.25 \times 10^9/L$,红细胞计数 $3.5 \times 10^{12}/L$,血红蛋白 105g/L。血生化:游离钙 1.99mmol/L,乳酸脱氢酶 266U/L,肌酸激酶同工酶 30.9U/L。谷丙转氨酶、谷草转氨酶、总蛋白、血清白蛋白、尿素氮、肌酐未见明显异常。

4. **影像学检查**

(1)腹部 CT(我院,2015 年 5 月 5 日):右侧中下腹可见形态不规则肿块影,最大横截面约 8.8cm×5.1cm,内部密度欠均匀并见空洞形成及斑点状钙化影,十二指肠降段及水平段向背外侧移位,与肿块关系密切,肿块与胰头部及小肠系膜区分界不清。印象:①右侧腹腔肿块,考虑恶性肿瘤,小肠来源间质瘤可能性大;②肝多发囊肿。见图 21-1 A～D。

(2)PET-CT(我院,2015 年 5 月 5 日):注射示踪剂 60 分钟后行腹部显像,见腹部胃充盈好,局部胃壁放射性浓聚,SUV_{max} 2.8;十二指肠降段内侧肿物,与肠壁关系密切,最大切面约 82mm×45mm,分叶,中央见空洞及钙化灶,放射性不均匀浓聚,SUV_{max} 7.4。印象:①十二指肠降段内侧高代谢肿物,考虑小肠来源肿瘤(间质瘤)可能性大;②局部胃壁代谢稍高,考虑炎症;③余视野范围内 PET-CT 检查未见明显异常代谢征象。

(3)腹部 CT(我院,2015 年 12 月 15 日):右侧中下腹可见形态不规则肿块影,最大截面大小为 5.5cm×3.3cm。印象:右侧腹腔肿块,考虑恶性肿瘤,小肠来源可能性大,较 2015 年 6 月 19 日 CT 片有缩小,十二指肠及部分空肠管壁增厚(图 21-1 E～H)。

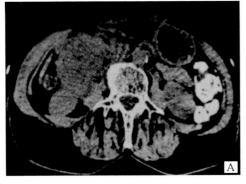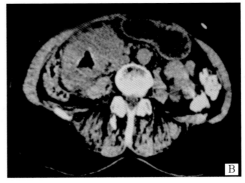

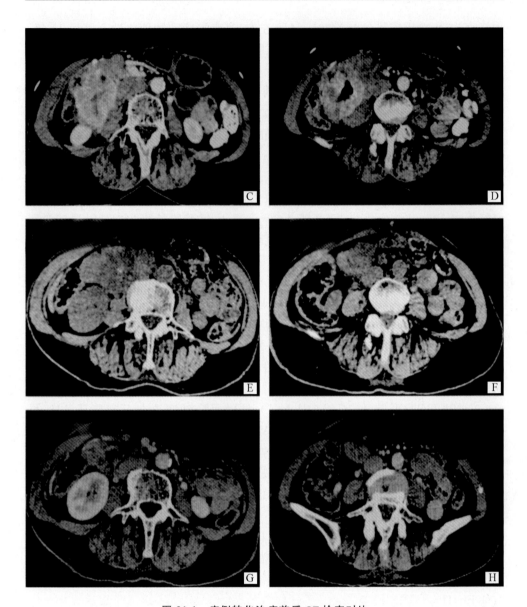

图 21-1　病例转化治疗前后 CT 检查对比

　　与转化治疗前(A、B、C、D)相比,口服甲磺酸伊马替尼 7 个月后(E、F、G、H),十二指肠部肿物明显缩小;A、B、E、F(平扫);C、D、G、H(增强)

(二)临床诊断

1. 十二指肠间质瘤。

2. 高血压病。

3. 冠状动脉硬化性心脏病。

4. 陈旧性脑出血。

(三)诊疗经过

第 1 步思考:患者为老年女性,主因腹部不适就诊于当地医院查腹部 CT 提示腹腔肿物,我院胃镜检查提示十二指肠降段见巨大肿物,占管腔 1/2。腹部 CT、PET-CT 等影像学检查均提示小肠来源的肿瘤(间质瘤)可能性大。临床初步诊断:十二指肠降部间质瘤,因胃肠间质瘤不建议穿刺明确诊断,以免造成腹腔内的广泛播散种植转移。充分与患者及其家属对病情及目前治疗方式(手术治疗、转化治疗)的利弊进行沟通,决定选择先行转化治疗。根据中国胃肠间质瘤诊断治疗专家共识指南,给予甲磺酸伊马替尼(格列卫 400mg 1 次/天),每 3 个月复查腹部 CT。

第 2 步思考:患者自 2015 年 5 月开始服用甲磺酸伊马替尼(格列卫)400mg,1 次/天,服药 1 个月后复查腹部 CT 较 2015 年 5 月 6 日略有缩小,继续给予甲磺酸伊马替尼(格列卫)治疗,每 3 个月来我院复查腹部 CT,评估用药效果。2015 年 12 月 15 日于我院复查 CT 提示右侧中下腹形态不规则肿块影,最大截面约 5.5cm×3.3cm,肿块不再进一步缩小,此时患者已服药 7 月余,考虑术前辅助治疗效果已至最大,决定行手术治疗。

考虑肿瘤位于十二指肠降部,患者年龄较大,肿瘤较大,最大直径达 8.8cm,决定先行靶向药物——甲磺酸伊马替尼(格列卫)转化治疗,目标将肿瘤缩小,争取局部完整切除肿瘤。当转化治疗达到最大效果后施行手术治疗,术后继续应用甲磺酸伊马替尼(格列卫)治疗。

2016 年 2 月 19 日在全身麻醉下行手术,探查无腹水,肝未发现转移灶,脾、胃、结肠无异常发现。于十二指肠降段可见一肿物,突出浆膜外,与横结肠系膜关系密切,肿物呈哑铃形生长,与胰腺钩突粘连,胰腺质地正常。证实肿瘤未侵及大血管,决定行十二指肠间质瘤切除术。

手术经过顺利,术中出血约 500ml,未输血。术后恢复顺利,于 2016 年 3 月 8 日(术后 18 天)出院。出院后继续服用甲磺酸伊马替尼(格列卫)400mg/d,计划服用 3 年。

(四)病理诊断

十二指肠间质瘤。

1. 大体检查　(十二指肠)灰白、灰黑色肿物 1 枚,大小为 6cm×3cm×2cm,一侧附少许黏膜组织,肿物切面灰黄色、实性,质地中等。

2. 镜下检查　(十二指肠)小肠间质瘤,伴大片纤维化、坏死,核分裂象 0～2 个/50HPF,高度危险,肿瘤在肌层及黏膜肌层内浸润生长。免疫组织化学染色结果:PDGFR-α(+),Ki-67(+<10%),CD117(+),CD34(+),DOG-1(−),S-100(−),SMA(+)。见图 21-2。

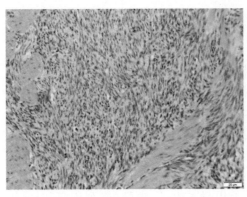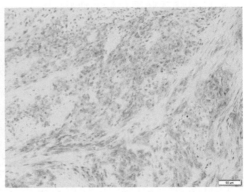

图 21-2　病理检查镜下所见

HE 染色(10×)见梭形细胞肿瘤,胞质嗜酸,胞核长杆状,染色质细颗粒状;CD117 免疫组织化学染色(10×)见多量阳性染色细胞

(五)随访

截至 2016 年 11 月底(术后 9 个月),患者一般情况好,肿瘤未见复发。

二、病例点评

十二指肠间质瘤占胃肠道间质瘤(GIST)的比例不足 1%,由于十二指肠位置特殊,手术有一定难度。

该例患者为 68 岁女性,以上腹部不适就诊,随着肿瘤逐渐增大,症状加重。经胃镜检查见十二指肠降段巨大肿瘤,CT、PET-CT 提示肿瘤大小为 8.8cm×5.1cm,考虑恶性肿瘤,间质瘤可能性最大,经术后病理检查及免疫组化检查,确诊为十二指肠间质瘤。现代诊断技术的进步和临床经验的积累使临床诊断的准确性显著提高。

胃肠道间质瘤的一线治疗是传统开放手术,要求完整切除肿瘤(R0 切除),方能取得最佳治疗效果。该例肿瘤位于十二指肠降部,肿瘤巨大且占据 1/2 肠腔,MDT 决定治疗方案:第 1 步分子靶向治疗;第 2 步传统开放手术;第 3 步术后分子靶向治疗。

1. 术前分子靶向治疗预定 6～9 个月,用第 1 代分子靶向药物甲磺酸伊马替尼(格列卫)400mg/d,服药后 1 个月、3 个月复查 CT,肿瘤一度缩小至 4.0cm×2.9cm,至服药第 7 个月肿瘤为 5.5cm×3.3cm,因而决定手术。

2. 手术完整切除肿瘤,未破裂、出血,包膜完整。病理诊断:十二指肠间质瘤伴大片纤维化、坏死,免疫组化 CD117(+)。

3. 术后甲磺酸伊马替尼(格列卫)400mg/d 继续治疗,因为该例病理诊断为高度危险,复发倾向高,故设计服药时间为 3 年。

术后 9 个月随访,患者一般情况良好,无复发、无转移。

该例患者的诊断、治疗是成功的,根据当前的研究报道,胃肠道间质瘤术后复发率在 50% 左右。根据生存分析提示:肿瘤大小、恶性潜能分级、核分裂象计数和转移是影响间质瘤患者生存的主要因素。病灶体积越大的间质瘤,肿瘤生物学行为越急进,越容易发生远处转移和复发。该例位于十二指肠,最大直径 8.8cm,属高危病例,手术后应严密随访,监测用药,注意药物疗效和不良反应。

(顾倬云)

三、相关疾病精要

胃肠道间质瘤是胃肠道较少见的肿瘤,多发于胃肠道肌层,故曾被认为系平滑肌瘤、平滑肌肉瘤等。1983 年 Mazur 等根据电镜观察和免疫组织化学检测结果进而提出 GIST 的概念。目前认为 GIST 可能起源于 Cajal 间质细胞,大多数存在原癌基因 *c-kit* 突变,部分无 *c-kit* 基因突变者可发现血小板源性生长因子受体(*PDGFR*)α 基因突变,极少数野生型 GIST 既无 *c-kit* 基因突变也无 *PDGFRα* 基因突变,但存在琥珀酸脱氢酶缺乏,高表达胰岛素样生长因子-1 受体。组织学上,GIST 由梭形细胞、上皮样细胞或混合细胞构成,排列呈束状或弥漫图像,免疫组织化学检测通常为 CD117 或 DOG-1 阳性表达。

GIST 可发生于消化道的任何部位,占全消化道肿瘤的 1%～3%,发病率为(11～14.5)/100 万,其好发部位依次为胃、小肠、结直肠及其他部位。GIST 大部分为单发,可缓慢生长至体积巨大而无明显症状,50% 的 GIST 在诊断时已发生转移。临床症状与肿瘤大小、发生部位、肿瘤与肠壁的关系及肿瘤的良恶性有关,但缺乏特异性的症状,肿瘤小者一般无症状,大多在肿瘤普查、体检或其他手术时无意中发现。

(一)组织病理学

在组织学方面,GIST 主要分为 3 种类型:梭形细胞为主型(70%)、上皮样细胞为主型(20%)、混合细胞型(梭形细胞和上皮样细胞型混合存在)(10%),极少数表现为多种形态的细胞。有学者将发生于 70% 的胃间质瘤以前两型为主又细分为 4 种不同的亚型。以梭形细胞为主型又分为:①硬化性梭形细胞型;②栅栏状——有核旁空泡梭形细胞型;③富于细胞性梭形细胞型;④肉瘤样梭形细胞型。其中以栅栏状——有核旁空泡梭形细胞型核分裂数低,这一型在胃间质瘤中最多见。上皮样细胞为主型分为:①硬化性上皮样细胞型;②细胞黏附不良性上皮样细胞型;③富于细胞性上皮样细胞型;④肉瘤样上皮样细胞型。

目前良恶性判定无统一标准。各研究对 GIST 的良恶性采用了不同的标准,但基本依肿瘤发生部位、大小、肿瘤细胞异型性、核分裂数及有无坏死、浸润生长等作为区别良恶性重要参数。中国胃肠道间质瘤诊断治疗专家共识推荐，诊断恶性GIST的最低标准为出现以下形态特征之一：①瘤细胞显著异型，肿瘤性坏死，肌层浸润，围绕血管呈古钱币样生长，核分裂象≥10 个/50HP；②黏膜浸润、神经浸润、脂肪浸润、血管浸润和淋巴结转移等。具有以上所述特征越多，其恶性程度越高。虽然，这一形态学规律与生物学行为的关系有助于指导辅助治疗和评估预后，但仍需进一步循证医学证据的充分支持和结合临床情况。

(二)基因检测的重要价值

1998 年，Hirota 等发现了 GIST 特征性表达 KIT 蛋白(CD117)并存在 *c-kit* 基因的功能获得性突变。2003 年，Heinrich 等发现部分缺失 *c-kit* 基因突变的GIST 中存在血小板源性生长因子受体-α(platelet-derived growth factor receptor α，PDGFRα)的突变。*c-kit* 基因与 *PDGFRα* 基因的突变状态对确立 GIST 诊断有重要意义，同时与靶向药物治疗反应及疾病预后有关。当存在以下情况时需进行基因突变检测：①所有初次诊断的复发和转移性 GIST，拟行甲磺酸分子靶向治疗；②中高度复发风险 GIST 手术后，拟行甲磺酸伊马替尼辅助治疗；③疑难病例。临床上常会遇到 CD117 和 DOG1 均阴性的病例，这类患者即使肿瘤形态学上符合GIST 表现，也应进行 *c-kit/PDGFRα* 基因突变的检测。该例患者术前胃镜检查取活检病理提示慢性炎症，考虑因为胃肠间质瘤起源于肌层，而活检一般取到黏膜或者黏膜下层。因该患者术前未取到肿瘤组织，故无法进行基因检测检查。

(三)治疗方法

胃肠道间质瘤(GIST)对放疗、化疗均不敏感，目前主要依赖手术治疗及分子靶向药物治疗。

1. *传统手术切除*　手术是 GIST 的主要治疗手段。GIST 具有一定的侵袭性及远处转移的风险，因此应尽早手术切除。手术治疗原则是尽量完整地切除肿瘤，尽可能保证切缘阴性，术中避免瘤体破裂。针对不同部位的间质瘤，手术原则上有细微的差异。其中十二指肠间质瘤切除范围应为肉眼范围内肿瘤周围 2cm 正常组织，肠腔内较小的肿瘤可行内镜下切除，对于肿瘤直径>5cm 且肿瘤位于十二指肠降部或距离十二指肠乳头<3cm 的肿瘤，宜行胰十二指肠切除术。十二指肠间质瘤很少有淋巴结转移，一般不主张做淋巴结清扫。小肠间质瘤恶性度相对较高，故首次手术时即应予以重视，且较胃间质瘤更易破溃，手术进腹后可见多发自行破溃或包膜不完整现象。空回肠间质瘤的肠管两手术切缘应距肿瘤 10cm 以上，回肠肿瘤易出血、坏死，故容易形成多发肿瘤，且易在腹腔及直肠陷窝内形成转移结节，手术时应尽量清除，无法清除者应给予药物治疗。针对复发患者，若能进行手术治疗应首选手术加靶向药物治疗。由于小间质瘤常表现出良性临床过程，因此NCCN 治疗指南提出，当肿瘤直径<2cm 且经超声内镜检查没有伴随高危因素时

可行 EUS 随访观察,暂不手术。但 ESMO 指出,GIST 无绝对良性,即使是直径＜2cm 的肿瘤也建议手术切除。

2. 腹腔镜治疗相比于开腹手术　腹腔镜胃间质瘤切除术具有出血量少、胃肠道功能恢复快、住院时间短,以及术后不良反应发生率低等优点,而长期随访显示术后总体生存率及复发转移率与传统开放手术比无有明显差异,故近年来腹腔镜胃间质瘤切除术的报道逐渐增多。迄今为止,腹腔镜技术主要用于治疗胃间质瘤,对其他部位的间质瘤的治疗仍采用传统开放手术。

3. 消化内镜治疗　内镜黏膜下肿瘤剥离术(endoscopic submucosal dissection,ESD)是绝大部分直径较小(直径＜3 cm)的胃及食管 GIST 的安全、有效、微创的新方法。但有专家指出,GIST 起源于消化道黏膜下,具有多种生长方式,单纯 ESD 很难达到切缘阴性,并具有较高的出血、穿孔等并发症发生率,且目前尚缺乏内镜下切除 GIST 的长期随访研究,因此不推荐作为常规的手术方式。

4. 双镜联合治疗　GIST 治疗过程中,有时单独应用腹腔镜难以对肿瘤进行定位,而 ESD 只适用于较小的肿瘤,且目前技术尚不成熟,因此腹腔镜联合内镜手术(laparoscopic and endoscopic cooperative surgery,LECS)成为目前一个较好选择。

5. 分子靶向药物治疗　甲磺酸伊马替尼是全球第一个获得批准的肿瘤发生相关信号转导抑制药,它是一种小分子选择性酪氨酸激酶抑制药,其可与 KIT 蛋白的激酶结构结合发挥作用,其作用靶点包括 KIT、*PDGFR*(α 和 β)和 BCR-ABL 等,通过选择性抑制酪氨酸激酶活性,阻断基因向酪氨酸残基转移进而抑制间质瘤细胞的增殖分化。甲磺酸伊马替尼对于不能手术切除、手术难度大、恶性程度高的肿瘤治疗效果明显,部分最初不能切除以及切除困难的肿瘤经甲磺酸伊马替尼治疗一段时间(6～9 个月)后可进行手术切除并降低手术风险。单纯完整肿瘤切除术后,仍有约 50% 的患者疾病复发或转移。中国胃肠间质瘤诊断治疗专家共识中推荐,对于中、高危复发风险的 GIST 患者,术后进行辅助治疗;中危患者,术后应至少给予伊甲磺酸伊马替尼辅助治疗 1 年;而对于高危患者,应延长辅助治疗时间至 3 年,初始治疗推荐剂量为 400mg/d。*c-kit* 外显子 9 突变的 GIST 患者应用甲磺酸伊马替尼治疗,初始治疗剂量为 800mg/d 与 400mg/d 比较,患者获得了更长的无进展生存期。同样对于进展期、不可切除或转移性 GIST 患者,甲磺酸伊马替尼 400mg/d 也是标准治疗。在辅助治疗过程中,部分病例可出现不同程度的全身水肿、恶心、呕吐、皮炎、胃肠道出血和肝炎等不良反应,随着治疗时间的延长,部分患者会对甲磺酸伊马替尼产生继发性耐药或疾病进展。目前美国 FDA 批准苹果酸舒尼替尼作为甲磺酸伊马替尼耐药的二线用药。其他分子靶向药物,如索拉菲尼、尼洛替尼、达沙替尼等正在研究当中,将为 GIST 患者提供更多的选择。

(徐文通　晏　阳　孙林德)

参 考 文 献

中国 CSCO 胃肠间质瘤专家委员会,2012.中国胃肠间质瘤诊断治疗专家共识(2011 年版)[J].
中华胃肠外科杂志,15(3):301-307.

中华医学会外科学分会胃肠外科学组,2015.胃肠间质瘤规范化外科治疗专家共识[J].中国实用
外科杂志,25(6):593-598.

Hirota S,Isozaki K,Moriyama Y,et al. 1998. Gain-of-function mutations of *C-kit* in human gas-
trointestinal stromal tumors [J]. Science,279(5350):577-580.

Mazur MT,Clark HB,1983. Gastric stromal tumors. Reappraisal of histogenesis [J]. Am J Surg
Pathol,7(6):507-519.

病例22 腹膜后脂肪肉瘤的外科治疗

【要点】 腹膜后脂肪肉瘤根据形态学特点可分为高分化型(WDLPS)、黏液型(MLPS)、多形性(PLPS)、去分化型(DDLPS)、混合型 5 类,以高分化型和去分化型最为常见。对大多数腹膜后肿瘤手术切除是最主要的治疗方法,甚至多次手术。因其较少发生淋巴结转移,故不必常规淋巴结清扫。放疗对黏液型和分化差型敏感,药物治疗无明显效果。

一、病例介绍

(一)病史简介

患者,女性,30 岁,因"发现右下腹包块 2 月余"于 2016 年 6 月 22 日入院。

患者于 2 个月前无意中发现右下腹略膨隆,无腹痛、腹胀,无右下肢及右臀部疼痛,无发热、红肿、破溃及肢体活动障碍。2 个月来患者右下腹包块逐渐增大,就诊于当地医院,行 CT 检查提示右下腹巨大占位。患者自发病以来精神状态良好,食欲、睡眠、体力、大小便正常,体重无明显变化。现患者为进一步治疗,门诊以"腹膜后肿瘤"收入院。

1. 既往史 既往体健,出生于内蒙古自治区,家族无遗传病史。

2. 体格检查 体温 36.5℃,脉搏 76 次/分,呼吸 19 次/分,血压 107/71mmHg,身高 163cm,体重 53kg,BMI 19.9kg/m² 。神清,发育正常。双肺呼吸音清,未闻及干、湿啰音。心律齐,各瓣膜区未闻及病理性杂音。腹部平坦,无腹壁静脉曲张,右下腹可触及一约 20cm×9cm×9cm 肿物,质软,活动度差,与周围组织明显粘连。肝脾肋下未触及,Murphy 征阴性,腹部叩诊鼓音,移动性浊音阴性。肾区及输尿管走行区叩击痛阴性。肠鸣音正常。肛门及生殖器未发现异常。

3. 实验室检查 血常规:血红蛋白 119g/L,红细胞计数 $4.11×10^{12}$/L,白细胞计数 $3.49×10^9$/L,血小板计数 $169×10^9$/L。血生化:谷丙转氨酶 7.6U/L,谷草转氨酶 14.4U/L,碱性磷酸酶 37.2U/L,总蛋白 68.2g/L,血清白蛋白 38.5g/L,总胆红素 15.8μmol/L,结合胆红素 4.3μmol/L,血糖 4.08mmol/L,肌酐 59.7μmol/L,尿素 3.90mmol/L,血清尿酸 199.8μmol/L,总胆固醇 4.71mmol/L,三酰甘油 1.03mmol/L,血清钙 2.18mmol/L。凝血功能:凝血酶时间 16.4 秒,血浆活化部

分凝血活酶时间 43.6 秒,国际标准化比值 1.12。肿瘤标志物检查未见异常指标。

　　4. 影像学检查　腹膜后 CT 平扫＋增强(我院,2016 年 6 月 22 日):右侧下腹部腹膜后见约 73mm×92mm 软组织肿块,其内密度均匀,CT 值 34HU;增强扫描动脉期病变内部可见斑片状强化,CT 值 51HU;静脉期及延迟期持续强化,邻近髂腰肌明显受压、变形,邻近骨质未见明确破坏征象。影像学诊断:右侧下腹部腹膜后多血供肿块(图 22-1)。

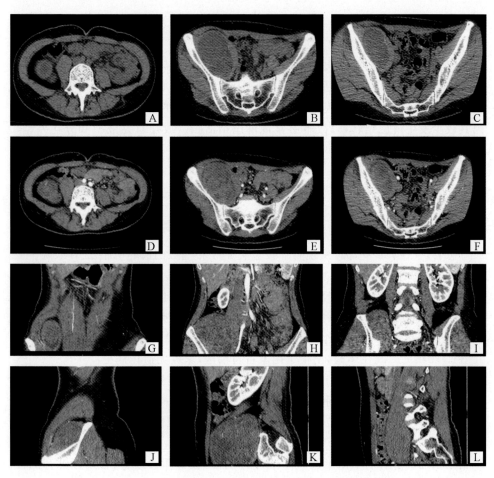

图 22-1　腹部盆腔 CT

　　右侧下腹部腹膜后见约 73mm×92mm 软组织肿块,病变内部可见斑片状强化,静脉期及延迟期持续强化,邻近髂腰肌明显受压、变形。A.(水平位平扫):肿物顶端位于腰 5 椎体水平;B.(水平位平扫):肿瘤最大直径处;C.(水平位平扫):肿瘤底端;D.(水平位增强):肿瘤顶端;E.(水平位增强):肿瘤最大直径处与髂血管关系紧密;F.(水平位增强):肿瘤底端与髂外血管关系紧密;G.(冠状位增强):肿瘤最前缘;H.(冠状位增强):肿瘤向内压迫腰大肌;I.(冠状位增强):肿瘤最后缘;J.(矢状位增强):肿瘤最左侧缘;K.(矢状位增强):肿瘤最大直径处;L.(矢状位增强):肿瘤最右侧缘

(二)临床诊断

腹膜后肿瘤(脂肪肉瘤可能性大)。

(三)诊疗经过

第1步诊断：①定位诊断。通过病史、体格检查及影像学检查，该例患者肿瘤位于右下腹部，有包膜，髂腰肌明显受压变形，未见骨质破坏。②定性诊断。根据病理分类大体可分为4类，来源于间叶组织的肿瘤约占腹膜后肿瘤的2/3，间叶组织包括脂肪、结缔组织、血管、淋巴组织、平滑肌及横纹肌。根据临床检查及影像学特征考虑脂肪肉瘤可能性最大。③术前穿刺病理检查。该包块血供丰富，有穿刺活检出血、损伤邻近组织等风险较大。根据上述分析，手术根治(R0)切除有很大可能，如无法切除，术中可行活检明确诊断。

第2步治疗：①手术是腹膜后肿瘤治疗的首选，手术成功的关键是正确判别肿瘤包膜，直视下沿包膜钝性分离。腹膜后肿瘤的生物学行为是膨胀性生长，一般不具有浸润性，对于大血管可以挤压、推移、包绕，但一般不浸润。腹膜后脂肪肉瘤绝大多数来源于肾周脂肪组织，是否同时切除肾以防止复发，存在不同意见，根据我们的经验，决定清除肾周围脂肪组织，保留肾。②肿瘤与邻近髂腰肌关系密切，但邻近骨质未见明确破坏征象，肿瘤和局部盆骨呈钝角粘连，因此，累及局部肌肉的可能性较大，切除后创面渗血可能较为严重，拟使用止血纱布压迫，宫纱填塞，术后3~5天视情况拔除宫纱，注意防止肠管受压坏死形成肠瘘，拔除宫纱应在手术室内完成，要注意再出血的问题。

2016年6月28日在全身麻醉下行手术，探查无腹水，小肠及其系膜未发现异常；右侧腹膜后可见一巨大肿瘤，呈椭圆形，质硬，边界尚清，最大直径约20cm，色泽暗红与黄褐交替，表面包膜尚光滑，与右肾脂肪囊及右髂动、静脉无显著粘连，与局部髂腰肌粘连，决定行腹膜后肿瘤切除术。锐性切开肿瘤表面肌肉组织，沿肿瘤与周围组织间隙将肿瘤完全游离，切除。完整切除肿瘤及周围淋巴脂肪组织。创面仔细止血，蒸馏水浸泡5分钟后吸尽。腹膜后创腔部放置止血纱布后，用宫纱填塞止血。

手术经过顺利，术中出血约200ml，未输血。术后患者生命体征平稳，术后第3天于手术室拔除宫纱，患者于术后第8天出院。

(四)病理诊断

黏液样脂肪肉瘤(右髂窝部)。

1. **大体检查**　灰黄色肿物一个(腹膜后)，大小为12cm×8.5cm×4.5cm，包膜完整，切面实性结节状，灰黄色，部分区域黏液样，质细腻。

2. **镜下检查**　黏液样脂肪肉瘤(腹膜后)，肿瘤大小为12cm×8.5cm×4.5cm，部分区域瘤细胞致密，细胞异型性明显，核分裂象和细胞凋亡易见；肿瘤侵犯骨骼肌；送检(肿瘤下方、肿瘤后方组织)镜下见肿瘤和骨骼肌组织(图22-2)。送检(腰大肌、股神经旁肌肉组织、前方肌肉组织)为骨骼肌组织,未见肿瘤。

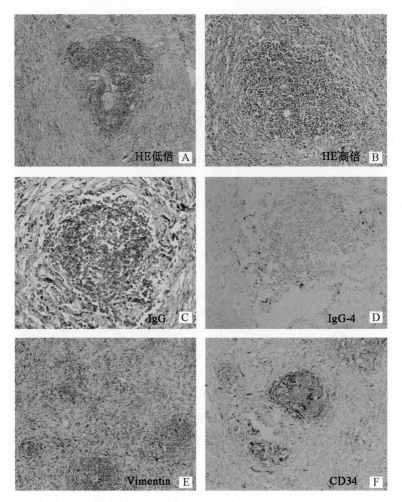

图 22-2　黏液样脂肪肉瘤

镜下见一致的圆形、卵圆形原始的间叶细胞和脂肪母细胞混合存在,间质黏液变性,并见纤细的枝桠状毛细血管网。A. HE 染色(低倍)4×;B. HE 染色(高倍)10×;C. IgG 免疫组织化学染色 20×;D. IgG₄ 免疫组织化学染色 20×;E. Vimentin 免疫组织化学染色 10×;F. CD34 免疫组织化学染色 10×

(五)随访

截至 2016 年 12 月(术后半年),患者一般情况可,肿瘤未见复发。

二、病例点评

原发性腹膜后肿瘤涉及的组织病理类型复杂,而来源于间叶组织约占腹膜后肿瘤的 2/3,脂肪肉瘤占恶性腹膜后肿瘤约 45%,影像学技术(CT、MRI、PET)的发展为原发性腹膜后肿瘤的定位、定性诊断做出了重要贡献。该例术前定位明确,按其影像学所见基本确定为原发性脂肪肉瘤。该例手术做到了根治性切除,保留了肾,术中出血 200ml,经验性采用创面宫纱填塞止血,术后 3～5 天拔除宫纱,缩短了手术时间,减少了出血量。

原发性腹膜后脂肪肉瘤的治疗仍以手术为首选,放疗、化疗均不敏感。第 1 次手术切除是否彻底关系术后复发,一旦复发将面临再次手术甚至多次手术。因此,术后密切随访至关重要。

(顾倬云)

三、相关疾病精要

(一)腹膜后脂肪肉瘤的组织学分类

脂肪肉瘤是软组织肉瘤(soft tissue sarcoma,STS)最常见的一种亚型,腹膜后脂肪肉瘤占该部位软组织肉瘤的 45%,脂肪肉瘤的组织学类型多样,根据形态学特点可分为高分化型(WDLPS)、黏液型(MLPS)、多形性(PLPS)、去分化型(DDLPS)、混合型 5 类,其中以高分化型和去分化型最为常见。

高分化型肉瘤又分为脂肪瘤样、硬化性、炎症性脂肪肉瘤。其生长较为缓慢,恶性程度低,有约 1/4 的高分化型腹膜后脂肪肉瘤可出现去分化或分化转移,形成高风险等级肿瘤。去分化型和多形性肉瘤恶性程度高,易局部复发和转移。圆细胞型肉瘤较少见,预后差。

黏液型肉瘤属中度恶性,占所有脂肪肉瘤的 30%～55%,好发于四肢肌肉内,体积较大,位于腹膜后者往往有完整被膜,多呈膨胀性生长,浸润性不强,病变形态可以不规则,对周围组织可以推压或部分包绕,但一般不会破坏骨质,不易发生远处转移,复发的方式主要有原位复发和局部种植复发。

(二)黏液型脂肪肉瘤的病理诊断和鉴别诊断

黏液型脂肪肉瘤的病理诊断依据:①不同异形及分化的各个阶段的脂肪母细胞及原始间叶细胞;②大量丛状毛细血管;③丰富的黏液基质;④脂肪染色阳性。需要和黏液型脂肪肉瘤鉴别的疾病有:①黏液瘤。肿瘤内血管稀少,更无丛状毛细血管网及异形脂肪母细胞。②纤维组织及其肿瘤的黏液变性。无丛状毛细血管网、变性的细胞和周围细胞的过度变化,无脂滴空泡。在 CT 上均表现为介于水与软组织之间的液体密度,边界清楚,周围未见明显水肿,增强扫描轻度强化或絮状、网状明显强化。

(三)脂肪肉瘤的临床表现

1. 腹部肿块　相当一部分患者的首发症状多为无意中发现或者在常规查体时发现,查体时肿瘤如能推动,大多为分化程度较高的脂肪肉瘤,如固定不动,硬而边界不清,大多为高风险等级肉瘤。一般触诊仅能发现肿瘤存在,对于良恶性及分化程度的判断准确性较差,应及时追加相关影像学检查,根据影像学特征进一步评估。

2. 腹胀、疼痛、坠胀感等非特异性症状　主要原因是肿瘤增大所致,其程度随肿瘤增长不断加重,症状可持续数月甚至数年。

3. 邻近器官受累表现　腹膜后脂肪肉瘤大多只是推压和侵犯邻近器官,低风险等级肿瘤进展多较为缓慢,引起各种症状时往往体积已经较大。高分化、黏液型脂肪肉瘤也可能发生去分化和转移,此时往往出现侵犯和破坏邻近器官,以及转移引起相应症状。

(四)腹膜后脂肪肉瘤的初次手术治疗

对大多数腹膜后脂肪肉瘤来说,手术切除是最主要的治疗方法,甚至需要多次手术,因其较少发生淋巴结转移,故不必常规进行相应的淋巴结清扫。一般认为,初次手术应完整切除肿瘤,但切除范围仍有争议。有学者认为,单纯手术切除不加辅助治疗,应至少距离肿瘤 1cm 切除;如果加用辅助治疗,切缘至少应在 0.5cm。但事实上在术中评价切缘阴性是比较困难的,虽然可以通过术中病理判断切缘是否阴性,但由于肿瘤体积往往巨大,多点送检病理理论上虽有可能性,但即使全部取材点均为镜下阴性,仍然可能无法避免遗漏病灶。因此,有学者提出,腹膜后肿瘤完整切除就是肉眼可见肿瘤的完整切除。从这个观点出发,由于高分化脂肪肉瘤和脂肪组织从肉眼角度很难区分,因此其手术就需要切除肿瘤周围尽量多的正常脂肪组织,但是否联合脏器切除,外科医师仍有较大争议。Singer 等分析了 177 例腹膜后脂肪肉瘤复发与疾病特异性死亡原因,认为组织学类型及切缘状态与预后相关,高分化脂肪肉瘤的 5 年存活率为 83%,而去分化脂肪肉瘤仅 20%,切除肾可以增加肿瘤的完整切除率,但对预后没有明显的影响。而需要切除邻近脏器的脂肪肉瘤多为分化差、侵袭性高的亚型。而另外一个研究则认为,切除邻近脏器以保证阴性切缘,5 年局部复发率(22%)低于历史对照(41%),虽然手术并发症显著增加,但是连同邻近脏器整块切除时,80% 以上患者可以获得阴性切缘,而这种积极的手术方式使患者的中位生存期达到 83 个月。

我们医院迄今为止已经收治接近 2000 例腹膜后肿瘤患者,其中 40% 为脂肪肉瘤,对于初次手术方式我们也经历了从积极到相对保守的过程。我们观察到扩大切除肿瘤周围的重要血管及脏器并未明显降低局部复发率,反而增加了手术并发症发生率和医疗费用,降低了患者生活质量。我们认为对于初次手术的脂肪肉瘤患者,在肉眼完整切除肿瘤的情况下,可以保留肾,但需要对同侧腹膜后脂肪组织尽量切除以减少复发机会。

(五)腹膜后脂肪肉瘤的再手术治疗

完全切除的原发性腹膜后高分化、去分化脂肪肉瘤,5 年局部复发率分别为 50%、80%,大多数腹膜后脂肪肉瘤患者最终死于局部复发,其中 3/4 的患者不会出现远处转移,因此,绝大部分复发的腹膜后脂肪肉瘤的最佳治疗策略仍然是手术。完整切除后复发再次手术的数据非常有限,因此,对手术适应证的把握就存在巨大差异,手术时机也无统一标准。复发后是否再次手术受到患者症状、严重程度、外科医师技术水平、肿瘤部位、肿瘤和重要血管脏器关系等多种因素的直接影响。

我们医院收治的腹膜后脂肪肉瘤中 68% 为局部复发病例,生存期最长者超过 20 年,先后接受 13 次手术;生存期最短者仅 10 个月,且于初次手术后 3 个月复发。在手术时机的选择上,外科医师常常面临两难的选择:患者虽然复发但症状不严重,虽然可以完整切除但并不能降低再次复发率,增加患者医疗费用及创伤;当患者症状严重要求手术时,往往肿瘤累及邻近脏器,手术操作难度极大而且可能失去完整切除的机会。因此,我们的经验是对该类患者术后进行密切随访,3~6 个月迅速长大并有累及邻近脏器者慎重选择再次手术;对全身状况差者不主张再次手术;对肿瘤生长缓慢,一般状况好的患者,即使复发肿瘤巨大、范围广泛,也可以采取较为积极的手术治疗。虽然有时难以切除,但根据我们的回顾性资料分析,姑息性的分块切除和最大限度地囊内切除对患者生存期和生活质量都有益处。

(六)腹膜后脂肪肉瘤的综合治疗

目前手术仍是腹膜后脂肪肉瘤的主要治疗方式,但术后的复发是导致患者死亡的最终原因。已有证据表明,手术联合放疗可以降低该类肿瘤的局部复发率,但其治疗效果和放疗剂量密切相关,脊髓等放疗敏感器官和组织,限制了放疗总剂量,因此其效果也大打折扣。术中放疗能够提高治疗的靶向性,减少健康组织损伤,在控制局部复发方面发挥了重要作用。我们医院已经开展了相关研究,初步看到了减少局部复发率的趋势,但可靠的结论尚需进一步的临床研究确认。

新型靶向治疗药物的研究是目前的一个重要治疗方向,相关基因研究证实高分化和去分化脂肪肉瘤以 12 号染色体长臂上的基因扩增为特点,新的染色体中携带有已知致癌基因 HDM2、HMGA2、CDK4,这些基因都和脂肪肉瘤的形成有关,直接作用于 HDM2 和 CDK4 的发卡 RNA,在体外可以抑制脂肪肉瘤细胞系的增殖,基于以上发现的靶向治疗已经开始进行临床试验,其结果值得期待。

(七)腹膜后脂肪肉瘤的预后

决定腹膜后脂肪肉瘤预后的因素很多,如肿瘤的类型、手术切除的彻底程度、肿瘤分化程度等,高分化型预后好,其次是黏液型,但复发率较高。Azumi 等报道,随访 7 年中黏液型腹膜后肿瘤复发率为 33%。肿瘤向周围组织浸润生长切缘残留是导致肿瘤复发的重要因素。恶性腹膜后肿瘤切除后的复发率可高达 50%～80%,且恶性程度随复发而增高;良性肿瘤完全切除后可痊愈,部分切除也可获得长期生存。

（李沛雨　赵允杉　黄晓辉）

参 考 文 献

黄晓辉,李沛雨,赵旭东,等,2013. 原发性腹膜后脂肪肉瘤治疗策略,中国实用外科杂志[J]. 33(2):156-158.

Ecker B L,Peters M G,McMillan M T,et al. 2016. Preoperative radiotherapy in the management of retroperitoneal liposarcoma [J]. British Journal of Surgery,103(13):1839-1846.

Imperiale A,Chenard M P,Rohr S,et al. 2014. In vivo and in vitro evidence of somatostatin receptors expression in a dedifferentiated retroperitoneal liposarcoma [J]. Clinical nuclear medicine,39(10):892-893.

Koizumi A,Inoue T,Takayama K,et al. 2015. Pazopanib for three patients with recurrence of retroperitoneal liposarcoma:initial clinical experience[J]. Hinyokika kiyo. Acta urologica Japonica,61(4):153-158.

病例23　胃癌肾上腺转移MDT治疗

【要点】　胃癌是全世界病死率排名第2的恶性肿瘤,但其往往起病隐匿、缺乏特异性,大多数患者确诊时已处于中晚期,而部分已有远处转移,其整体生存期不足1年。尽管近年来已采取以手术为中心的综合治疗模式,并不断有新药的开发及新方法的使用,但晚期胃癌的治疗效果依旧并不理想。

一、病例介绍

(一)病史简介

患者,男性,64岁,因"进食哽噎10月余,加重1个月"于2014年9月20日入院。

患者自2013年9月开始自觉进食哽噎,症状逐渐加重,无恶心、呕吐,无腹胀、腹泻等其他伴随症状,当时未给予特殊处理。2014年8月患者自觉进食困难加重,就诊于我院。行胃镜发现距门齿约40cm处管腔狭窄;胃底近贲门区见黏膜下隆起型病变,约3cm×4cm,局部糜烂、渗血。内镜诊断:胃底贲门癌。病理检查:胃底贲门中-低分化腺癌。自发病以来食欲、食量较差,睡眠情况一般,体重下降约12.5kg,大小便正常。

1. 既往史　2010年诊断为冠状动脉粥样硬化性心脏病(简称冠心病),口服"曲美他嗪"营养心肌治疗,近2年无明显心绞痛发作。2014年体检时因餐后血糖升高诊断糖耐量异常,未正规服用降糖药物。双侧颈动脉粥样硬化病史多年,长期口服阿司匹林。12岁患有骨结核,已治愈。吸烟40年,平均20支/天,饮酒史30余年,2~3两/次。

2. 体格检查　体温36.3℃,脉搏86次/分,呼吸18次/分,血压146/98mmHg,身高1.75m,体重70kg,BMI 22.9kg/m²[体重(kg)/身高(m)²]。颈部、锁骨上未扪及肿大淋巴结。心律齐,各瓣膜区未闻及病理性杂音。双肺呼吸音清,未闻及干、湿啰音。腹部平坦,无腹壁静脉曲张,全腹无压痛,无反跳痛及肌紧张,未触及肿物。肝脾肋下未触及,Murphy征阴性。肠鸣音正常。肛门指检:示指可及区域未触及异常,指套无血染。

3. **实验室检查** 血红蛋白 135g/L,红细胞计数 4.07×10^{12}/L,白细胞计数 13.33×10^9/L,中性粒细胞 0.923,淋巴细胞 0.048,血小板计数 180×10^9/L,凝血酶时间 15.3 秒,血浆活化部分凝血活酶时间 32.6 秒,国际标准化比值 1.14,血糖 7.37 mmol/L,谷丙转氨酶 6U/L,谷草转氨酶 16U/L,总蛋白 71g/L,血清白蛋白 41.1g/L,尿素 4.1mmol/L,肌酐 59μmol/L。

4. **辅助检查**

(1)胃镜(我院,2014 年 8 月 29 日):齿状线清晰,距门齿约 40cm 处管腔狭窄,局部可见乳头样肿物,少许渗血,内镜无法通过,换用儿童型内镜(直径 6.5mm)可通过;胃底近贲门区见黏膜下隆起型病变,约 3cm×4cm,局部糜烂、渗血。内镜诊断:胃底贲门癌(图 23-1)。活检病理检查:胃底中-低分化腺癌。

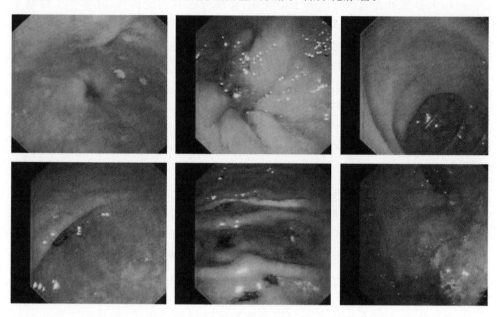

图 23-1 胃镜检查

胃底近贲门区见黏膜下隆起型病变,约 3cm×4cm,局部糜烂、渗血

(2)腹部增强 CT(我院,2014 年 9 月 7 日):贲门-胃底部肿块,考虑贲门-胃底癌;贲门旁、肝胃之间多个增大淋巴结,转移可能性大;双侧肾上腺结节状增粗,考虑转移可能性大(图 23-2)。

(3)PET-CT(我院,2014 年 9 月 10 日):①贲门胃底区肿块影伴高代谢,考虑恶性,食管明显扩张,提示梗阻;胃小弯侧淋巴结代谢增高,考虑转移。②右侧肾上腺软组织结节,左侧肾上腺增厚,均伴高代谢,首先考虑肾上腺腺瘤增生,但需排除转移瘤(图 23-3)。

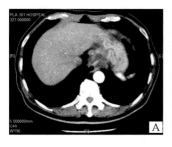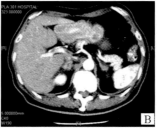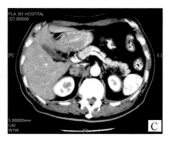

图 23-2　CT 检查

A. 贲门-胃底部肿块,贲门旁、肝胃之间多个增大淋巴结;B. 左侧肾上腺结节状增粗;C. 右侧肾上腺结节状增粗

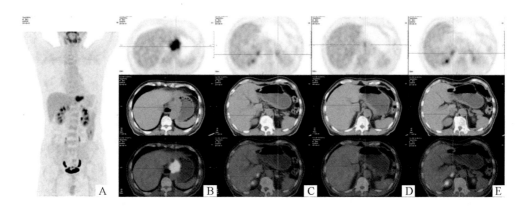

图 23-3　PET-CT

A. 贲门胃底区肿块影伴高代谢;B. 贲门胃底区团块状软组织密度影,放射性摄取增高,SUV_{max}:14.2;C. 胃小弯侧淋巴结放射性摄取增高;D. 左侧肾上腺增粗伴放射性摄取增高,SUV_{max}:2.7;E. 右侧肾上腺软组织结节伴放射性摄取增高,SUV_{max}:5.5

(二)临床诊断

1. 胃底贲门中-低分化腺癌(cT_3NxM_1,Ⅳ期);双侧肾上腺转移癌,辅助化疗术后。

2. 冠心病稳定型心绞痛。

3. 糖耐量异常。

4. 颈动脉粥样硬化。

(三)诊疗经过

第1步思考:患者为老年男性,因进食哽噎10月余,加重1个月入院,胃镜诊断胃底贲门癌,贲门不全梗阻。活检病理:胃底中-低分化腺癌,腹部平扫+增强

CT 及 PET-CT 均提示肾上腺转移可能性大,若存在肾上腺转移,则肿瘤已属晚期,单纯手术切除原发灶并不能使患者受益。PET-CT 肾上腺转移癌能否成立?是否需要行肾上腺穿刺活检?后续采取何种治疗方式?

经多学科综合诊疗团队(MDT)第 1 次讨论后形成统一意见:暂无根治性手术条件,决定先行化疗。

患者遂转入肿瘤内科行 8 个周期 mFOLFOX6 化疗,时间分别为 2014 年 9 月 29 日、10 月 20 日、11 月 3 日、11 月 19 日、12 月 1 日和 12 月 24 日,以及 2015 年 1 月 16 日、1 月 30 日。具体方案:奥沙利铂150mg,静脉滴注,疗程第 1 天;注射用亚叶酸钙 600mg,静脉滴注,疗程第 1 天;氟尿嘧啶注射液 750mg,滴斗入,4.25g 持续泵入第 1～2 天(46 小时持续泵入),每 2 周重复。化疗过程中病情变化:Ⅱ度骨髓抑制,输血和升白细胞支持治疗;轻度乏力、食欲缺乏,4 周期后出现明显的双手麻木、颤抖,考虑为奥沙利铂神经毒性所致,给予加巴喷丁对症处理。化疗(第 1～6 周期)期间一直胃管鼻饲饮食。2014 年 12 月 8 日发生急性胆囊炎,经抗感染治疗好转;12 月 26 日拔除鼻饲管(第 6 周期后);第 7～8 周期时,进少渣半流食耐受好。

第 2 步思考:患者化疗期间动态评估病情,2014 年 10 月 31 日(2 次后)复查腹部 CT 提示胃底病灶较前有所缩小,双侧肾上腺转移灶较前有所缩小,疗效评价部分缓解(PR);2014 年 11 月 27 日(4 次后)行上消化道碘油造影提示贲门处狭窄及食管下段扩张程度较前有所减轻,评价 PR;2014 年 12 月 24 日(6 次后)上消化道造影、腹部 CT 平扫＋增强及胃镜检查,患者胃底肿瘤明显缩小,同时双侧肾上腺也明显缩小,疗效评价 PR;2015 年 1 月 30 日(8 次后)腹部 CT 提示胃底肿瘤较前稍大,双侧肾上腺结节进一步缩小,疗效评价疾病稳定(SD);2015 年 2 月 27 日再次复查胃镜提示胃底近贲门区,见黏膜下隆起性病变,约 2cm×3cm,局部黏膜尚光滑。EUS 检查:病变局部呈不规则低回声区,向腔内外突出,病变为 3.9cm×2.2cm,周围未见明确肿大的淋巴结。2015 年 2 月 28 日复查 PET-CT 提示:①原贲门胃底区团块状软组织密度影,放射性摄取增高,较前体积明显缩小、放射性分布程度减低,SUVmax:5.6 vs 14.2;②左侧肾上腺增粗伴放射性摄取增高,较前体积缩小、放射性分布程度减低,SUVmax:2.4 vs 2.7;③原右侧肾上腺软组织结节,较前体积缩小、放射性分布程度减低,SUVmax:3.2 vs 5.5,经 8 周期化疗后胃底和双侧肾上腺肿瘤均明显缩小;第 7、8 周期化疗后疗效评价为 SD,有耐药趋势。

经第 2 次 MDT:患者经 8 周期化疗后一般情况有所改善,体重增加 5kg,能够进少渣半流食,精神、睡眠良好,大小便正常。此时可选择姑息性原发肿瘤切除＋肾上腺探查手术。

2015 年 3 月 11 日在全身麻醉下手术,探查:无腹水,肝、胆、脾、胰、小肠及其系膜未发现异常,肿物位于贲门小弯侧,大小为 4cm×3cm,质硬,侵及浆膜,小弯侧可触及肿大淋巴结。左侧肾上腺未触及明确肿物,决定行姑息性近端胃切除,切除近端胃 3/4,食管-胃端侧吻合。

手术经过顺利,出血约 100ml,未输血。术后恢复顺利。

术后病理诊断:胃食管交界小弯侧溃疡型低分化腺癌,肿瘤大小为 3.5cm× 2.5cm×1.5cm,侵犯深肌层,见脉管内癌栓。上、下切缘未见癌。大弯淋巴结未见转移癌(0/1),胃小弯淋巴结见转移癌(3/14)。HER-2(−)。

术后诊断:①食管胃结合部癌(Siewert Ⅲ型)中-低分化腺癌(pT_2N_2Mx),姑息性近端胃切除术后;②双侧肾上腺结节转移可能性大。

术后,因术前一线化疗 mFOLFOX6 方案已出现耐药趋势,此次考虑更换二线方案:伊立替康 $60mg/m^2$,第 1 天、第 8 天,联合顺铂 $30mg/m^2$,第 1 天、第 8 天;应用该方案 3 个周期后,因出现Ⅲ度胃肠道反应及Ⅲ度骨髓抑制,遂停止化疗。

第 3 步思考:患者术后定期随访。复查 PET-CT(2015 年 9 月 6 日)提示:①与 2015 年 2 月 28 日相比,原贲门胃底区高代谢灶消失。②右肾肾上腺结节较前增大,代谢较前增高(SUVmax:4.5);左侧肾上腺较前略增粗,代谢较前略增高(SUVmax:3.3)。③其余所见同前大致相仿。查腹部 MRI 平扫+增强(2015 年 11 月 11 日):双肾上腺肿块影,与 2015 年 7 月 29 日片比较,右侧肾上腺占位增大,左肾上腺内侧支出现病灶。

第 3 次 MDT:可以确定双侧肾上腺转移癌,胃底贲门癌术后解除了贲门梗阻,术后恢复较好,决定行右侧肾上腺肿瘤切除,于 2015 年 12 月 3 日行机器人辅助后腹腔镜右侧肾上腺切除术。术后病理回报:右肾上腺低分化腺癌,考虑胃肠道来源。

患者右侧肾上腺肿瘤已确诊为胃癌转移所致,左侧肾上腺肿物变化不大,可先试行靶向治疗,定期复查,遂于 2016 年 3 月 16 日开始口服阿帕替尼,半量 425mg,1 次/天,复查未见复发或新发转移。

(四)病理诊断

胃食管交界小弯侧溃疡型低分化腺癌;右肾上腺转移癌。

1. 镜下所见 部分区域肿瘤组织呈管状结构,癌细胞呈高柱状或立方状,细胞异型性明显,核深染,核仁突出。部分区域癌细胞呈巢团状排列或条索状分布,并见散在的单个细胞弥漫呈片。染色质粗,核分裂象多见(图 23-4)。

2. 病理诊断第 1 次术后 胃食管交界小弯侧溃疡型低分化腺癌,肿瘤大小为 3.5cm×2.5cm×1.5cm,侵犯深肌层,见脉管内癌栓。上、下切缘未见癌。胃大弯淋巴结未见转移癌(0/1),胃小弯淋巴结见转移癌(3/14)。HER-2(−)。

第 2 次术后:右肾上腺低分化腺癌,考虑胃肠道来源。

(五)随访

截至 2016 年 2 月 14 日,复查腹部 MRI、PET-CT 提示:左肾上腺较前增粗,胆

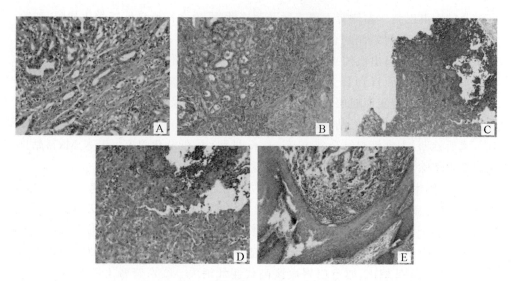

图 23-4　病理检查镜下所见(HE 染色)

A. 胃腺癌 20×；B. 胃腺癌 10×；C. 淋巴结转移癌 10×；D. 淋巴结转移癌 20×；E. 胃癌侵犯食管鳞状上皮

囊高代谢灶。MDT：左肾上腺肿瘤转移可以明确,胆囊颈转移可能性大,多处转移,已不适宜手术,2016 年 3 月 16 日开始口服阿帕替尼,药物副作用较大。服药 1 个月后复查 MRI 提示：左肾上腺、胆囊病变增大,阿帕替尼增大用量,8 月 2 日因腹胀、恶心停用阿帕替尼。自 2016 年 9 月 27 日至 2017 年 5 月 21 日行 12 周期 Pembrolizumab 抗 PD-1 治疗(100mg,2mg/kg,q3w),复查 MRI 提示左肾上腺、胆囊转移癌无改善,腹膜后淋巴结转移癌。

二、病例点评

肾上腺转移癌来源于胃肠道者较少,该例的难点在于如何确诊肾上腺是否为转移,以及是否为孤立性肾上腺转移。由于肾上腺转移癌常无明显临床症状,因此,辅助检查对肾上腺转移癌的诊断具有重要意义。CT、MRI 对肾上腺转移癌的诊断具有重要价值,PET-CT 检查可以通过半定量的标准化摄取值(SUV)对肿瘤良恶性的鉴别起到重要作用。有文献报道,当 SUV 良恶性临界值设定在 3.1 时,对肾上腺良、恶性病变鉴别的敏感性为 98.5%,特异性为 92%。本例患者肾上腺转移的诊断经历了多个过程,患者出入院时,虽然怀疑肾上腺转移,但在姑息性胃癌手术过程中探查,并未发现肾上腺有明确肿物；随访观察过程中肾上腺肿物进行性增大,SUVmax 达 4.5,且较前明显升高,因此,对恶性的判断把握度更大,后患者接受了机器人辅助右侧肾上腺肿物切除术,术后病理证实为胃转移癌。

若存在肾上腺转移,则肿瘤已属晚期,单纯手术切除原发灶并不能使患者受益。第 1 次 MDT 形成统一意见,认为患者不具备立即手术适应证,先行转化化疗。1~6 个疗程化疗效果为 PR,但第 7、8 周期化疗后疗效评价为 SD,有耐药趋势。第 2 次 MDT 决定行姑息性手术,术后二线化疗过程中副作用过重停止化疗。第 3 次 MDT 临床随访观察中发现肾上腺转移癌进行性增大,鉴于孤立性肾上腺转移,胃原发肿瘤得到控制,影像学提示肾上腺转移癌未浸润周围组织并可切除,且患者全身状况可耐受手术,因此行肾上腺转移瘤切除术。

该病例最终证实属于Ⅳ期胃癌,转化治疗创造了手术条件,姑息性手术明确了病理诊断,解决了消化道梗阻,改善了症状,也为下一步化疗及靶向治疗提供了明确依据。虽然该病例的生存期得到了改善,但并非所有Ⅳ期胃癌都可以采用如此积极的治疗方案,其适应证仍需严格把握。该例患者的治疗取得了阶段性成功,治疗方案的选择、治疗评估、适用患者类型等有待进一步前瞻性临床研究。

三、相关疾病精要

胃癌是全世界病死率排名第 2 的恶性肿瘤,胃癌起病隐匿,临床症状缺乏特异性,因此大多数患者确诊时已处于中、晚期。在过去的 10 年间,全球整体的胃癌发病率有下降趋势,欧美发达国家下降尤为明显,但亚洲的发病率仍然较高,其主要发生地区位于东亚的中、日、韩三国。我国早期胃癌的比例仅占 10% 左右,多数胃癌患者就诊时已是进展期,而部分已有远处转移,其生存率则更低。目前对于胃癌合并远处转移还没有标准的治疗方案,美国国立综合癌症网络(NCCN)推荐对转移性胃癌采取化疗、最佳支持治疗或纳入临床研究。尽管近年来已采取以手术为中心的综合治疗模式,并不断有新药的开发及新方法的使用,但晚期胃癌的治疗效果依旧不理想,对于晚期胃癌的治疗方法主要包括非根治性手术治疗、化疗、放疗、生物免疫治疗等。

血行转移是胃癌转移的主要途径之一,除本例发生的较为少见的肾上腺转移外,大多数转移发生在肝,其中同时性胃癌肝转移占所有胃癌病例的 9.9%,13.5%~30% 在胃癌术后发生肝转移(异时性肝转移)。既往观点认为胃癌肝转移分期属于Ⅳ期,仅建议进行姑息性化疗,但我们对我医院胃癌肝转移病例进行回顾性研究发现,进行转化治疗,慎重选择病例,实施手术治疗,部分患者的生存期可以得到一定程度的延长。当原发灶<8cm,肝转移局限于 1 个肝叶时,原发灶行 D2 根治术,同时切除肝转移灶,患者的中位生存期可延长 7 个月左右。

(一)非根治性手术治疗

非根治性手术包括减瘤及姑息性手术,非根治性手术的目的在于改善患者生活质量,尽量降低肿瘤负荷。出现梗阻、出血或穿孔等并发症是外科手术的直接指征。虽然部分学者认为非根治性手术能够使晚期患者受益,但其适应证及患者预后仍需循证医学证据支持。

(二)姑息性全身化疗

姑息性全身化疗对晚期胃癌疗效有限,但目前仍为治疗方法之一。常用的化疗药主要有:①氟尿嘧啶类:5-FU、卡培他滨(capecitabine,CAPE)、替吉奥(S-1)等;②铂类:奥沙利铂(oxaliplatin,OXA,L-OHP)、顺铂(cisplatin,CDDP);③紫杉类:紫杉醇(paclitaxel,Taxol)和多西紫杉醇(docetaxel,Taxotere);④拓扑异构酶Ⅰ抑制药:伊立替康(irinotecan,CPT-11)。虽然目前已经开展了大量临床Ⅲ期研究,其结论并不一致,因此,仍未找到公认的、具有明显优势的标准治疗方案。目前常用方案主要是以上类型药物的各种不同组合,需要在兼顾患者耐受性的基础上根据情况选择。

(三)术中腹腔热灌注化疗

术中腹腔热灌注化疗(intraoperative peritoneal hyperthermo-chemotherapy,IPHC)是近10余年逐渐发展起来的一项化疗新技术,适用于防治、治疗胃癌术后腹膜转移或复发。其适应证包括:①术中腹腔游离细胞学检测阳性;②癌肿浸润至浆膜或浆膜外;③腹膜已有散在性转移复发。

(四)胃癌手术方式的选择策略

根治性胃切除和合理的淋巴结清扫是胃癌的标准治疗方式,手术方式主要有开腹手术、腹腔镜手术和机器人手术。但无论哪种方式,对于可切除的胃癌来说,淋巴结清扫范围都应该达到D2水平。开腹手术作为常规治疗手段,其治疗效果稳定,手术操作难度较小,术中并发症的处理更加方便快速。机器人手术和腹腔镜手术必须由经过训练经验丰富的医师施行,其手术效果完全可以得到保证。机器人手术适应证和传统腹腔镜手术一致,目前对无胃周淋巴结转移的胃癌患者,微创手术应用最多,原因在于手术操作简单,不需太大范围的淋巴结清扫,这也是日本胃癌治疗指南所推荐的适应证。但机器人手术最理想的是用于无远处转移的局部进展期患者,这类患者需行D2淋巴结清扫,而机器人手术的灵巧性和精确性在切除包含N2淋巴结的血管周围软组织时显示了其一定的优势。

NCCN对腹腔镜胃癌根治术适应证的建议如下:①第7版AJCC肿瘤分期定义的ⅠA期患者($cT_1N_0M_0$);②不适于内镜切除的黏膜和黏膜下肿瘤;③内镜下黏膜和黏膜下肿瘤切除失败的患者。近年来随着腹腔镜配套技术和设备的快速发展,腹腔镜D2根治术在技术上的可行性促使了腹腔镜胃癌根治术的手术指征从早期胃癌逐渐扩大到进展期胃癌。国内多家医院对进展期胃癌腹腔镜手术适应证的扩展进行了探索性研究,腹腔镜下胃癌根治术和淋巴结D2清扫从技术上已经基本完全成熟,同时也涌现出一批优秀的腔镜外科医师。国内研究显示,腹腔镜下切除的各组淋巴结数目与同期开腹手术相比无显著性差异,手术时间也无显著延长。腹腔镜胃癌根治术微创特点明显,与手术相关的并发症和病死率并未显著提高。

机器人手术治疗胃癌是一个相对新颖的方法,该领域的相关经验正在不断积累。有许多研究报道了腹腔镜、机器人和开放胃癌手术的区别,结论表明微创手术有许多优势,其并没有破坏肿瘤根治的原则,机器人、腹腔镜辅助胃癌根治术联合淋巴结清扫治疗早期胃癌的安全性、有效性已在三期临床试验得到验证。

(五)消化道重建方式的选择

远端胃癌根治术消化道重建常见的有 3 种,即 Billroth Ⅰ式、Billroth Ⅱ式、Roux-en-Y。重建方式的选择原则基于以下几点:①恢复消化道的连续性;②增加术后残胃的容量;③手术操作的安全性和简便性;④术后并发症概率尽量减少。Billroth Ⅰ式吻合手术操作简单,接近正常解剖生理功能,术后食物按正常途径经过十二指肠,保留了胆汁分泌功能,减少了胆囊炎及胆囊结石的发病率;缺点主要是如果未来肿瘤复发,可能丧失二次手术的机会。Billroth Ⅱ式术后胃肠功能性并发症发生率较高,这与胆汁反流至胃直接相关。残胃空肠 Roux-en-Y 吻合术能较好地预防胆汁、胰液反流,也可以尽可能地恢复正常的解剖生理功能,但缺点是手术操作相对烦琐,切断小肠导致神经肌肉连续性中断可能引起胃排空功能障碍。

(滕 达 卫 勃 陈 凛)

参 考 文 献

陈凛,卫勃,2010.早期胃癌切除术中的消化道重建策略[J].中华胃肠外科杂志,13(2):91-93.

Korivi BR,Elsayes KM,2013. Cross-sectional imaging work-up of adrenal masses[J]. World J Radiol,5(3):88-97.

Quiros RM,Desai DC,2011. Multidisciplinary approach for the treatment of gastric cancer [J]. Minerva GasstroenteralDietol,57(1):53-68.

Sancho JJ,Triponez F,Montet X,et al. 2012. Surgical management of adrenal metastases [J]. LANGENBECKSArch Surg,397(2):179-194.

病例24 膀胱高级别尿路上皮癌应用机器人辅助、全腹腔镜下根治性膀胱切除、回肠原位代膀胱术治疗

【要点】 膀胱癌是我国泌尿外科临床上最常见的肿瘤之一,是一种直接威胁患者生命的疾病。膀胱癌的组织学类型以尿路上皮癌最为常见,占膀胱癌的90%以上。尿路上皮癌病理常为多中心性,易于复发、局部浸润和淋巴结转移。根治性膀胱切除术同时行盆腔淋巴结清扫术是治疗肌层浸润性和高危的非肌层浸润性膀胱癌的金标准,膀胱根治性切除常辅以尿流改道术。近年来,患者对于术后整体生活质量的要求不断提升,在病情条件允许的情况下,越来越多的患者更愿选择原位新膀胱作为尿流改道术。机器人辅助全腹腔镜下根治性膀胱切除加回肠原位新膀胱术的临床可行性已得到越来越广泛的认可,该术式可以减轻患者手术切口的疼痛,预防肠管由于长时间暴露于体外引起的功能紊乱,以及减少可能的体液丢失。

一、病例介绍

(一)病史简介

患者,男性,55 岁,于 2014 年 10 月初无明显诱因出现间断性肉眼血尿,无发热、寒战、盗汗,无腹痛、腰痛,无尿频、尿急、尿痛,无排尿困难,无消瘦、乏力。生活规律无变化,食欲、食量正常,体重无变化。在当地医院行泌尿系超声检查发现膀胱占位性病变,后至我院行膀胱镜检查显示:膀胱底部可见 3cm×2.5cm 黏膜苔藓样改变,易出血。病理:膀胱高级别尿路上皮癌。于 2014 年 12 月 11 日收入我科。

1. **既往史** 既往体健,否认吸烟、酗酒史。

2. **体格检查** 体温 36.5℃,脉搏 72 次/分,呼吸 19 次/分,血压 120/90mmHg。心率 72 次/分,律齐,心脏各瓣膜听诊区未闻及杂音。双肺未闻及干、湿啰音及胸膜摩擦音。腹部无压痛,未触及包块,肝脾未触及。双肾区无隆起,卧位及坐位双肾均未触及。双输尿管行程区无压痛,膀胱区无膨隆,无压痛及触痛,未扪及包块。肛门、生殖器外观正常,尿道外口正常,无红肿和渗出物。

3. **实验室检查** 血红蛋白 148g/L,红细胞计数 $4.70×10^{12}$/L,白细胞计数

$7.02×10^9/L$,中性粒细胞 0.575,淋巴细胞 0.343,血小板计数 $181×10^9/L$,谷丙
转氨酶 20.8U/L,谷草转氨酶 17.5U/L,总蛋白 60.4g/L,血清白蛋白 45.0g/L,血
糖 5.39mmol/L,尿素氮 3.69 mmol/L,肌酐 79.9 μmol/L,血清钾 3.76 mmol/L,
血清钠 143.8 mmol/L,血清氯 104.9 mmol/L,凝血酶时间 16.9 秒,血浆活化部
分凝血活酶时间 31.9 秒,国际标准化比值 0.99。

4. 影像学检查

(1)超声:膀胱右侧壁多发斑状强回声;排尿后膀胱残余尿量约 108ml。

(2)膀胱镜检查:膀胱底部可见 3cm×2.5cm 黏膜苔藓样改变,易出血。膀胱
镜活检病理:(膀胱)高级别尿路上皮癌。

(二)临床诊断

膀胱高级别尿路上皮癌。

(三)诊疗经过

1. 患者因血尿入院,经膀胱镜检查及病理确诊为膀胱底部高级别尿路上皮癌。

2. 治疗方针:根治性膀胱癌切除、盆腔淋巴结清扫为目前治疗高级别尿路上
皮癌的标准术式。鉴于患者属中年,可承受手术治疗,决定行根治性膀胱切除术。

(1)手术选择在达芬奇机器人辅助腹腔镜下实施,此术在我科已累积较丰富的
经验,具有创伤小、手术视野清晰等特点。

(2)尿流改道术式有回肠膀胱和乙状结肠、直肠代膀胱,考虑到整体生活质量,
决定选择原位新膀胱作为尿流改道术式。机器人辅助完全体内原位新膀胱术可以
减轻患者手术切口疼痛,避免肠管长时间暴露于体外,但肠道-膀胱重建手术耗时
长,有难度,然而仍较常规腹腔镜手术有优势。

(3)手术(2014 年 12 月 18 日):全身麻醉、切腹、置入套管,对接机器人操作系
统,完整切除膀胱、前列腺和精囊,清扫盆腔淋巴结,制备原位 Studer 新膀胱、新膀
胱尿道吻合,以及新膀胱输尿管吻合。将双侧输尿管单 J 管自尿道拉出,重新置入
Fr18 三腔尿管,自腹直肌左侧穿刺套管置入腹腔引流管,自脐上穿刺点延长切口
取出标本,手术过程顺利,术中出血 300ml。

3. 术后处理:患者于术后第 1 天 17:30 突感胸闷、腹胀等不适,体温 37.8℃,
心率 140~150 次/分,急诊腹部平片及 CT 平扫提示肠管胀气明显,可见气-液平
面,诊断高位肠梗阻(图 24-1),给予持续胃肠减压、奥曲肽、静脉营养、补充白蛋白
和电解质、足量静脉抗生素,以及膀胱低压冲洗等治疗。经治疗后患者病情逐渐好
转,于术后第 5 天肛门排气,腹胀逐渐缓解,饮食逐步过渡到清流食、流食和半流
食。术后第 23 天发现左侧腹壁局部脓肿并窦道形成,在局部麻醉下行左腹壁脓肿
切开引流,引流液脓血性,量约 5ml,经局部换药、抗感染治疗后患者恢复良好。于
2015 年 1 月 18 日(术后第 30 天)出院,出院时一般情况较好,腹腔引流管已拔除,
双侧输尿管支架管及尿管引流通畅。

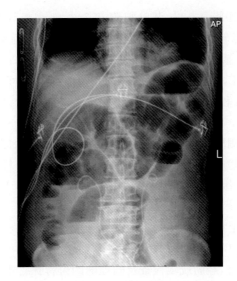

图 24-1　术后腹部平片

提示肠管胀气明显,可见气-液平面

(四)病理诊断

膀胱浸润性高级别尿路上皮癌,尿道切缘阴性,盆腔淋巴结未见转移。见图 24-2。

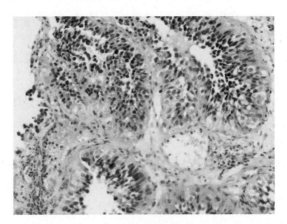

图 24-2　病理检查

肿瘤细胞排列明显无序,细胞形态出现异型,核
多形,染色质分布不规则,核仁明显

(五)随访

患者出院后 1 个半月来院拔除尿管和单 J 管,拔管后早期有轻度尿失禁,经盆

底肌锻炼后逐渐恢复。术后半年随访未发现上尿路积水情况,已恢复正常生活及
工作。术后 1 年内复查超声及 CT 未发现复发和转移迹象。

二、病例点评

首先,对于任何膀胱肿瘤患者的微创外科治疗,最为重要的是严格把握手术指
征。根治性膀胱切除术的手术指征为:浸润性膀胱癌;高危非肌层浸润性膀胱癌
(高级别尿路上皮癌);卡介苗治疗无效的原位癌;反复复发的非肌层浸润性膀胱
癌;经尿道膀胱肿瘤电切术和膀胱灌注治疗无法控制的广泛乳头状病变及膀胱非
尿路上皮癌。原位新膀胱作为尿流改道方式应满足以下条件:尿道完整无损和外
括约肌功能良好;术中切缘肿瘤阴性;肾功能良好可保证电解质平衡及废物排泄;
肠道无明显病变。患者术前膀胱镜活检病理提示为高级别尿路上皮癌,肿瘤约
3cm×2.5cm,有根治性膀胱全切的明确手术适应证,无明显的手术禁忌证,且肿瘤
位于膀胱底部,为保持生活质量和自身形象,适合原位新膀胱的尿流改道方式。

其次,对于这类超大的微创外科手术,一定要注意观察和处理好围术期可能出
现的各种并发症,手术前要准备好相应的处理预案。我们选择了机器人辅助全腹
腔镜下根治性膀胱切除加回肠原位新膀胱术,这样在尿流改道时可以避免肠管长
时间暴露于体外引起功能紊乱和体液丢失。但由于完全体内新膀胱重建和吻合难
度较大,耗时较长,因此,肠梗阻和感染的概率大大增加。该患者在术后出现了膀
胱全切术后常见的并发症,术后近期并发症如肠梗阻及腹部感染,经过及时处理均
顺利康复。

最后,对于任何微创外科手术,我们一定要注意随访观察,争取让患者获得无
并发症的长期生存疗效。该患者随访 1 年没有发现远期并发症,患者情况良好并
恢复正常生活和工作;到医院复查无肾积水、无肿瘤复发及转移,说明该手术是相
当成功的。

三、相关疾病精要

根治性膀胱切除加盆腔淋巴结清扫术是目前治疗肌层浸润性膀胱癌和高危非
肌层浸润性膀胱癌的标准术式。腹腔镜根治性膀胱切除术的难点在于尿流改道,
其术式主要有回肠膀胱和正位回肠膀胱、乙状结肠或直肠代膀胱等。近年来,患者
对于术后整体生活质量的要求不断提升,在条件允许的情况下,越来越多的患者更
愿选择原位新膀胱作为尿流改道术。由于操作难度大,手术时间长,大多数原位新
膀胱术是通过体外完成。

随着达芬奇机器人的普及和应用,在许多国家机器人手术技术已经逐渐成为

膀胱癌治疗的一种主流方式,而机器人辅助腹腔镜下根治性膀胱切除术的临床可行性也得到越来越多的认可。与开放手术或普通腹腔镜手术相比,机器人辅助腹腔镜下根治性膀胱切除术具有手术创伤更小、手术视野暴露更清晰、术中出血少、术后恢复快、术者操作舒适感强等,且肿瘤治疗效果与开放手术无明显差异。近年来,机器人辅助腹腔镜下膀胱癌根治在扩大淋巴结清扫和保留神经的技术方面又展现出更大的优势,这对于提高肿瘤患者预后和改善患者术后生活质量方面起了推动作用。有报道指出,机器人辅助完全体内原位新膀胱术可以减轻患者手术切口的疼痛,预防肠管由于长时间暴露于体外引起的功能紊乱,以及减少可能的体液丢失。尽管手术操作尤其是在肠道和膀胱重建方面耗时较长,难度较大,但借助达芬奇机器人系统所具备的高清放大、稳定操作、高度灵活等优点,其在完全体内尿流改道的操作中较普通腹腔镜具有明显优势。

与开放手术或普通腹腔镜手术一样,机器人辅助完全体内原位新膀胱术同样可出现尿漏、尿失禁、排尿困难、尿潴留等并发症。术后早期新膀胱渗漏,应适当延长导尿管留置时间,保持尿液引流通畅,直到膀胱造影显示尿漏停止。患者出现尿失禁应指导其进行盆底肌训练,增强外括约肌力量,一般数月后可以自主控尿。排尿困难可以行膀胱尿道造影及膀胱镜检查,如有膀胱颈尿道吻合口狭窄可行电切术。

机器人辅助全腹腔镜下根治性膀胱切除加腔内原位新膀胱术在临床上是可行和安全的,但良好扎实的开放与腹腔镜膀胱根治性切除及腔内肠道手术技术是开展此项术式的良好保障,谨慎的选择病例和提高术者的操作熟练程度可以达到令人满意的临床效果。

(范　阳　陈光富)

参 考 文 献

陈光富,王希友,张旭,2012.达芬奇手术机器人系统在泌尿外科的临床应用及评价[J].微创泌尿外科杂志,2(4):227-231.

陈光富,张鹏,张旭,等,2015.机器人辅助全腹腔镜下根治性膀胱切除加原位回肠新膀胱术[J].微创泌尿外科杂志,4(5):257-260.

Babjuk M,Bohle A,Burger M,et al. 2016. EAU Guidelines on Non-Muscle-invasive Urothelial Carcinoma of the Bladder:Update 2016. Eur Urol,71(3):447-461.

Beecken WD,Wolfram M,Engl T,et al. 2003. Robotic-assisted laparoscopic radical cystectomy and intra-abdominal formation of an orthotopic ileal neobladder[J]. Eur Urol,44(3):337-339.

Bochner BH,Dalbagni G,Sjoberg DD,et al. 2015. Comparing Open Radical Cystectomy and Robot-assisted Laparoscopic Radical Cystectomy:A Randomized Clinical Trial[J]. Eur Urol, 67(6):1042-1050.

Canda AE,Atmaca AF,Altinova S,et al. 2012. Robot-assisted nerve-sparing radical cystectomy with bilateral extended pelvic lymph node dissection (PLND) and intracorporeal urinary diversion for bladder cancer:initial experience in 27 cases[J]. BJU Int,110(3):434-444.

Collins JW,Sooriakumaran P,Sanchez-Salas R,et al. 2014. Robot-assisted radical cystectomy with intracorporeal neobladder diversion:The Karolinska experience[J]. Indian J Urol,30(3):307-313.

Fahmy O,Asri K,Schwentner C,et al. 2015. Current status of robotic assisted radical cystectomy with intracorporeal ileal neobladder for bladder cancer[J]. J Surg Oncol,112(4):427-429.

Gandaglia G,De Groote R,Geurts N,et al. 2016. Oncologic Outcomes of Robot-Assisted Radical Cystectomy:Results of a High-Volume Robotic Center[J]. J Endourol,30(1):75-82.

病例25　肾癌合并Ⅱ级下腔静脉癌栓应用机器人辅助腹腔镜下肾癌根治性切除，加下腔静脉癌栓切除术

【要点】　肾癌合并下腔静脉癌栓占肾癌的 2%～4%，根治性肾切除联合下腔静脉癌栓切除术是治疗肾癌伴下腔静脉癌栓的最有效方法。机器人辅助腹腔镜手术有 3D 仿真、视野更清晰、7 个自由度的机械臂缝合等精细操作，具有更加简单易行等优势，为该类复杂手术提供了技术保障。该例右肾透明细胞癌合并Ⅱ级下腔静脉癌栓的患者，经机器人辅助腹腔镜肾癌根治性切除加下腔静脉癌栓切除术治疗效果良好，术后已随诊 23 个月，无肿瘤复发。

一、病例介绍

(一)病史简介

患者，男性，55 岁，因"全程肉眼血尿伴右侧腰痛半个月"入院。

患者于 2014 年 7 月 5 日出现全程肉眼血尿，偶有蚯蚓状血块，伴右侧腰部疼痛，无尿频、尿急、尿痛，入住某医院，行肾超声及 CT 检查，诊断右肾占位，伴下腔静脉瘤栓。于 2014 年 7 月 19 日收入我院泌尿外科。我院 MRI 检查提示：右肾占位，伴Ⅱ级下腔静脉瘤栓。

1. 既往史　3 个月前行双侧下肢静脉曲张手术，否认糖尿病、高血压、心脑血管疾病病史，无吸烟、饮酒史，家族中无传染病及遗传病史。

2. 体格检查　体温 36.5℃，脉搏 70 次/分，呼吸 18 次/分，血压 120/80mmHg，体重 67kg，身高 1.71m，BMI 22.9kg/m^2。心率 70 次/分，律齐，心脏各瓣膜听诊区未闻及杂音。双肺未闻及干、湿啰音及胸膜摩擦音。腹部无压痛，未触及包块，肝脾未触及。双肾区无隆起，双肋脊角无压痛，双输尿管行程区无压痛，膀胱区无膨隆，无压痛及触痛。直肠指检：前列腺体积轻度增大，中央沟消失，无结节。

3. 实验室检查　血红蛋白 133g/L，红细胞计数 $4.64×10^{12}$/L，白细胞计数 $7.02×10^9$/L，中性粒细胞 0.817，淋巴细胞 0.113，血小板计数 $259×10^9$/L，谷丙

转氨酶 12.4U/L,谷草转氨酶 12.2U/L,总蛋白 64.8g/L,血清白蛋白 38g/L。

4. 影像学检查　超声、CT(外院,2014 月 7 月 11 日)及 MRI(我院,2014 年 7 月 17 日)提示:右肾占位合并下腔静脉癌栓(图 25-1)。

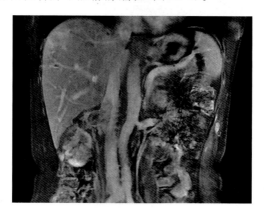

图 25-1　MRI 提示右肾肿瘤合并下腔静脉瘤栓(Mayo Ⅱ级)

(二)临床诊断

右肾癌合并Ⅱ级下腔静脉癌栓(Mayo 分级)。

(三)诊疗经过

1. 常规术前准备　包括术前常规检查:血、尿、便常规,血型,血生化,凝血四项,血清术前八项;明确瘤栓的长度和 Mayo 分级,该例下腔静脉瘤栓为Ⅱ级。

2. 特殊术前准备　患肾动脉栓塞。术前 1～2 小时患者在局部麻醉下行右肾动脉造影＋栓塞术,术后取平卧位,给予沙袋压迫股动脉。

3. 手术

(1)麻醉成功后患者取左侧卧位约 45°,调整手术床使右腰部抬高。将床旁机械臂手术系统移入位,三臂与上述相应 Trocar 连接,并分别置入镜头。

(2)分离下腔静脉:显露下腔静脉并充分游离,进一步环形游离右肾静脉、左肾静脉,将含有瘤栓端的下腔静脉充分裸化,此段腔静脉所有属支分别夹闭切断,包括肝短静脉、肾上腺中央静脉、所有腰静脉属支等,以保证能在腔静脉瘤栓的头侧、尾侧环绕橡皮血管束带。

(3)阻断下腔静脉:依次阻断包含癌栓的下腔静脉远心端、左肾静脉和下腔静脉近心端(图 25-2)。

(4)切开下腔静脉,完整取出瘤栓。使用 5-0 血管缝线连续缝合下腔静脉。

(5)依次松开下腔静脉近心端、左肾静脉和下腔静脉远心端的阻断。检查血管有无渗血。

(6)右肾根治性切除:游离出肾动脉,近端应用 2 个 Hem-o-lok 夹,远端用 1 个

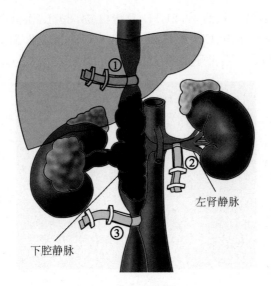

图 25-2   右肾癌伴下腔静脉瘤栓手术

依次阻断①下腔静脉瘤栓近心端;②左肾
静脉;③下腔静脉瘤栓远心端

Hem-o-lok 夹夹闭,剪断肾动脉。同法处理肾静脉。在肾下极找出输尿管,上
Hem-o-lok 夹,切断输尿管。将右肾、肾上腺及腔静脉瘤栓全部置入取物袋,由右
侧辅助孔开小切口将取物袋连同标本取出。手术共计出血 100ml,历时约
2 小时。

(四)病理诊断

(右)肾透明细胞癌伴出血、囊性变、下腔静脉癌栓。

大体检查:标本为切除之肾、肾上腺及部分输尿管,肾及脂肪囊总体大小为
15.5cm×8.5cm×6cm,脂肪囊及被膜局部不易剥离,输尿管长 2.5cm,直径
0.7cm。切面于肾上中极实质内见一肿物,大小为 5.5cm×3.5cm×3cm,切面灰
黄色,质地中等,肿物与周围肾组织分界清楚,未侵犯肾被膜、累及肾盂,其余肾组
织皮髓质分界清楚,皮质厚 0.5cm。肾门处可见一肿物,似位于管腔内,肿物大小
为 5.5cm×4cm×2cm。于肾门处检出淋巴结 3 枚,大小为 0.3cm×0.3cm×
0.3cm。肾上腺大小为 5cm×1.5cm×0.5cm,切面金黄色,质中。(左侧下腔静脉
旁淋巴结)灰黄间灰褐色组织一块,大小为 2cm×1.5cm×0.5cm,检出结节多枚,
大者为 0.5cm×0.5cm×0.5cm,小者为 0.2cm×0.2cm×0.2cm。

镜下检查:(右)肾透明细胞癌伴出血、囊性变,纤维间质硬化明显,Furhman 分
级Ⅱ级,肿物大小为 5.5cm×3.5cm×3cm。癌组织侵犯神经,未侵及肾被膜及肾
盂。输尿管断端及肾门血管断端均未见癌。肾门处可见癌结节,肿物大小为

5.5cm×4cm×2cm，结合临床符合下腔静脉瘤栓。自取肾门淋巴结及送检（左侧下腔静脉旁）淋巴结均未见癌（分别为 0/3、0/8）。肾上腺组织未见癌。见图 25-3。

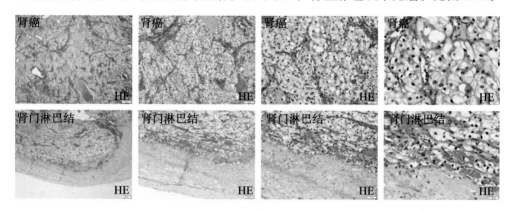

图 25-3　切除标本病理 HE 染色图示

病理诊断：肾透明细胞癌。肿瘤细胞呈腺泡状及巢状排列，腺泡状结构中央可见一腔形成，内含淡染的嗜酸性浆液或红细胞；胞质透明，核圆形，染色质细颗粒状，可见大小不等的核仁；间质可见薄壁血管构成网状间隔

上排：4×，10×，20×，40×；下排：4×，10×，20×，40×

(五)随访

术后 12 个月、23 个月复查腹部 MRI 未见肿瘤复发转移。

二、病例点评

肾肿瘤合并下腔静脉瘤栓属于肾癌治疗中的高难病例，目前治疗的金标准仍是开放手术行肾癌及腔静脉瘤栓的切除。尽管早在 2002 年就有学者报道腹腔镜下腔静脉瘤栓取出术，但此类技术未有突破，所选取的病例多为瘤栓在 3cm 以下的病例。这主要是传统腹腔镜技术和器械的局限性造成的，如腹腔镜二维视野、器械不可弯、灵活性有限等。直到 2011 年才有学者报道了机器人辅助腹腔镜瘤栓取出术。一方面机器人精细的 3D 视野也有助于更加精准地观察，另一方面具有 7 个自由度的机械臂有助于切除瘤栓和缝合下腔静脉壁。术前进行右肾动脉栓塞，有利于游离下腔静脉时减少创面渗血，视野清楚，更有助于下腔静脉的显露和游离。该例患者采用机器人辅助腹腔镜术式取得满意效果，随诊 23 个月肿瘤无复发。

三、相关疾病精要

4%～10%肾癌患者可能伴有静脉系统侵犯，其中近一半患者瘤栓可突入下腔静脉,形成下腔静脉瘤栓。肾静脉或腔静脉瘤栓按照梅奥医学中心的方法可分为 5 类。0:瘤栓局限在肾静脉内;Ⅰ:瘤栓侵入下腔静脉内,瘤栓顶端距离肾静脉开口处小于或等于 2cm;Ⅱ:瘤栓侵入肝静脉水平以下的下腔静脉内,瘤栓顶端距离肾静脉开口大于 2cm;Ⅲ:瘤栓生长达肝内下腔静脉水平,膈肌以下;Ⅳ:瘤栓侵入膈肌以上下腔静脉内。以往的研究显示,对于此类患者,根治性肾切除术及下腔静脉瘤栓取出术后可获得较好的远期预后。该术式以往通过开放手术完成,涉及肿瘤切除,下腔静脉游离、阻断、瘤栓取出及下腔静脉修补等复杂手术操作。近年来,随着手术技术的进步,腹腔镜和机器人手术被逐步应用于下腔静脉瘤栓患者的治疗,并在缩短手术时间、减少术中出血及缩短住院天数等方面展现出一定优势。尤其是机器人手术,具有 3D 仿真、视野更清晰、7 个自由度的机械臂等优势,可以使缝合等精细操作更加简单易行,为该类复杂手术提供了进一步的技术保障。

我院机器人技术对于Ⅱ级以内的瘤栓切除手术已经成熟,并针对左右侧肾癌解剖学的不同,科学地设计了两侧肾癌伴静脉瘤栓的详细手术流程。右侧肾癌伴下腔静脉瘤栓手术步骤见该病例手术步骤,对于左侧肾癌伴下腔静脉瘤栓,术前行左肾动脉栓塞术,在下腔静脉左侧分离左肾静脉并用直线切割器离断,然后依次阻断下腔静脉尾端、右肾动脉、右肾静脉和下腔静脉头端(图 25-4)。切开下腔静脉取出瘤栓,再将患者体位转向右侧,行根治性左肾切除术。

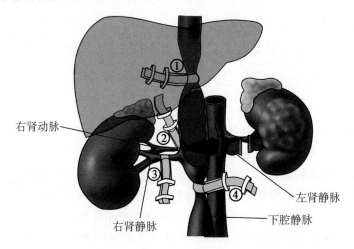

图 25-4　左肾癌伴下腔静脉瘤栓手术

依次阻断①下腔静脉瘤栓近心端;②右肾动脉;③右肾静脉;
④下腔静脉瘤栓远心端

我院泌尿外科总结了该类手术的关键步骤有以下几点:第一,术前肾动脉栓塞,对于左肾肿瘤,有必要行术前左肾动脉栓塞,对于右肾肿瘤,术前右肾动脉栓塞可帮助减少术中渗血,也可以选择术中分离并进行结扎;第二,确定瘤栓上端位置,术前影像学可以帮助确定具体位置，术中可以使用器械轻夹腔静脉来确认是否有瘤栓；第三，下腔静脉属支游离，包括生殖静脉、肝短静脉、腰静脉、肾上腺静脉，术者要熟悉腔静脉解剖，且能够熟练进行镜下缝合，分离出属支后应小心使用 Hem-o-lok 依次阻断；第四，左侧肾肿瘤手术难度更大，因为生殖静脉左右侧解剖位置不同，进行左侧肾癌伴瘤栓时，阻断右肾静脉后，右侧生殖静脉不能够回流肾供血，故右侧肾的热缺血时间将会增加手术难度；第五，左肾肿瘤术中使用 endo-GIA 阻断左肾静脉，因为左肾静脉较长且肠系膜上动脉较为固定，很难在一个体位下完成所有操作，只有先将左肾静脉阻断，完成下腔静脉瘤栓切除术，然后再翻转体位，完成左肾根治性切除术；第六，术中超声判断瘤栓是否侵犯腔静脉壁，因为仅仅依赖术前影像学检查并不可靠，当瘤栓侵犯静脉壁时，可完全结扎腔静脉尾端，腔静脉回流可由侧支循环所代偿。

（王保军）

参 考 文 献

Abaza R,2011. Initial series of robotic radical nephrectomy with vena caval tumour thrombectomy [J]. Eur Urol,59:652-656.

Ali AS,Vasdev N,Shanmuganathan S,et al. 2013. The surgical management and prognosis of renal cell cancer with IVC tumour thrombus:15-years of experience using a multi-specialty approach at a single UK referral center[J]. Urol Oncol,31:1298-1304.

Blute ML,Leibovich BC,Lohse CM,et al. 2004. The Mayo Clinic experience with surgical management,complications and outcome for patients with renal cell carcinoma and venous tumour thrombus[J]. BJU international,94:33-41.

Marshall FF,Dietrick DD,Baumgartner WA,et al. 1988. Surgical management of renal cell carcinoma with intracaval neoplastic extension above the hepatic veins[J]. The Journal of urology,139:1166-1172.

Wang B,Li H,Ma X,et al. 2016. Robot-assisted Laparoscopic Inferior Vena Cava Thrombectomy:Different Sides Require Different Techniques[J]. Eur Urol,69(6):1112-1119.

病例26 肾移植术后无尿的诊断和治疗

【要点】 肾移植是目前治疗终末期肾病的有效手段,以少尿或无尿为主要临床表现的移植肾功能延迟恢复(delayed graft function,DGF)是肾移植术后较为常见的一种临床过程,可增加急性排斥反应的发生率,是影响移植肾近期和远期存活率的重要因素。肾移植术后一旦发生移植肾功能延迟恢复,需进行综合性治疗,包括预防排斥反应引起的移植肾破裂、预防水钠潴留引起的急性左侧心力衰竭、预防全身感染等,这些措施是治疗移植肾功能延迟恢复的关键所在。

一、病例介绍

(一)病史简介

患者,男性,47岁,因慢性肾小球肾炎、慢性肾衰竭,已规律血液透析维持3年余,血型O型,群体反应性抗体PRA阴性。于2016年6月30日在气管内插管全身麻醉下行同种异体肾移植术。肾供者为男性,52岁,供受者ABO血型相同,均为O型;HLA配型错配位点3个,淋巴细胞毒交叉配合试验为4%。肾移植手术过程顺利,血管吻合口通畅,但开放血流后直至手术结束始终未见分泌尿液。术后第1天仍为无尿状态,24小时尿仅有30ml,尿色淡红,轻柔冲洗导尿管通畅,无血块阻塞。

免疫抑制方案:术前半小时常规应用单克隆抗体免疫诱导治疗,术后常规应用三联抗排异反应药:他克莫司(FK506)+吗替麦考酚酯(骁悉)+糖皮质激素(甲泼尼龙)。激素使用方案:甲泼尼龙,500mg,静脉滴注1次/天,连续应用4天;其后口服醋酸泼尼松片(强的松),由35mg,1次/天起始,每周减量5mg,减至10mg/d后长期维持。

1. 既往史 既往有双侧多囊肾,出现肾功能不全6年,肾性高血压病史4年,高尿酸血症病史2年,曾接受中医中药治疗无明显缓解。3年前行左前臂动静脉内瘘术并开始规律血液透析维持(初期为每周3次;后为每2周5次),1年前在北京某医院行双侧多囊肾切除术,术后病理证实为多囊肾,术后无尿。父母健在。多囊肾在一般人群中的发病率是1/500~1/1000,在终末期肾衰竭中,多囊肾患者占病因的2%~9%。据国内多中心统计,多囊肾是引起肾功能衰竭最多的一种遗传性肾病。

2. 体格检查 体温 36.8℃,血压 145/95mmHg,心率 102 次/分,呼吸 18 次/分,身高 177cm,体重 70kg,BMI22.3kg/m² 。意识清楚,慢性肾病面容、面色晦暗,颜面、眼睑及双下肢无水肿。心律齐,心脏各瓣膜听诊区未闻及杂音。双肺未闻及干、湿啰音及胸膜摩擦音。肝脾肋下未触及,腹部正中可见纵行长约 20cm 手术切口瘢痕,其内侧可见本次肾移植切口,无红肿,触诊右髂窝移植肾不肿大,边界清楚,质地中等,无明显触痛。留置气囊导尿管给予生理盐水轻轻冲洗显示通畅,无血块梗阻。留置右侧髂窝引流管和膀胱周围间隙引流管均通畅,引流物为血性渗液,分别为80ml 和 30ml。

3. 实验室检查 血常规(2016 年 7 月 1 日):血红蛋白 95g/L、白细胞计数 14.31×10⁹/L、中性粒细胞 0.924,血小板计数 159×10⁹/L。血生化(2016 年 7 月 1 日):谷丙转氨酶 37.6U/L,谷草转氨酶 19.2U/L,血糖 6.85 mmol/L,尿素 23.76mmol/L,肌酐 950.2μmol/L,血清尿酸 479.3μmol/L,血清钾 6.47mmol/L,二氧化碳 18.8mmol/L。巨细胞病毒抗体测定(2016 年 7 月 6 日):CMV-IgG106.0U/ml,CMV-IgM<5.00U/ml。血需氧菌和厌氧菌,以及真菌培养(2016 年 7 月 17 日):培养 5 天无菌生长。FK506 血药浓度(2016 年 7 月 13 日):6.0ng/ml。

4. 影像学检查

(1)移植肾超声检查(手术后第 1 天,2016 年 6 月 30 日):移植肾位于右侧髂窝内,大小形态正常,实质厚约 1.5cm,皮质回声均匀,肾内结构清楚,肾盂未见分离,肾周未见异常回声。CDFI 提示移植肾实质内血流丰富,动静脉血流通畅,呈树枝样,直至包膜下。PW 提示血流指数在正常范围:PI(搏动指数)为 1.11～1.44,RI(阻力指数)为 0.63～0.76。移植肾动脉吻合口处血流形态规则,无异常血流信号。结论:移植肾彩色多普勒检查未见异常。

(2)胸部正侧位 X 线检查(2016 年 7 月 19 日):胸片未见明显异常。

(二)临床诊断

1. 移植肾功能延迟恢复:肾移植术后无尿。

2. 慢性肾功能不全尿毒症期。

3. 高血压病。

4. 肾性贫血。

5. 高尿酸血症。

6. 低钙血症。

7. 左前臂动静脉内瘘成形术后。

8. 双侧多囊肾切除术后。

(三)诊疗经过

1. 肾移植适应证及全身条件

(1)病例特点:中年男性,47 岁,慢性肾功能不全尿毒症期的诊断明确,术前经过规律和充分的血液透析,全身情况及内环境相对稳定,有手术适应证,无绝对手术禁忌证,相关术前登记检查及准备已完善,与器官供体免疫配型结果较满意,淋巴细胞毒交叉试验阴性(4%),符合接受异体肾移植条件。

(2)该例肾移植有可能发生的问题及防治预案:①各种感染(细菌、真菌、病毒等)。严重的感染可导致脓毒症,危及生命,术中需注意严格无菌操作、切实止血,术中、术后应用抗生素预防感染,必要时加用抗真菌药和抗原虫及抗巨细胞病毒药。②术后各类型排斥反应发生,导致移植肾功能不全。需术前应用单克隆抗体免疫诱导及术中、术后应用三联免疫抑制药规范治疗,注意复查监测血药浓度等指标变化,及时加以调整。③长期服用抗排斥药致肝功能损害,严重时肝衰竭。需注意根据患者情况进行免疫抑制药的用药剂量和品种的个体化调整,加用保肝药辅助治疗。④术后移植肾功能延迟恢复,甚至移植肾失功。尽量缩短热缺血时间,修肾时控制灌注压力适中,避免损伤血管内膜。术中注意血压波动,尤其在血流开放时适当提升血压。⑤应激性溃疡、消化道出血等并发症。需注意大剂量激素冲击治疗过程中的病情观察和监测,应用抗酸药和胃黏膜保护药。

2. 手术过程　供体手术为原位灌注、肝肾整块联合切取,供肾热缺血时间 13 分钟,灌注时间 6 分钟,压力 11～15kPa,冷缺血时间 7 小时。肾移植手术过程顺利,动静脉血管吻合耗时 45 分钟,血管吻合结束 5 分钟后开放血流,开放时血压提升不理想,为 105/64mmHg;血管吻合通畅,无漏血、无狭窄、无扭曲成角。输尿管膀胱吻合口无狭窄及漏尿,常规放置输尿管内支架管。但开放血流后直至手术结束始终未见分泌尿液。

3. 术后处置　术后第 1 天 24 小时尿液仅 30ml,为无尿状态。结合实验室检验及影像学检查,考虑诊断为移植肾功能延迟恢复。

(1)首先继续给予免疫抑制药抗排斥反应治疗,应用三联免疫抑制药他克莫司(FK506)＋吗替麦考酚酯(骁悉)＋糖皮质激素。在术后第 4 天常规给予第 2 剂单克隆抗体进行免疫诱导治疗。密切监测各项检验指标,尤其注意 FK506 血药浓度;注意他克莫司的血药浓度在术后第 1 个月内维持在 9～15ng/ml,既要避免其过低而发生急性排斥反应,也要警惕勿使其过高而产生药物中毒损害移植肾。

(2)肾移植术后持续无尿,患者体内水、钠潴留明显,嘱患者严格控制饮水量,低盐饮食。初期患者全身状况及心功能不稳定,术后第 18 小时开始采用床旁持续血液滤过(CRRT)以保障安全,待病情稍稳定后,改为间歇性血液透析治疗,隔日 1 次。排出多余水分和毒素,纠正水、电解质紊乱和酸碱失衡,维持移植肾所处机体内环境相对稳定。透析过程中,既要避免血压波动及血流量过大诱发心力衰竭;又要严格控制干体重,避免超滤过多导致低血压,加重肾小管坏死程度。

(3)合理应用血管扩张药与利尿药,加用前列腺素 E_1 药(前列地尔注射液 10μg,滴斗入,1 次/天)。目的在于改善移植肾微循环,增加肾血流灌注量。

（4）加强抗感染治疗，应用第三代头孢药物头孢曲松钠舒巴坦钠＋抗真菌药醋酸卡泊芬净（醋酸卡泊芬净剂量：第 1 天首剂 70mg，随后每天单次 50mg，应用 10 天），密切监测体温、切口、血常规和体液培养结果变化等。

（5）根据血常规观察、伤口引流和超声检查所见，确认无活动性出血情况后，尽早（于术后 48 小时）应用抗凝药阿司匹林 0.1g，口服，1 次/天。

（6）适当加强营养支持，改善贫血状况，给予复方硫酸亚铁叶酸片口服，配合小剂量促红细胞生成素 EPO 3000U，皮下注射，2 次/周。

（7）细致耐心地进行心理护理和情绪疏导，增强患者信心，消除紧张情绪，减轻心理压力，使其心情稳定，能够积极主动地配合各项检查及治疗措施。

（四）治疗转归

术后患者生命体征保持稳定，体温正常，住院期间切口愈合良好，术后第 3 天拔除引流管，第 6 天拔除导尿管，第 11 天伤口拆线。未发生感染和急性排斥等严重并发症。术后第 2 天开始血液透析，术后第 4 天尿量开始缓慢增加，术后第 7 天 24 小时尿量升至 480ml，术后第 10 天后尿量开始快速增加，至术后第 14 天进入多尿期，血清肌酐明显下降，停止血液透析。至术后第 22 天，血清肌酐降至 154μmol/L，病情平稳出院。

出院后定期复查，门诊随访已半年余，移植肾功能保持稳定，血清肌酐在 130～140μmol/L 间波动。患者未发生严重细菌或病毒感染。

二、病例点评

通览该病例情况，患者术前状态维持较好，与供体免疫配型也较满意，手术过程顺利，血管吻合通畅，但肾移植术中开放移植肾血流至手术结束时一直未见尿液分泌；术中检查移植肾色泽红润，张力较好，输尿管无梗阻，输尿管与膀胱的吻合口通畅；术后第 1 天仍为无尿状态，结合症状、体征、实验室检查和影像学所见，首先考虑诊断为移植肾功能延迟恢复，考虑其基础为移植肾急性肾小管坏死，可能与该例供肾切取的热缺血时间较长（13 分钟）、移植后开放血流时受者血压偏低等因素有关。具体从供者和受者两方面分析，由于该例供者器官原位灌注、肝肾整块切取，当时在供者腹主动脉内放置球囊灌注导管的位置略偏高，致使双侧肾动脉灌流不足，热缺血时间延长；受者移植手术中，移植肾血流开放时血压提升不理想，只有 105/64mmHg，与建议血流开放时的血压 140/80mmHg 的差距较大。上述两方面因素与移植肾功能延迟恢复的关系在国内外临床实践中均已成为共识，今后临床工作中需要进一步加以重视。

值得肯定的是，临床上及时采取了综合性和个体化的治疗方案，从机体免疫抑制状态的合理维持、保持内环境相对稳定、加强感染预防和控制、改善移植肾血流供应等几个关键方面着手,尤其是合理而规律的血液滤过和透析,既保障了患者生命安全,又有效减轻了移植肾的功能负荷,最终达到了移植肾功能的恢复。

三、相关疾病精要

按照移植肾功能的恢复情况,肾移植术后分为 IGF(肾功能即刻恢复)和 DGF(肾功能延迟恢复)。一般将肾功能延迟恢复 DGF 定义为肾移植术后 1 周内需要血液透析者。国外研究报道,肾移植术后 DGF 的发生率高达 10%～60%,移植肾功能恢复越慢,对患者的身心打击就越大,越不利于移植肾的长期存活。急性肾小管坏死是肾移植术后发生 DGF 的最常见原因。急性肾小管坏死的诱发因素包括:供肾热缺血和(或)冷缺血时间过长、供者年龄过大、供者长时间大剂量应用升压药等血管活性药物、供肾保存方式不当、修肾时灌洗压力过大、损伤血管内膜、术中术后低血压、急性排斥反应、药物尤其是环孢素的毒性作用等。

针对 DGF,根据其发生机制,需要采取积极有效的预防措施。尽量减少供肾的热缺血时间,有条件时尽量采取原位灌注法整块切取器官;尽量减少冷缺血时间,缩短运输储存时间,有条件时最好应用持续性机器灌注运输(Lifeport);修肾灌注时轻柔操作,避免过度加压灌注和损伤血管内膜;术前免疫诱导治疗,避免急性排斥反应发生;术中吻合血管切实可靠,避免严重漏血造成开放后的二次阻断血流加重缺血再灌注损伤,避免血管狭窄和血栓形成;与麻醉医师良好沟通,防止术中低血压;术中、术后预防感染等。国内外均有相关文献报道,采取有效的预防措施后,DGF 发生率显著下降。

DGF 一旦发生,迅速及时和稳妥有效的应对措施至关重要。其精髓应是系统性和个性化的高度统一所构建的综合性治疗方案。第一,由于 DGF 患者的急性排斥反应发生率明显增高,所以需要加强免疫抑制治疗,同时高度警惕药物毒性作用。第二,DGF 患者由于少尿或无尿,体内水分及代谢产物无法排出,导致心脏前后负荷均大量增加,极易发生心力衰竭、肺水肿,还有高血压、高血钾、酸中毒等,严重影响移植肾的代谢和血供,及时开始规律血液透析,能快速有效超滤排出体内潴留的体液和毒性代谢废物,显著减轻心脏负荷,使血流动力学趋向稳定,维持水、电解质、酸碱平衡。在血液透析保障下,可以静脉输入抗生素及适当加强营养支持,达到预防和治疗感染的目的。第三,由于尿毒症患者长期透析等待供肾,期望值普遍较高,一旦术后发生 DGF 少尿、无尿,极易发生剧烈心理波动,影响其对后续的检查治疗积极配合。所以,医护人员秉持高度的责任心进行细致耐心的心理疏导也是非常重要的。

总之,肾功能延迟恢复是肾移植术后常见的并发症,不利于移植肾近期和远期存活率的提高,需要我们在取肾、保存、运输、修肾、植肾、麻醉、术后用药等多个环节加以预防。发生肾功能延迟恢复后需要采取及时有效的综合性和个体化治疗措施进行救治。

（卢锦山）

参 考 文 献

Chen Y，Zheng H，Wang X，et al. 2013. Remote ischemic preconditioning fails to improve early renal function of patients undergoing living-donor renal transplantation：a randomized controlled trial[J]. Transplantation，95(2)：e4-e6.

Hwang JK，Kim JM，Kim YK，et al. 2013. The early protective effect of glutamine pretreatment and ischemia preconditioning in renal ischemia-reperfusion injury of rat[J]. Transplant Proc，45(9)：3203-3208.

Kim SM，Ahn S，Min SI，et al. 2013. Cold ischemic time is critical in outcomes of expanded criteria donor renal transplantation[J]. Clin Transplant，27(1)：132-139.

Ponticelli C，2014. Ischaemia-reperfusion injury：a major protagonist in kidney transplantation[J]. Nephrol Dial Transplant，29(6)：1134-1140.

Slegtenhorst BR，Dor FJ，Rodriguez H，et al. 2014. Ischemia reperfusion injury and its consequences on immunity and inflammation[J]. Curr Transplant Rep，1(3)：147-154.

Soendergaard P，Krogstrup NV，Secher NG，et al. 2012. Improved GFR and renal plasma perfusion following remote ischaemic conditioning in a porcine kidney transplantation model[J]. Transpl Int，25(9)：1002-1012.

Wu J，Feng X，Huang H，et al. 2014. Remote ischemic conditioning enhanced the early recovery of renal function in recipients after kidney transplantation：a randomized controlled trial[J]. J Surg Res，188(1)：303-308.

Xu EW，Yu LX，Zeng WS，et al. 2010. Risk factors of early non-functioning renal allograft after renal transplantation[J]. Organ Transplant，1(5)：295-299.

病例27 双侧多发肾肿瘤、巨大肾肿瘤合并左侧输尿管肿瘤应用机器人辅助腹腔镜动脉低温灌注、肾部分切除术治疗

【要点】 双侧肿瘤、多发肿瘤及巨大肿瘤均为复杂性肾肿瘤。对于复杂性肾肿瘤如果施行肾切除术热缺血时间较长,术后很容易造成慢性肾功能不全,进而发展为肾衰竭,为患者造成了很大的负担。通常推荐的外科治疗原则为施行低温灌注肾部分切除术,冷缺血时间可以允许在较长的时间内而不损害肾功能。因此,在完整切除肾肿瘤、最大限度地保留正常肾实质的同时,能够更多地保留残余肾功能。

一、病例介绍

(一)病史简介

患者,男性,48岁,因"无痛性全程肉眼血尿3天"于2015年10月6日入我院泌尿外科。

患者于3天前无明显诱因出现全程血尿,可见血块,无腰部胀痛,无尿频、尿急、尿痛,无寒战、发热。于当地医院行腹部CT平扫提示:左肾积水、输尿管扩张,考虑左肾占位性病变,左侧输尿管膀胱入口处软组织团块。后于某医院行双肾增强CT提示:双肾多发占位及左输尿管远端-膀胱入口处占位,考虑恶性肿瘤。患者为求进一步治疗而来我院。

1. **既往史** 5个月前确诊为支气管哮喘,后规律服用布地奈德莫特罗和噻托溴铵。无吸烟、饮酒史。父母、兄弟姐妹均健在,家族中无传染病及遗传病。

2. **体格检查** 体温36.3℃,脉搏78次/分,呼吸18次/分,血压140/90mmHg,体重73kg,身高174cm,BMI 24.1kg/cm²。心尖搏动正常,心率72次/分,律齐,各瓣膜听诊区未闻及杂音。呼吸运动正常,双肺未闻及干、湿啰音。腹部无压痛、反跳痛,未触及包块,肝脾未触及。肾区无叩击痛,双侧输尿管行程区无压痛,膀胱无膨隆,未触及包块;肛门、生殖器外观正常,尿道口正常,无红肿和分泌物。直肠指检:

前列腺体积轻度增大,中央沟变浅。

3. 实验室检查　血红蛋白 147g/L,红细胞计数 5.17×10^{12}/L,白细胞计数 8.03×10^9/L,中性粒细胞 0.575,淋巴细胞 0.293,血小板计数 299×10^9/L,谷丙转氨酶 8.3U/L,谷草转氨酶 10.5U/L,总蛋白 71.3g/L,血清白蛋白 42.4g/L,尿素 5.36mmol/L,肌酐 106.4μmol/L。

4. 影像学检查　双肾、下腹部、盆腔 CT 平扫＋三维重建(2015 年 10 月 4日):左肾背侧可见一较大团块状异常强化影,边界尚清晰,部分突出肾轮廓,动脉期周边强化明显,延迟期强化较前均匀,其内强化欠均匀,病变最大截面为 7.4cm $\times$6.8cm。双肾实质内同时可见多发结节样异常强化影,边界尚清,较大者位于右肾上极,直径约 2cm;左肾皮质变薄,肾盂扩张,其内可见水样密度影;左侧输尿管全程扩张,输尿管进膀胱处可见异常强化影,最大截面为 3cm $\times$1.4cm,邻近膀胱壁显示欠清晰,腹膜后见中小淋巴结影。CT 诊断:①双肾多发占位及左输尿管远端-膀胱入口占位,考虑恶性肿瘤;②左侧输尿管全程扩张。我院双肾及输尿管MRI:左肾肿瘤,右肾多发肿瘤,左输尿管肿瘤,左肾积水(图 27-1)。

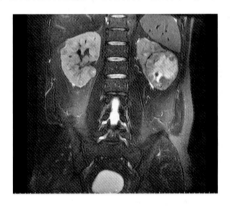

图 27-1　MRI 提示双肾肿瘤,左输尿管肿瘤

(二)临床诊断

1. 双肾多发肿瘤。

2. 左输尿管肿瘤。

3. 支气管哮喘。

(三)诊疗经过

患者双肾多发肿瘤,左输尿管肿瘤,病情复杂。综合分析,实性肿瘤手术切除,尽量保存部分肾组织及功能是治疗的目标,决定分为 3 次手术。

第 1 次手术膀胱部分切除、输尿管膀胱再植术解除梗阻症状;第 2 次手术双肾肿瘤切除;第 3 次手术右肾部分切除术。

第 1 次手术(2015 年 10 月 14 日):行机器人辅助后腹腔镜下膀胱部分切除＋

左侧输尿管末端肿瘤切除＋左侧输尿管膀胱再植术。置入机械臂后,于左髂总分叉处切开后腹膜,游离左侧输尿管至膀胱壁处,从膀胱外缘和脐尿管皱襞间切开腹膜,进入耻骨后间隙。于膀胱左侧游离左侧输尿管,见输尿管末端肿瘤,于肿瘤近端离断左侧输尿管,分离膀胱侧壁输尿管末端及开口处,沿肿瘤周围切除,关闭膀胱,做输尿管末端与膀胱吻合。术后病理见图 27-2。

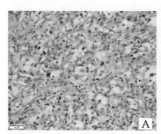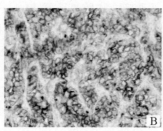

图 27-2　第 1 次术后病理所见

A. HE 染色 20×;B. CD10 免疫组织化学染色;C. PAX-8 免疫组织化学染色

第 2 次手术(2015 年 10 月 24 日):行机器人辅助后腹腔镜下左肾部分切除术。经后腹腔置入机械臂后,游离至肾门,游离阻断肾动脉,将肿瘤连同 5mm 左右正常肾实质边缘切除,用 2-0 单桥线将肾实质创面基底部连续缝合,去除无损伤血管夹,恢复肾血供。手术时间共 230 分钟,热缺血时间共计 17 分钟。

术后病情平稳,术后第 11 天顺利出院。

病理诊断:左输尿管透明细胞癌,Fuhrman 核分级 Ⅱ 级,肿瘤大小为 2.5cm×1cm×1cm;左中、下部及上极透明细胞癌伴坏死,大小分别为 7cm×6cm×2.5cm、1cm×1cm×0.8cm、0.5cm×0.4cm×0.4cm。见图 27-3。

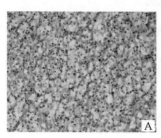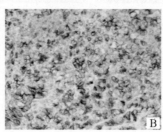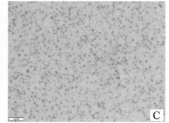

图 27-3　第 2 次术后病理所见

A. HE 染色 20×;B. CD10 免疫组化;C. PAX-8 免疫组化

第 3 次手术(2015 年 11 月 19 日):第 2 次手术后第 26 天进行第 3 次手术。行机器人辅助腹腔镜经动脉低温灌注右肾动脉球囊导管置入术＋右肾低温灌注＋机器人辅助右肾部分切除术。手术过程如下。

1. 术前患者在局部麻醉下行右肾动脉球囊导管置入术,在腹股沟内侧经股动脉置入导管,注入造影剂明确动脉位置后,放入导丝至肾动脉远端,沿导丝置入球囊导管,导管前端位于肾动脉中段,术后局部固定导管。

2. 将患者送入手术室,置入机器人机械臂,分离肾表面及肾动静脉,球囊导管内注入生理盐水以扩张球囊,阻断肾动脉;加压灌注 4℃ 林格液,分别沿肿瘤边缘 5mm 切开肾实质,将肿瘤完整切除,共完整切除 8 个肿瘤,最大为 2cm×2cm(图 27-4),双层连续缝合肾创面,开放动脉导管水囊以开放肾动脉,观察创面无明显出血(图 27-5)。手术共历时约 240 分钟,热缺血时间约 40 分钟。

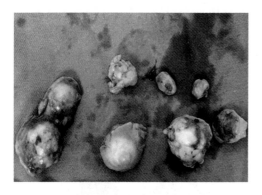

图 27-4　手术切除右肾 8 个肿瘤

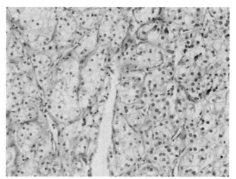

图 27-5　肾切除术后病理检查

肿瘤细胞呈巢状或腺泡状排列,瘤细胞胞质丰富、透明,核圆形,核仁可见(HE 染色 20×)

术后病情平稳,术后第 8 天出院。

病理诊断结果:右肾透明细胞癌,Furhman 分级 Ⅱ 级,肿瘤结节大者为 2cm×2cm×0.8cm,小者为 0.5cm×0.5cm×0.3cm。

(四)随访

患者术后恢复顺利,术后 3 个月(2016 年 2 月)及 6 个月(2016 年 5 月)随访均无肿瘤复发和转移。患者术前血肌酐为 95.6μmol/L,第二次术后肌酐为 260.2μmol/L,术后 3 个月随访血肌酐为 127.2μmol/L,术后 6 个月随访血肌酐为 115.5μmol/L,已接近正常水平。

二、病例点评

该例患者因无痛性全程肉眼血尿发现双肾多发肿瘤,左侧输尿管肿瘤。左侧肾为直径大于 7cm 的巨大肾肿瘤,肿瘤分期为 T_{2a},并且剩余正常肾组织相对较少;右侧肾为多发肿瘤,最终手术确认肿瘤为 8 个,最大为 2cm,若直接对患者施行肾部分切除术,则术后很容易发生慢性肾功能不全,最后导致肾衰竭,患者需要进行透析治疗,大大增加了治疗成本并且降低了生活质量。该患者代表了复杂性肾肿瘤的 3 个类型:①单侧多发肿瘤,通常单侧多发肿瘤如果对侧肾功能良好也可选择根治性肾切除术,但如果技术允许,为了最大程度保留正常肾功能,尽量施行肾部分切除术仍为最佳选择;②巨大肾肿瘤,大于 7cm 的 T_{2a} 肾肿瘤根据指南可依具体情况选择性施行肾部分切除术;③双侧肾肿瘤,为保留正常肾功能,应该选择肾部分切除术,否则会导致患者术后肾功能不全。

该例患者集 3 种特征于一体,双侧肾肿瘤要求必须施行肾部分切除术,而左侧的巨大肿瘤和右侧的多发肿瘤导致术中热缺血时间会显著延长。因此,为了最大限度保留剩余肾功能,我们在右侧肾施行了机器人辅助腹腔镜经动脉低温灌注右肾部分切除术,术中通过动脉球囊阻断患肾动脉,并且阻断过程中通过灌注低温林格液来降低肾整体温度,变热缺血时间为冷缺血时间,来达到延长肾缺血时间而保护肾功能的最终目的(图 27-6)。

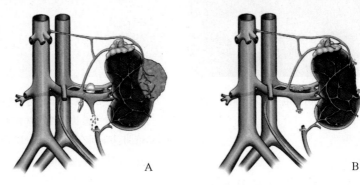

A　　　　　　　　　　　　B

图 27-6　低温灌注降低右肾局部温度

三、相关疾病精要

肾透明细胞癌是起源于肾实质泌尿小管上皮系统的恶性肿瘤,是最常见的肾肿瘤病理类型,占恶性肿瘤的 80%~90%。病因未明,发病与遗传、吸烟、肥胖、高血压及抗高血压治疗等可能相关。患者往往通过体检或其他原因偶然发现,最常出现的临床表现为"血尿、腰痛、腹部肿块"。诊断主要依靠影像学检查。对于局限性肾癌的治疗主要为手术治疗,手术方式现一般采用腹腔镜手术或机器人辅助腹腔镜手术,手术方法使用根治性肾切除术或肾部分切除术。肾部分切除术通常适用于解剖性或功能性的孤立肾,如先天性孤立肾、对侧肾功能不全、遗传学肾癌,以及双侧肾癌等,对于肾癌对侧存在某些良性疾病,如肾结石、慢性肾盂肾炎等也推荐采用肾部分切除术。

双侧肾癌比较罕见,占肾癌比例的 $1\%\sim4\%$ 。双侧肾癌又分为遗传学双侧肾癌(Von Hippel-Lindau 综合征)和散发性双侧肾癌。从发生时间上又可分为同时性双侧肾癌和异时性双侧肾癌。双侧肾癌的治疗仍以手术切除为主,手术首选双侧肾部分切除术,在确保肿瘤彻底切除的同时又要尽可能保留肾功能。对于一侧肿瘤体积较大或肾门型肿瘤或多发肿瘤无法行保留肾单位手术的患者,只能行同侧肾根治性切除加对侧肾部分切除术。近期有研究表明,对于非转移性的肾癌,双侧肾癌和单侧肾癌术后的 5 年生存率无统计学差异。

肾部分切除术中阻断肾动脉后肾缺血可以造成急性肾损伤,一般近端肾小管在 20 分钟后发生组织学改变,30 分钟发生细胞降解,1 小时后细胞完全裂解。发生损伤的主要机制为:①血管内皮细胞对缺血进行代偿而导致血管收缩;②脱落的内皮细胞和管型堵塞肾小管,减少有效 GFR;③缺血再灌注损伤,缺血过程中产生的活性氧、细胞重构、微血管充血等减少肾血供。肾低温技术可以有效降低细胞代谢程度,减少缺血造成的肾组织损害。在肾部分切除术中,热缺血时间限制在 20 分钟以内不会对肾组织造成损害,而冷缺血时间可以达到 120 分钟并不对肾功能产生影响。目前最常见的腹腔镜肾低温技术主要分为 3 种,第一,采用冰屑降低肾表面温度;第二,经过肾血管灌注低温液体达到降低温度的目的;第三,通过输尿管逆行灌注低温液体,降低肾温度。每种降温技术都有相应的不足:第 1 种方法操作简便,降温直接迅速,但是只能够降低肾表面温度,无法均匀降低整个肾实质温度;第 3 种方法通过输尿管肾盂逆行降温,不能有效地降低肾实质温度。相比之下,经过肾动脉降温可以更快、更均匀的降低整个肾实质的温度,并且通过灌注液冲洗肾血管中的代谢产物,达到进一步保护肾的目标,但相对的不足在于操作复杂,对患者的肾血管有一定的要求。

(马　鑫)

参 考 文 献

Janetschek G,Abdelmaksoud A,Bagheri F,et al. 2004. Laparoscopic partial nephrectomy in cold ischemia:Renal artery perfusion[J]. Journal of Urology,171(1):68-71.

Ljungberg B,Bensalah K,Canfield S,et al. 2015. EAU guidelines on renal cell carcinoma 2014 update[J]. Eur Urol. 67(5):913-924.

Pahernik S,Cudovic D,Roos F,et al. 2007. Bilateral synchronous sporadic renal cell carcinoma: surgical management,oncological and functional outcomes[J]. BJU Int,100(1):26-29.

Volpe A,Blute ML,Ficarra V,et al. 2015. Renal Ischemia and Function After Partial Nephrectomy:A Collaborative Review of the Literature[J]. Eur Urol,68(1):61-74.

Ward JP,1975. Determination of the Optimum temperature for regional renal hypothermia during temporary renal ischaemia[J]. British journal of urology,47(1):17-24.

病例28 复杂性肾结石——双镜联合技术（单通道经皮肾镜取石联合输尿管软镜、钬激光碎石治疗）取得成功

【要点】 1例复杂性肾结石，我们通过双镜联合技术，即经皮肾镜联合应用输尿管软镜钬激光碎石，可以单通道一次性将结石处理干净，减少手术并发症，获得满意效果，为该类复杂结石的处理提供了技术保障。

一、病例介绍

(一)病史简介

患者，女性，53岁，因"间断腰痛1年"于2014年7月19日入住我院泌尿外科。

患者于1年前出现腰部疼痛，见间断发作隐痛不适，无尿频、尿急、尿痛，无发热。后入当地医院住院，行超声及CT等检查，诊断双肾多发结石。患者目前精神状态良好，我院门诊行CT及造影检查提示：左肾多发结石，右肾结石，

1. 既往史 平素体健，无吸烟、饮酒史。家族中无传染病及遗传病史。

2. 体格检查 体温36.5℃，脉搏70次/分，呼吸18次/分，血压120/80mmHg，体重57kg，身高156cm，BMI 23.4kg/cm^2。心率70次/分，律齐，各瓣膜听诊区未闻及杂音。双肺呼吸音清，未闻及干、湿啰音。腹部柔软，无压痛，未触及包块，肝脾未触及。双肾区无隆起，双肋脊角无压痛，双输尿管行程区无压痛，膀胱区无膨隆、无压触痛。

3. 实验室检查 血红蛋白128g/L，红细胞计数$4.56×10^{12}$/L，白细胞计数$10.06×10^9$/L，中性粒细胞0.626，淋巴细胞0.302，血小板计数$199×10^9$/L，谷丙转氨酶5.8U/L，谷草转氨酶11.6U/L，总蛋白84.7g/L，血清白蛋白44.8g/L，游离钙1.31mmol/L。

4. 影像学检查 CT(外院，2014年6月16日)：左肾多发结石，右肾结石。静脉肾盂造影(我院)：左肾多发结石，右肾结石(图28-1，图28-2)。

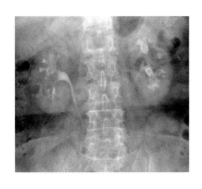

图 28-1　肾盂造影显示右肾结石位置

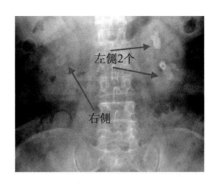

图 28-2　左肾结石（见箭头）

（二）临床诊断

左肾多发结石，右肾结石。

（三）诊疗经过

1. 术前准备　患者因"间断腰痛 1 年"入院，诊断明确为左肾多发结石，右肾结石，术前拟先进行检查血、尿、粪常规，血型，血生化，凝血四项，血清术前八项，胸部 X 线，腹部 B 超，心电图。

2. 术前影像学检查　行静脉肾盂造影，泌尿系 CT 平扫＋三维重建。

3. 手术　在硬膜外麻醉下行患侧输尿管逆行插管留置 F5 输尿管外支架管一根，留置 F16 导尿管并固定外支架管。插管成功后改俯卧位，B 超定位选择穿刺最佳部位，G18 肾穿刺针穿刺达目标肾盏，有尿液流出后置入带钩导丝，扩张后置入输尿管镜观察达到穿刺目标后用套叠式金属扩张器逐步扩张通道并留置 F20 工作鞘，建立经皮肾取石通道。置入 F20 肾镜，压力泵持续冲水下找到结石，连接 EMS，先用气压弹道将结石击碎，然后超声碎石将结石粉碎并吸出，术后常规留置 6F 双 J 管及肾造口管。术后复查 CT 及顺行造影评估残留结石部位及大小。PCNL 术后第 7 天行 RIRS，取截石位，患侧垫高 30°体位。拔除双 J 管，置入斑马导丝及 12～14F 输尿管软镜鞘。采用 storz 纤维软镜及 200μm 钬激光光纤碎石。检查肾盂及各肾盏，寻及狭窄的上盏颈及找到结石后，应用钬激光碎石，并采用套石篮套取结石至肾盂内，并将位于平行肾盏的残留结石粉碎后冲入肾盂，另用肾镜及 EMS 从原近皮肾通道取石，术后留置双 J 管。

术后恢复良好。复查肾盂造影（KUB）未见结石残留，术后第 2 天拔除肾造口管，术后 4 周拔除双 J 管。

（四）随访

术后 3 个月复查 KUB，未见结石残留。随访至 2017 年 2 月，未见结石复发。

二、病例点评

左肾多发结石、右肾结石,传统手术方式多为开放手术或经皮肾镜碎石术,但本例为多发性和较大的铸型结石,因结石位于多个肾盏内,特别是穿刺平行盏内结石不易处理或肾镜下观察不到,如单纯应用经皮肾镜则需多通道或二期手术才能解决。采用经皮肾镜取石联合输尿管软镜碎石术治疗此复杂性结石,能够尽可能去除结石及缓解盏颈狭窄,清除结石,减少复发的治疗效果,而经皮肾镜为该患者的标准治疗方法。多通道常规经皮肾镜在世界上多个中心已经进行报道并证实了其安全性和有效性,但是仍然存在出血风险及结石残留,在此基础之上联合软镜施行此手术,一方面大大降低了手术操作的难度,另一方面结合逆行软镜可以达到各个肾盏特别是穿刺平行盏。

三、相关疾病精要

随着治疗手段的增多,复杂性肾结石的治疗效果有了明显的改善,但对于较大的鹿角形状结石,临床上如何达到完全结石清除仍然使泌尿外科医师感到困惑。PCNL 已成为治疗复杂性肾结石的首选方法。中国泌尿外科疾病诊断治疗指南已将 PCNL 推荐为治疗较大鹿角形肾结石的首选方法。经皮肾镜 EMS 技术应用于临床后取得了较好的临床效果,但由于肾集合系统的解剖特点,多发性和较大的铸型结石因多个肾盏内结石部分不易处理或肾镜下观察不到,过度摆动镜鞘使肾实质撕裂出血,则需多通道或二期手术才能解决。但是,穿刺通道的增加会增加肾实质的损伤及手术并发症的发生率,随着穿刺通道的增加,势必增加手术创伤及出血的风险。

而近年来发展迅速的输尿管软镜碎石治疗,由于镜体有良好的弯曲度,能比较容易进入各组肾盏,无须损伤肾实质而成为处理肾结石的有效治疗手段,但对于肾结石的治疗多限于＜2.0 cm 结石,对于复杂性肾结石,手术时间会明显增加,结石清除率下降,手术并发症也会相应增加。普遍认为,逆行输尿管软镜是治疗直径小于 2cm 肾结石的首选治疗方法。

我院泌尿外科使用经皮肾镜技术、输尿管软镜技术对于肾结石行碎石取石手术技术已经成熟,并针对该例患者肾盏解剖学的不同,科学地设计了经皮肾镜联合输尿管软镜的详细手术步骤。因下盏结石大于 2.5cm,左侧肾上盏盏颈狭窄,单纯软镜难以处理,单纯肾镜无法进入,所以采用一期经皮肾镜,处理大部分下盏结石并留置肾造口管及双 J 管;二期待输尿管扩张后,采用双镜联合技术,经皮肾镜联合逆行输尿管软镜,充分发挥经皮肾镜的高效碎石取石优势与输尿管软镜灵活弯曲所形成的超宽视野优势，能明显提高结石清除率及减少手术并发症。

　　我院泌尿外科总结该手术的关键有以下几点：①由于输尿管软镜的操作通道较小，冲水速度较慢，过多的出血将影响视野而降低手术操作的有效性，所以经皮肾穿刺通道的选择及术中肾镜轻柔操作减少出血发生将给软镜处理带来方便。②逆行输尿管软镜下处理一些邻近的平行于穿刺通道的后组肾盏结石，由于软镜弯曲度及肾盂空间的原因，明显优于单纯肾镜；但是肾下盏结石仍会有一些困难，必要时结合顺行软镜碎石可能会有优势；以上二者相结合，在一定程度上起相互补充的作用，有效地提高结石清除率。③经皮肾通道建立选择很重要，尽量在B超引导下采用中盏后组入路，一方面可减少出血，保持较清晰的视野，另一方面中后盏穿刺通道肾镜摆动明显优于上下盏通道，从而使经皮肾镜容易到达目标肾盏、肾盂及输尿管上段碎石。当然若结石单纯位于肾下盏，也可考虑直接穿刺肾下盏。④输尿管软镜手术视野和工作通道较小，一期经皮肾取石术中应用输尿管软镜时，常常因经皮肾通道的出血影响输尿管软镜的视野，进而影响治疗效果，分期手术时，经皮肾工作通道成熟，无明显出血，可保证输尿管软镜的清晰视野。一期术中留置输尿管支架管可使输尿管被动扩张，有利于二期输尿管软镜工作鞘的置入。我们采用一期经皮肾镜清除大部分结石，并留置输尿管双J管，二期手术，可减少出血的发生，有利于输尿管软镜术中视野清晰，较少并发症发生。

　　采用一期单通道微创经皮肾镜取石术，二期截石斜仰卧位下联合逆行输尿管软镜碎石取石术治疗复杂性肾结石，可弥补单通道取石术的不足并提高碎石取石效率，能减少视野盲区，能有效减少经皮肾通道的数量，减少手术并发症，提高结石清除效率，安全、有效，是目前较为完善的一种处理复杂性结石的方法。

（李宏召）

参 考 文 献

杨波,李建兴,黄晓波,等,2009. B超引导穿刺的标准通道经皮肾镜碎石术治疗马蹄肾肾结石[J]. 中国微创外科杂志,9(3):210-212.

Akman T,Binbay M,Sari E,et al. 2011. Factors affecting bleeding during percutaneous nephrolithotomy:single surgeon experience[J]. J Endourol,25(2):327-333.

Desai M,Ganpule A,Manohar T,2008. Multipere Ietcomplete staghorn calculus[J]. Endourol,22(9):1831-1833.

Ganpule AP,Shah DH,Desai MR,2014. Postpercutaneous nephrolithotomy bleeding:aetiology and management[J]. Curr Opin Urol,24(2):189-194.

Ghani K R,Rogers C G,Sood A,et al. 2013. Robot-assisted anatrophic nephrolithotomy with renal hypothermia for managing staghorn calculi[J]. J Endourol,27(11):1393-1398.

Marguet CG,Springhart WP,Tan YH,et al. 2005. Simultaneous combined use of flexible ureteroscopy and percutaneous nephrolithotomy toreduce the numer of access tracts in the management of complex renalcaiculi[J]. Bju Int,96(7):1097-1100.

Preminger G M,Assimos D G,Lingeman J E,et al. 2005. Chapter 1:AUA guideline on management of staghorn calculi:diagnosis and treatment recommendations[J]. J Urol,173(6):1991-2000.

Sejiny M,AL-Qahtani S,Elhaous A,2010. Efficacy of flexible ureterorenoscopy with holmium laser in the managment of stone-bearing caliceal diverticula[J]. Endourology,24(6):961-967.

病例29 异位妊娠的特殊类型——腹膜后异位妊娠大出血、失血性休克抢救成功

【要点】 异位妊娠是妇产科常见的急腹症之一,其发生率有逐年上升的趋势。其中输卵管妊娠最为常见,占异位妊娠的95%,其次是宫颈妊娠、阔韧带妊娠、卵巢妊娠与腹腔妊娠。腹膜后妊娠非常罕见,诊断难度大,易误诊,治疗不及时可导致死亡。

一、病例介绍

(一)病史简介

患者,34岁,主因"停经52天,下腹痛16小时"于2012年7月7日8:00入院。

患者平素月经规律,5~6天/30天,末次月经2012年5月16日。停经52天,患者于入院前1天无明显诱因突然出现下腹部持续性钝痛,放射至右腰部,并伴头晕、心悸、乏力、口渴、尿失禁等症状。自测尿妊娠试验阳性。急诊绿色通道以"异位妊娠?失血性休克"收入院。

1. 既往史 既往健康,否认跌倒和外伤史。孕2产0,人工流产1次。否认家族遗传病史。

2. 体格检查 血压70/35mmHg,脉搏140次/分。面色苍白,表情痛苦,意识尚清,查体基本合作。腹部隆起,有压痛、反跳痛及肌紧张,移动性浊音(-),右肾区叩击痛。妇科检查:外阴正常,阴道可见少量血性分泌物,宫颈举痛,子宫及双附件区均有压痛,触诊不满意。后穹窿穿刺,抽出5ml不凝血。

3. 实验室检查

(1)血常规(2012年7月7日):血红蛋白65g/L,白细胞计数22.67×10^9/L,中性粒细胞0.928。

血绒毛膜促性腺激素(hCG)(7月7日):6803U/L。

(2)血生化(7月7日):血糖8.41 mmol/L,谷丙转氨酶7.8U/L,谷草转氨酶14.6U/L,总蛋白51.4g/L,血清白蛋白34.3g/L,尿素氮4.88 mmol/L,肌酐

$57.2\mu mol/L$。

（3）凝血功能（7月7日）：凝血酶时间15.3秒，血浆活化部分凝血活酶时间35.3秒，国际标准化比值1.83。

（4）血气分析（7月8日）：pH 7.452，血清钾3.9mmol/L，血清钠131mmol/L，血清氯化物103mmol/L。

4. 影像检查　床旁盆腔超声提示：子宫约4.9cm×4.1cm×4.2cm，内膜厚约1.1cm，宫腔内未见明显妊娠囊回声，双卵巢显示欠清楚，盆腔内可见游离液体，最大深度约2.0cm（图29-1，图29-2）。

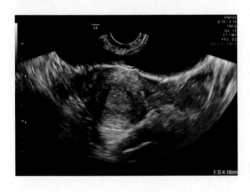
图 29-1　子宫

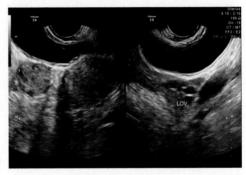
图 29-2　双附件

(二)临床诊断

1. 失血性休克。
2. 异位妊娠。

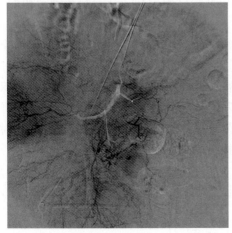
图 29-3　血管造影

(三)诊疗经过

1. 第1次剖腹探查术　于2012年7月7日行急诊剖腹探查术，取下腹正中切口。术中见腹腔内积血约300ml，积血稀薄，子宫、双侧卵巢及输卵管外观正常，未见妊娠病灶。肝、胆、胃、脾、肠管、大网膜均未见明显异常。探见腹腔右侧腹壁腹膜、右侧髂血管区后腹膜呈紫蓝色，可见约12cm×8cm的后腹膜隆起，边界不清，有波动感，张力较高，考虑腹膜后大量积血。术中CT检查考虑"腹膜后血肿，腹膜后右肾下极水平有异常变异动脉出血"。遂行血管造影（图29-3），但未能明确血管出血部位。后因考虑腹膜后积血较多,生命体征不平稳,经多科会诊决定暂停手术送返 ICU。患者术后病情危重,表现为:①每日腹腔大量血性引流液。②血 hCG 持续在 6000U/L 左右。③每日仍有高热,间断伴有寒战。④生命体征不平稳,体温 38℃,血压 120/80mmHg,脉搏 110 次/分,呼吸 22 次/分;血红蛋白 86g/L,红细胞计数 $2.65×10^{12}$/L,白细胞计数 $14.2×10^9$/L;血气分析 pH 7.32,PCO$_2$ 43 mmHg,HCO$_3^-$ 22.2mmol/L,BE −3.8 mmol/L;血清钾 4.1 mmol/L,血清钠 137 mmol/L,血清氯 112 mmol/L,血清钙 1.18 mmol/L,C 反应蛋白(CRP)9.8mg/dl。

2. 第 2 次剖腹探查术　血 hCG 6000U/L,诊断仍考虑异位妊娠且腹膜后血肿不易吸收,易发生重症感染,危及生命,于 2012 年 7 月 10 日 18:00 行第 2 次剖腹探查术,以明确出血原因及出血部位。第 2 次剖腹探查术中所见:腹腔内血性积液约 150ml,子宫及双附件外观正常,腹膜后血肿,较第 1 次手术时明显加重。右侧阔韧带后叶处探查一微小缺损,约 0.5cm×0.3cm,边缘整齐、完整,考虑先天发育缺损所致。剪开后腹膜,清除积血约 1300ml,积血中见 2cm×2cm 大小的机化组织物,考虑为绒毛组织,放置引流管并关腹。

术后患者体温逐渐恢复正常,生命体征趋于平稳,血红蛋白逐渐稳定至 90～100g/L,术后第 10 天血 hCG 即降至正常水平,复查盆腔超声及妇科检查,均未见异常。腹部切口不愈合,考虑贫血、低白蛋白等引起。经营养支持及每日换药后痊愈。

(四)病理诊断

病理诊断:腹膜后异位妊娠。见图 29-4。

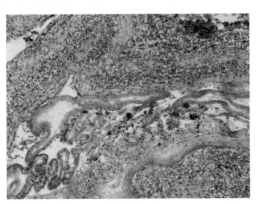

图 29-4　病理检查镜下见多量退变、坏死的蜕膜样组织,未见明确的绒毛结构(HE 染色　20×)

(五)随访

出院后 3 个月随访,患者一般情况好,复查盆腔超声及妇科检查,均未见异常,腹部切口Ⅱ期愈合,已逐步恢复正常生活及工作。

二、病例点评

异位妊娠是妇产科常见的急腹症之一,治疗不及时可因大出血死亡。腹膜后妊娠是异位妊娠的特殊类型,非常罕见。本病例入院时诊断为异位妊娠,依据:①患者有"停经"史;②血hCG升高;③后穹窿穿刺抽出不凝血;④严重的失血性休克。当即决定急症剖腹探查是正确的,术中腹腔内未见异位妊娠病灶,而发现腹膜后血肿张力高,随即行术中CT检查发现"右肾下极水平有异常变异动脉出血",进而行血管造影检查,未能明确血管出血部位,由于患者生命体征不稳定,经讨论决定暂停手术,转入重症医学科治疗。在ICU每日腹腔引流为血液,伴高热、寒战,休克未能纠正,血hCG达6000U/L。诊断仍然是异位妊娠,判断不在常见部位,则应在腹膜后,决定再次手术,发现腹膜后血肿张力较第1次手术时增加,右侧阔韧带后叶有0.5cm×0.3cm微小缺损,打开后腹膜,清理积血约1300ml,积血中发现2cm×2cm大小机化组织,病理检查见多量退变、坏死的蜕膜组织,确诊为腹膜后异位妊娠。术后休克得到纠正,全身情况改善,hCG降至正常水平,最终痊愈出院。

本病例治疗的最终结果是好的,第1次手术于腹腔内未找到异位妊娠病灶,未探查腹膜后血肿寻找出血休克原因,明智的做法应是打开后腹膜探查,以确定异位妊娠是否在腹膜后。这一病例表明,异位妊娠可导致严重出血性休克,只有手术去除病灶,才能挽救患者生命,罕见的腹膜后异位妊娠不容忽视。

三、相关疾病精要

1. 腹膜后异位妊娠的发病机制 腹膜后异位妊娠非常罕见,国内外文献报道不超过10例。腹膜后妊娠的发病机制有多种学说:①受精卵经输卵管伞端脱落至腹腔,因腹腔肠袢挤压或后腹膜先天缺损等因素使孕卵在腹膜后种植生长,破坏和侵蚀其周围的血管形成血肿;②孕卵经血管淋巴管停留在腹膜后种植生长,这可能与妇科恶性肿瘤,如滋养细胞肿瘤的血性转移和宫颈癌、子宫内膜癌淋巴转移相似。结合本例,术中探查患者右侧阔韧带后叶有一先天微小缺损,导致游离的受精卵通过并种植在腹膜后,分析可能是此例患者形成腹膜后异位妊娠的重要病因。

2. 腹膜后异位妊娠的诊断 腹膜后异位妊娠的临床表现常不典型,术前诊断很难,易被误诊为常见类型的异位妊娠。腹膜后异位妊娠的诊断依据:①停经史;②突然腹痛、腰背痛,但无外伤史;③体征提示内出血,下腹部轻压痛和反跳痛,但无移动性浊音;④血绒毛膜促性腺激素(hCG)升高;⑤影像学提示后腹膜肿块,宫腔内未发现孕囊,双侧附件无明显肿物,腹腔有或无少量积液;⑥术中常发现腹膜后形成积血,积血中可见妊娠组织。因此,腹膜后异位妊娠的确诊必须根据手术及病理所见。回顾本例,完全符合以上诊断依据,但由于入院时患者病情危重,未能及时进行全面的辅诊检查,如腹部超声、CT 扫描等,导致病情评估不充分,第 1 次剖腹探查未能找到腹膜后异位妊娠,病情未能缓解,反而更为加重。

3. 后腹膜异位妊娠的治疗方式　①手术治疗:剖腹探查术既可以明确诊断,又可以清除血肿,去除出血的异位妊娠,达到彻底止血。但对于后腹膜的血肿及出血,手术是十分棘手且危险的,需要有经验的医师决策并实施。如处理不当,易造成后腹膜大血管的损伤、不可抑制的大出血、感染等,后果不堪设想。②非手术治疗:适用于病情相对稳定,腹膜后无活动性出血,且血 hCG<2000U/L 的患者。此类患者应用抑制滋养细胞的药物,如 MTX 和米非司酮,可获得满意疗效。本例患者病情十分危重,腹膜后血肿面积大,且有活动性出血,血 hCG 持续在 6000U/L 左右,不适合非手术治疗,手术去除异位妊娠病灶是唯一能救治患者的治疗方法。

(杨怡卓　宋　磊　李立安　刘　慧　孟元光　宋　青)

参 考 文 献

A Protopapas,N Akrivos,S Athanasiou,et al. 2014. Utrasound-assisted intraoperative localization and laparoscopic management of a previously missed unruptured retroperitoneal ectopic pregnancy[J]. Gynaecol Surg,11(3):2007-2011

MartD,Varea A,Hidalgo Mora JJ,et al. 2011. Retroperitoneal ectopic pregnancy after intrauterine insemination[J]. Fertil Steril,95(7):2433. el-3

Persson J,Reynisson P,Måsbäck A,et al. 2010. Histopathology indicates lymphatic spread of a pelvic retroperitoneal ectopic pregnancy removed by robot-assisted laparoscopy with temporary occlusion of the blood supply[J]. Acta Obstet Gynecol Scand,89(6):835-839.

W Jiang,S Lv,L Sun,et al. 2014. Diagnosis and treatment of retroperitoneal ectopic pregnancy:review of the literature. Cyhecol obstet Invest[J],77(4):205-210.

病例30 妊娠34周高血压（子痫前期）合并脑干出血抢救成功

【要点】 妊娠合并脑出血的发病率较低，国外文献报道，妊娠期脑血管病发病率为38/10万～62.5/10万，但有研究报道发生妊娠期脑血管意外的风险是非妊娠期的12.7倍。妊娠合并颅内出血的原因主要是高血压、动静脉畸形、动脉瘤、肿瘤、维生素K缺乏或凝血异常。

一、病例介绍

(一)病史简介

患者，女性，34岁，因"停经34周，昏迷2小时45分钟"于2016年2月25日入院。

患者末次月经为2015年7月2日，预产期为2016年4月9日，平素月经规律，3～5天/30天。停经后无明显早孕反应，妊娠3^+个月在某医院被诊断为甲状腺功能减低，给予"优甲乐"口服治疗。于2015年10月14日产检时测血压150/109mmHg，休息后复测140/100mmHg，当地医院建议住院治疗，患者拒绝住院，未用药治疗。2015年10月21日产检测血压145/100mmHg，当地医院建议住院，患者仍拒绝，未予治疗，亦未正规产检。（家属诉）2016年2月25日晨2:00，患者自觉身体不适，给家人打电话时大叫一声后无反应，家属回家后发现患者卧于地上已昏迷，呼之不应，急送当地医院，考虑"脑出血？胎心良好"，紧急救护车送来我院。急诊测体温37.5℃，脉搏90次/分，呼吸25次/分，血压203/130mmHg，患者昏迷状态，呼之不应，立即给予吸氧、心电监护、硫酸镁解痉(5g)，甘露醇(250ml)静脉滴注脱水降低颅内压、碳酸氢钠(125ml)纠酸、乌拉地尔降压、地塞米松促胎肺成熟、酚磺乙胺及氨甲苯酸止血治疗。CT提示：脑干出血。神经内科、神经外科、心内科、眼科、重症医学科多学科诊治，立即以"院外子痫，脑干出血，肝性脑病，3/1宫内妊娠34周臀位，瘢痕子宫，甲状腺功能减低"收入院。

1. 既往史 体健，平素血压不详，否认心脏病病史，否认糖尿病、脑血管疾病病史。

2. 月经生育史 14岁初潮，平素月经规律，3～5天/30天，末次月经2015年7

月 2 日。26 岁结婚,配偶 36 岁,体健。既往孕 3 产 1,2009 年因妊娠高血压疾病行剖宫产 1 次,2011 年人流 1 次。

3. **家族史** 母亲已故,死于脑干出血。

4. **体格检查** 体温 37.5℃,脉搏 90 次/分,呼吸 25 次/分,血压 160/110mmHg,身高 159cm。深度昏迷,发育正常,营养良好,被动体位,查体不合作。全身皮肤黏膜未见皮疹、皮下出血,无黄染,无肝掌、蜘蛛痣。头部无畸形,双侧瞳孔等大等圆,直径约为 2mm,对光反应消失。口唇无发绀,颈软,无抵抗,双肺下野呼吸音减弱,未闻及干、湿啰音及胸膜摩擦音。心率 90 次/分,律齐,各瓣膜听诊区未闻及杂音。腹部妊娠隆起,无压痛,肝脾未触及,移动性浊音可疑。双下肢水肿,四肢肌力、肌张力无异常,双侧肱二头肌、肱三头肌腱反射正常,双侧膝、跟腱反射正常,双侧巴宾斯基征(Babinski 征)阴性。

5. **产科检查** 宫高 26cm,腹围 112cm,胎心率 138 次/分,无宫缩。阴道检查(宫颈评分 3 分):宫颈居中、质软,宫颈长 2cm,宫颈口未开,臀先露,高浮,胎膜未破,未见羊水流出。

6. **实验室检查**

(1)血常规(2016 年 2 月 25 日 4:13):血红蛋白 122g/L,红细胞计数 4.11×10^{12}/L,白细胞计数 11.59×10^{9}/L,中性粒细胞 0.707,淋巴细胞 0.220,血小板计数 279×10^{9}/L。

(2)凝血功能(2016 年 2 月 25 日 4:36):凝血酶时间 15.2 秒、血浆活化部分凝血活酶时间 29.2 秒,凝血酶原时间 13.3 秒,凝血酶原活动度 99.0%,国际标准化比值 1.01,纤维蛋白原 4.94g/L,血浆 D-二聚体 1.03μg/ml,抗凝血酶Ⅲ 86.0%。

(3)血型:A 型 RH 阳性。

(4)血生化:谷丙转氨酶 5.2U/L,谷草转氨酶 15.7U/L,总蛋白 59.6g/L,血清白蛋白 31.6g/L,血清镁 1.84mmol/L,血清钾 4.15mmol/L,血清钠 136.3mmol/L。肌酸激酶 299.6U/L,乳酸脱氢酶 270.5U/L,肌红蛋白 185.8ng/ml,脑利钠肽前体 89.2pg/ml。

7. **影像学检查**

(1)急诊产科超声:宫内可见胎儿,双顶径 8.2cm,股骨径 5.9cm,胎心搏动好,胎盘位于前壁,成熟度Ⅰ级。羊水指数约 10.2cm。印象:宫内晚期妊娠,单活胎,胎盘Ⅰ级。

(2)心脏超声(我院,2016 年 2 月 25 日):左心室壁增厚。各房室腔大小形态正常。升主动脉及主肺动脉内径不宽。左心室壁稍增厚,静息状态下未见节段性室壁运动异常,左心室整体收缩功能正常。各瓣膜形态结构及启闭正常。未见心包积液。二尖瓣口舒张期血流频谱及二尖瓣环组织多普勒未见明显异常。EF 68%,FS 38%。

(3)颅脑 CT 平扫(我院,2016 年 2 月 25 日):脑干及右侧桥臂脑出血。右侧颞枕顶叶片状可疑密度稍减低,灰白质分界不清(图 30-1)。脑干及右侧桥臂可见不规则高密度灶,CT 值约 56HU,周围可见少许低密度影环绕;右侧颞枕顶叶片状密度稍减低,灰白质分界不清;脑室系统、脑池脑沟未见异常;脑中线居中,颅骨结构未见异常。

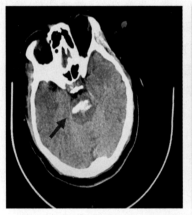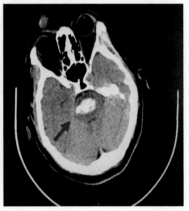

图 30-1　CT 平扫(脑干及右侧桥臂脑出血)

(二)临床诊断

1. 院外子痫。

2. 脑干出血。

3. 脑昏迷。

4. 3/1 宫内妊娠 34 周,臀位。

5. 甲状腺功能减退症。

6. 瘢痕子宫。

(三)诊疗经过

1. 急诊 MDT 诊疗　2016 年 2 月 25 日 3:30 到达急诊室,体温 37.5℃,脉搏 90 次/分,呼吸 25 次/分,血压 203/130mmHg,患者昏迷状态,呼之不应,瞳孔 2.0mm,对光反应迟钝,胎心率 140 次/分。

(1)立即启动绿色通道持续心电监护、吸氧、留置导尿,再建立一静脉通道。

(2)抽血全套、备血,以及心电图、床旁超声,预约 CT。

(3)药物:硫酸镁解痉(5g),甘露醇(125ml)颅内脱水、碳酸氢钠(125ml)纠酸、地塞米松促胎肺成熟、乌拉地尔降压。在急诊科即启动 MDT 诊治。

(4)CT 扫描显示桥脑中部血肿,血量 6ml 左右。①脑干出血目前宜用内科治疗。控制血压、颅压;脑干出血,估计出血量 6ml 左右,即使不合并妊娠病死率也极高。②患者左眼视盘前小片状出血,应以治疗妊娠高血压脑干出血为主。③妊娠高血压引起脑出血,无论胎儿是否存活,均应剖宫取胎,唯有终止妊娠才能控制血压,更好地治疗脑出血,且胎儿有可能存活。

2. 急诊剖宫产终止妊娠　2016 年 2 月 25 日在局部麻醉＋全身麻醉下行子宫下段剖宫术,术中见子宫增大如妊娠足月,子宫下段形成差,打开子宫下段,破膜见羊水色清,羊水量估计 500ml,于 5：10 以 LSA 位助娩一活女婴,胎儿体重 1800g,Apgar 评分 1 分钟 8 分(肤色 1,肌肉 1),5 分钟 10 分。胎盘、胎膜完整娩出。探查双侧附件正常。

手术经过顺利,患者持续昏迷状态,术中血压波动于 100～150/60～90mmHg,心率 100 次/分左右。估计术中出血 300 ml,尿量 1200 ml,术后直接返重症医学科,时间 6：10,血压 140/90mmHg。

3. 转入重症医学科诊疗

(1)深度昏迷的治疗:降颅压;止血,促进脑干出血吸收。

(2)重要脏器功能支持:①呼吸支持,机械通气至呼吸功能稳定,恢复自主呼吸;②稳定血压;③营养,维持水、电解质平稳,早期肠内营养;④预防感染。

剖宫产术后头颅 CT(2016 年 2 月 29 日):脑干及右侧桥臂可见不规则稍高密度灶,CT 值约 55HU。右侧颞、枕、顶叶片状密度稍减低,桥脑及右侧桥臂脑出血,较 2016 年 2 月 25 日 CT 变化不大。右侧颞、枕、顶叶片状可疑密度稍减低,灰、白质分界不清。见图 30-2。

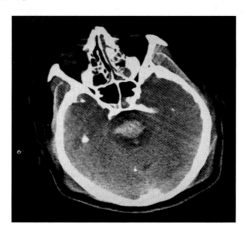

图 30-2　头颅 CT(与 2016 年 2 月 25 日相比变化不大)

发病后第 11 天开始逐渐脱离呼吸机,气管切开处接氧气吸入,呼吸平稳,血氧饱和度 100％。

发病后第 20 天复查颅脑 CT 提示:脑干出血已基本吸收,发现双下肢深静脉血栓,给予那屈肝素钙半支抗凝治疗。

发病后第 22 天发现患者双下肢深静脉血栓。

发病后第 25 天，生命体征平稳，中度昏迷，能自发睁眼，双瞳孔等大等圆，直径约 3mm，对光反应灵敏，心肺（－），肠鸣音正常，强刺激左下肢轻微过伸动作，双侧巴宾斯基征（＋）。

发病后第 36 天患者仍处于中度昏迷，病情平稳，复查 B 超提示右侧腘静脉血栓，较前稳定。转到某医院高压氧科治疗。

4. 随访　2016 年 7 月 19 日于某医院出院，仍处于浅昏迷状态，生命体征稳定，偶有睁眼动作，眼球可跟随声音、光线等刺激转动。

二、病例点评

该患者妊娠 34 周时出现抽搐、昏迷，详细了解病史，在妊娠 12 周时出现血压增高，达 150/100mmHg，建议住院治疗未遵医嘱。发病时血压为 203/130mmHg，结合颅脑 CT 结果，"脑干出血"明确。脑干分中脑、脑桥、延髓三部分，该例出血部位在脑桥（占 70％），分析其病因与其妊娠高血压疾病基础、血压升高未能有效及时治疗有直接关系。结合颅脑 CT 考虑患者脑干出血量为 6～7ml，出血面积占脑干面积约 1/4，此类型脑干出血以积极内科治疗为宜。

患者在明确诊断后，积极组织全院多学科联合会诊，第一时间对病情做出了准确和及时的评估，迅速终止妊娠保证了新生儿的安全。术后将患者转入 ICU 治疗，病程时间较长，治疗期间出现病情波动时，多学科团队讨论诊治方案，在患者昏迷变浅、有清醒趋势后进行高压氧治疗，救治全过程体现了我院在救治急危重症孕产妇方面的综合实力。但同时亦提示妊娠期产检的重要性。该孕妇妊娠期血压未控制，出现脑干出血，虽经抢救保住生命，但仍存留严重并发症。

三、相关疾病精要

脑出血是指原发性非损伤性脑实质内出血。病因多样，其中半数以上为高血压动脉硬化性脑出血。其他原因包括颅内动脉瘤破裂、脑血管畸形破裂、脑肿瘤出血、动脉炎、血液病、抗凝或溶栓治疗等并发症。急性期病死率为 30％～40％。

妊娠期颅内出血原因：①妊娠期孕妇循环血量、心搏出量增加，循环加快，致动脉血压升高；②孕妇高雌激素水平致结缔组织变性及病理血管扩张；③妊娠高血压疾病患者毛细血管脆性增加，全身小动脉持续性痉挛，加重血管损伤；④严重高血压可使脑血管麻痹，脑血管自动调节功能丧失，使原有畸形或损伤的血管骤然充血，导致血管破裂和出血；⑤产后血流动力学、凝血机制或血管壁的改变使产妇血容量明显减少及激素水平的急剧改变等。

　　关于妊娠期颅内出血处理：出血量少、临床症状较轻者，可行内科治疗至足月分娩，绝对保持安静，不宜使用抑制呼吸的镇静药，控制血压，采用甘露醇颅内脱水以降低颅内压，必要时可以静脉注射氨甲苯酸（除止血外还有扩张血管作用）。对于出血量多、临床症状重或出现颅内高压症状者，如有机会尽快手术。

　　对于妊娠高血压疾病引起的脑出血，不管胎儿是否能存活，如无手术禁忌，均应剖宫取胎，只有终止妊娠才能控制好血压，才能有机会进一步治疗脑出血（手术或者内科治疗）。

（游艳琴　卢彦平）

参 考 文 献

Bateman BT，Schumacher HC，Bushnell CD，et al. 2006. Intracerebral hemorrhage in pregnancy：frequency，risk factors，and outcome[J]. Neurology，67(3)：424-429.

Gross B. A，Du R，2016. Hemorrhage from cerebral cavernous malformations：a systematic pooled analysis[J]. J Neurosurg，126(4)：1074-1087.

Haque R，C. P. Kellner，R. A. Solomon，2008. Cavernous malformations of the brainstem[J]. Clin Neurosurg，55：88-96.

Lekic T，Ostrowski RP，Suzuki H，et al. 2011. The postpartum period of pregnancy worsens brain injury and functional outcome after cerebellar hemorrhage in rats[J]. Acta Neurochir Suppl，111：37-41.

Ramirez-Zamora A. and J. Biller，2009. Brainstem cavernous malformations：a review with two case reports. Arq Neuropsiquiatr，67(3B)：917-921.

Ranger AM，Chaudhary N，Avery M，et al. 2013. Brainstem cavernoma hemorrhage during pregnancy in a 15-year-old：description of a unique neurosurgical approach[J]. J Child Neurol，28(10)：1312-1315.

病例31 卵巢卵黄囊瘤反复复发的治疗

【要点】 卵巢卵黄囊瘤属于恶性生殖细胞肿瘤,好发于儿童的性腺。在有效的化疗方案出台之前几乎100%的患者因肿瘤进展而死亡。自从 VAC(长春新碱＋多柔比星＋环磷酰胺)、BEP(博来霉素＋依托泊苷＋顺铂)和 PVB(顺铂＋长春新碱＋博来霉素)化疗方案推出之后,大大减少了该肿瘤的复发,提高了预后水平。根治性或保留生育功能手术加上术后辅以 BEP 方案化疗已经成为了卵巢卵黄囊瘤标准的治疗方案。对于复发的卵巢卵黄囊瘤,继续化疗联合再次手术不失为一种有效的治疗方法。

一、病例介绍

(一)病史简介

患者,女性,39 岁。主因"卵巢卵黄囊瘤二次术后再次复发 4 月余"于 2016 年 4 月 16 日入院。

患者因右侧卵巢卵黄囊瘤于 2007 年 11 月 14 日在我院行腹腔镜下右附件、大网膜、阑尾切除,盆腔、腹主动脉旁、骶前淋巴结清扫术。术后病理回报:(卵巢肿物)腺型卵黄囊瘤伴有出血坏死,淋巴结、大网膜、阑尾未见肿瘤。2007 年 11 月 23 日至 2008 年 4 月期间采用 PVB 方案(博来霉素 15mg×5 天,长春新碱 1mg 第 1、第 5 天,卡铂 500mg 第 1 天)静脉化疗 6 次(后 5 次博来霉素 15mg×3 天)。化疗期间定期复查 AFP,第 3 次化疗后 AFP 降至正常。

2008 年 8 月 18 日至 2008 年 9 月 28 日复查 AFP 升高(129.5～573.3μg/L),超声提示双附件区低回声结节,肿瘤复发不除外。遂于 2008 年 9 月 30 日至 2009 年 2 月 4 日期间采用 PV(长春新碱 1mg 第 1、第 3 天,卡铂 500mg 第 1 天)方案化疗 6 次,化疗 5 次后 AFP 降至正常。

2009 年 5 月 25 日复查 AFP 升高达 162.2μg/L,2009 年 8 月 8 日复查 AFP 升高至 1929.0μg/L,于 2009 年 8 月 14 日行腹腔镜探查术＋右侧盆壁肿物切除＋左侧输卵管囊肿剥除＋输卵管通液术。术后病理回报:(左侧卵巢)良性囊性病变,形态符合黄体囊肿。(右附件区)增生的纤维组织中见腺样结构的恶性肿瘤细胞浸润,结合病史符合卵黄囊瘤复发。

术后复查 AFP 1123μg/L,于 2009 年 8 月 20 日至 2009 年 11 月 29 日行 TC 方案化疗 5 次,具体用药为紫杉醇 240mg＋卡铂 500～700mg。化疗 3 次后 AFP 降至正常。化疗结束后患者未按医嘱定期复查,自述 2012 年剖宫产术中探查盆腔 "无异常"。

2015 年 12 月无诱因感右侧腹股沟区坠胀不适,可触及鸡蛋大小包块,平卧后消失,无触痛,就诊于当地医院。行 B 超显示:深吸气时,右侧腹股沟探及 3.9cm× 1.7cm 混合性回声包块,以囊性为主,与腹腔相通,其内见少量网膜样回声,诊断 "腹股沟疝"。2015 年 12 月 29 日无诱因出现进食后饱胀不适,呕吐后腹胀可缓解,行 B 超显示"左附件区混合性回声包块、腹水",AFP＞1210μg/L,CA125 200.8U/ml。2016 年 1 月 6 日我院行 PET:①盆腔内多发高代谢及肿块;肝内高代谢结节;膈上下及腹腔内异常高代谢淋巴结。综上所述考虑肿瘤复发伴肝内及多发淋巴结转移,病情明显进展。②双侧胸腔积液;大量腹水及盆腔积液。③双侧腹股沟区多发淋巴结伴代谢轻度增高,不除外转移。考虑卵巢卵黄囊瘤复发,复查 AFP＞24 200.00μg/L,CA125 299.40U/ml。妇科超声提示:①盆腔多发肿块及结节,较大者约 13.8cm×6.4cm×8.1cm,结合病史考虑肿瘤复发。②盆腔积液及腹水最大深度约 10.2cm。

1. 既往史 既往体健,2012 年行剖宫产术,有输血史。否认家族史。

2. 体格检查 体温 36.6℃,脉搏 72 次/分,呼吸 18 次/分,血压 126/ 80mmHg。一般状况可,心肺查体无明显异常。妇科检查:外阴为已婚型,发育正常,阴道通畅,宫颈光滑,无接触性出血,子宫前位,表面规则,活动度尚可,无压痛。双附件:附件区可触及大小约 10cm 包块,质硬,局部有硬结,活动差,无触痛。

3. 实验室检查 血红蛋白 106g/L,红细胞计数 3.42×10^{12}/L,白细胞计数 5.37×10^9/L,中性粒细胞 0.605,淋巴细胞 0.309,血小板计数 330×10^9/L,凝血酶时间 15.1 秒,血浆活化部分凝血活酶时间 34.2 秒,国际标准化比值 1.08,血糖 4.76mmol/L,谷丙转氨酶 49.9.9U/L,谷草转氨酶 34.7U/L,总蛋白 67.5g/L,血清白蛋白 43.7g/L,尿素 5.42mmol/L,肌酐 57.5μmol/L。甲胎蛋白 12 362.00μg/L (参考值 0～20μg/L),CA125 48.51U/ml(参考值 0.1～35U/ml)。

4. 影像学检查

(1)妇产科超声(我院,2016 年 1 月):经阴道及腹壁盆腔扫查显示为膀胱不充盈,子宫前位,大小为 4.4cm×3.6cm×5.2cm,肌壁回声均匀,内膜厚约 0.5cm,宫腔线显示不清,双卵巢未显示;盆腔内可见多发大小不等的囊实性及实性肿块,相互融合,范围约 10.5cm×4.9cm×10.4cm,边界欠清,形态不规则。CDFI 提示实性部分可见较丰富血流信号,PW 可引出低阻动脉血流频谱;盆腔可见游离液体,最大深度约 2.1cm。超声印象:①盆腔内多发肿块,结合病史考虑肿瘤复发;②盆腔积液。

（2）PET（2016 年 1 月 6 日）：①盆腔内多发高代谢及肿块；肝内高代谢结节；膈上下及腹腔内异常高代谢淋巴结。综上所述考虑肿瘤复发伴肝内及多发淋巴结转移，病情明显进展。②双侧胸腔积液；大量腹水及盆腔积液。③双侧腹股沟区多发淋巴结伴代谢轻度增高，不除外转移。见图 31-1。

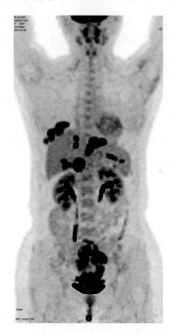

图 31-1　PET-CT（2016 年 1 月 6 日）

（二）临床诊断

1. 右侧卵巢卵黄囊瘤术后复发。

2. 肝转移。

3. 多发淋巴结转移。

4. 双侧胸腔积液。

5. 腹水。

（三）诊疗经过

患者因卵黄囊瘤术后再次复发入院，入院前的各项化验检查已表明全身多处转移，无法直接手术，一线化疗药物博来霉素已达终身剂量，治疗颇为棘手。经过全科专家讨论，决定下一步的治疗分 3 步。

第 1 步：化疗缩小肿物，改善患者一般状况，降低手术难度。患者分别于 1 月 26 日给予 TC 方案化疗（紫杉醇 240mg＋卡铂 600mg 静脉化疗）。2 月 20 日给予依托泊苷（0.1g，第 2～6 天）静脉滴注＋长春新碱（1mg，第 1 天、第 7 天）静脉滴注

＋顺铂(100mg 腹腔灌注,第 2 天)化疗;3 月 19 日给予依托泊苷(0.1g,第 2～6天)静脉滴注＋长春新碱(1mg,第 1 天、第 7 天)静脉滴注＋顺铂(20mg ,第 1 天至第 5 天),化疗过程顺利。化疗后复查盆腔超声(2016 年 4 月 16 日)左附件区可见囊实性肿块,大小为 7.2cm×2.7cm×8.3cm,边界尚清,形态不规则;CDFI 提示实性部分可见血流信号,其旁另可见一低回声结节,大小为 3.3cm×2.8cm×2.7cm,边界尚清,内可见点状强回声。

第 2 步:实施手术,即肿瘤细胞减灭术。患者于 2016 年 4 月 25 实施机器人全子宫左附件切除术＋盆腹腔病灶切除术。术中见左附件包块大小为 7cm×6cm×6cm,左骨盆漏斗韧带处包块大小为 3cm×3cm×3cm,后腹壁包块大小为 3cm×4cm×3cm,右直肠前及膈肌散在病灶。术中完整切除全子宫、左附件以及腹盆腔的散在病灶。术后给予常规营养支持及预防感染等治疗。病理:左卵巢、左侧输卵管系膜见上皮样肿瘤伴坏死,瘤细胞退变明显,胞质嗜酸或透亮,结合病史,符合卵黄囊瘤复发(图 31-2)。肿瘤周围纤维组织增生伴大量组织细胞聚集,符合治疗后改变。送病理检查(后腹膜病灶、直肠前病灶、膈肌病灶)见散在退变的肿瘤组织,增殖期子宫内膜。

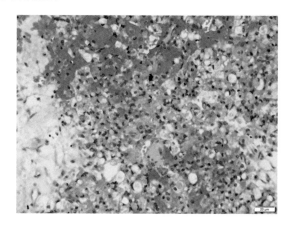

图 31-2 病理检查镜下所见

镜下见瘤细胞在疏松的黏液样基质中排列成微囊、筛网或迷宫样的裂隙,胞质淡染或透明,核深染或为泡状,可见核仁(HE 染色 20×)

第 3 步:继续化疗,杀死残余肿瘤细胞,延长生存期。待患者术后恢复后,即给予静脉化疗,方案为依托泊苷(0.1g,5 天)静脉滴注＋顺铂(20mg,5 天),经过 3 次化疗后,2016 年 7 月 23 日复查甲胎蛋白已经降至 20.34μg/L。

(四)病理诊断

术后病理诊断:卵巢卵黄囊瘤。

镜下检查:左卵巢、左侧输卵管系膜见上皮样肿瘤伴坏死,瘤细胞退变明显,胞质嗜酸或透亮,结合病史,符合卵黄囊瘤复发。肿瘤周围纤维组织增生伴大量组织细胞聚集,符合治疗后改变。送病理检查(后腹膜病灶、直肠前病灶、膈肌病灶)见散在退变的肿瘤组织。

(五)诊疗全程

诊疗全过程见表 31-1,AFP 变化见图 31-3。

表 31-1　卵巢卵黄囊瘤第 1 次手术后 8 年 8 个月诊治过程

时间	AFP(μg/L)	辅助检查	治疗	病理
2007 年 11 月 14 日(初治)	>20 000	B 超提示子宫后方实性包块为 18.1cm×9.7cm×15.1cm,腹水 3.4cm	第 1 次手术:腹腔镜下右附件、大网膜、阑尾切除术加淋巴结清扫术	腺型卵黄囊瘤伴出血坏死
2007 年 11 月 23 日至 2008 年 4 月	逐渐降至正常	超声未见异常	PVB 方案化疗 6 次	
2008 年 9 月 30 日至 2009 年 2 月 2 日(第 1 次复发)	573.3,下降至正常	右附件区为 0.8cm×0.8cm×0.5cm 实性包块,左侧卵巢旁为 1.8cm×1cm×1.4cm 实性包块,其后复查消失	PV 方案化疗 6 次,长春新碱 1mg(第 1~3 天)+卡铂 500mg	
2009 年 8 月 8 日(第 2 次复发)	1929	PET:局部未见复发及转移	第 2 次手术:腹腔镜下右侧盆腔肿物切除术+输卵管通液术	增生的纤维组织中见腺样结构的恶性肿瘤细胞浸润
2009 年 8 月 20 日至 2009 年 11 月 29 日	1123,逐渐降至正常	超声未见异常	TC 方案化疗 5 次(紫杉醇 240mg+卡铂 500~700mg)	
2016 年 1 月 26 日(第三次复发)	>24 200	PET:①盆腔内多发高代谢及肿块;肝内、膈上下及腹腔内高代谢淋巴结。②胸腔积液、腹水。超声提示盆腔多发肿块,较大为 13.8cm×6.4cm×8.1cm	TC 方案化疗 1 次(紫杉醇 240mg+卡铂 600mg 静脉化疗)	

续表

时间	AFP(μg/L)	辅助检查	治疗	病理
2016年2月20日	263 547	超声:盆腔肿块较大者为13.6cm×6.3cm×8.5cm	更换化疗方案:依托泊苷0.1g(第2~6天)静脉滴注+长春新碱1mg(第1天、第7天)静脉滴注+顺铂100mg腹腔灌注第2天	
2016年3月22日	63 234	超声:盆腔肿块较大者为10.5cm×4.9cm×10.4cm	化疗:顺铂20mg静脉滴注(第1~5天),余同前次	
2016年4月16日	12 362	超声:左附件肿块为7.2cm×2.7cm×8.3cm	第3次手术(我院)机器人全子宫左附件切除+盆腹腔转移病灶切除	符合卵黄囊瘤复发
2016年5月25日至2016年7月23日	422.8至逐渐正常	超声未见异常	依托泊苷0.1g(第2~6天)静脉滴注+顺铂20mg静脉滴注(第1~5天)	

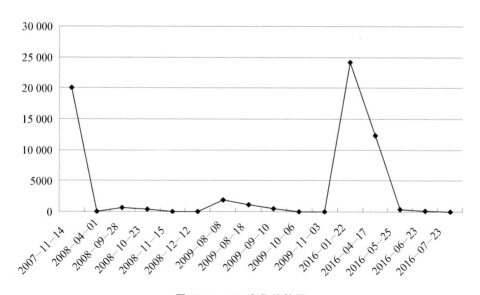

图 31-3 AFP 变化趋势图

二、病例点评

该例患者为卵巢卵黄囊瘤,此种肿瘤较为罕见,由于发病率较低,国内外缺乏大规模的针对该疾病的临床研究。目前已经发表的文献均为回顾性的病例分析。因此,在临床决策方面,缺乏高质量的循证医学证据。

由于卵巢卵黄囊瘤多侵犯生育年龄的女性,能否保留生育功能对于患者而言十分重要。根据现有的文献报道认为,部分患者可以选择保留生育功能的手术方式。该例患者在初次手术时选择了保留生育功能的手术方式,事实证明选择是正确的,由此该患者方能在 2012 年生育。术后及时给予了 PVB 方案化疗,经过 3 次化疗,AFP 降至正常。

当患者术后出现 AFP 升高后,选择了 PV 方案进行化疗,而且化疗有效,经过 5 次化疗之后,患者 AFP 降至正常。该患者 1 年之后再次出现 AFP 升高,并且影像学检查也提示盆腔局部复发,及时采取了手术措施。由于手术切除了主要的病灶,为术后的进一步辅助化疗创造了条件,再经过 5 个疗程的化疗,患者 AFP 再次降至正常。

第 2 次手术 7 年后肿瘤再次复发,并且影像学检查发现远处转移。此时面临的问题是单纯化疗还是联合手术治疗。由于患者肿瘤负荷较大,单纯化疗恐怕难以奏效,故而选择了微创手术尽可能的切除复发与转移病灶。事实证明,这一决策也是正确的。术后患者的 AFP 从 $>24\,200\mu g/L$ 降至 $422.80\mu g/L$。再经过 4 次化疗后,目前 AFP 已经降至 $20.34\mu g/L$。

该例患者诊治经过提示:对于卵巢卵黄囊瘤患者,在初次手术时,应当根据患者病情与意愿,尽可能选择保留生育功能的手术;术后正规、足疗程化疗对于延长生存期十分重要;当出现肿瘤复发转移后,如果影像学证实有可切除的病灶,应当手术切除复发病灶,再结合化疗,使患者获得较长期的存活。

三、相关疾病精要

卵黄囊瘤(yolk sac tumor)是卵巢生殖细胞肿瘤的一种,是指形态上为各种内胚层样结构分化的畸胎瘤样原始内胚层肿瘤。发生率占生殖细胞肿瘤的 1%,中位发病年龄是 19 岁。该类肿瘤属于高度恶性,生长极快,转移率高,绝大多数为盆腔或腹腔腹膜种植,肝实质内转移较少。由于肿瘤转移发生率高,患者就医时,肿瘤局限在卵巢者不足 50%,大多数为晚期病例。

卵巢卵黄囊瘤在临床表现方面具有如下特点,如发病年龄轻、肿瘤较大、绝大多数为单侧、很容易产生腹水、病程发展快等,特别是血清 AFP 的检测可以起到明确诊断的作用,即使在混合性生殖细胞肿瘤有很少的卵黄囊瘤的成分,血清 AFP 都有升高现象。此外,AFP 还能够判断疗效并监测肿瘤复发,诊治经过证明该例患者 AFP 在监测肿瘤复发方面是极其敏感的,而且特异性也较高。

对于卵巢恶性肿瘤,在初次手术时应进行详细探查,手术病理分期是目前的共识,了解肿瘤的累及范围,可以指导术后的治疗,并对预后有正确的评估。对于早期的包括卵黄囊瘤在内的生殖细胞肿瘤,可选择切除单侧附件,保留对侧附件及子宫,以保留其生理生育功能。有研究证明,术中清扫腹膜后淋巴结对于预后没有影响。

BEP 化疗方案的诞生使过去预后最差的卵巢恶性生殖细胞肿瘤成为目前疗效最佳的卵巢恶性肿瘤,预后得到明显改观。顺铂和博来霉素联合化疗,治疗卵黄囊瘤需要在以下几个环节给予高度重视:①给药时间。术后及早开始化疗,给药周期必须每 3～4 周重复 1 个疗程,间隔时间不能太长。②用药的疗程数。对 I 期患者应用药 2～3 个疗程;Ⅱ～Ⅳ期患者,用药至少 4～6 个疗程,必要时适当增加 2～3 个疗程;博来霉素的终身剂量为 $250mg/m^2$,单次剂量不超过 30mg。③用药必须足量。卵黄囊瘤的联合化疗虽然可以取得很满意的效果,但大多数的报道都是在手术切除以后辅以化疗,目前尚无足够资料支持以单纯化疗代替手术及化疗的综合治疗,原则上还应选择手术及化疗的综合治疗,仅在个别复发的肿瘤,如体积不大,累及范围不广,可以试行单纯化疗,同时监测 AFP,一旦发现化疗效果欠佳,需及时手术。

靶向治疗是新兴的治疗恶性肿瘤的重要手段,目前尚未见此类肿瘤接受靶向治疗的文献报道。但随着医学发展,未来可能会出现针对卵黄囊瘤的靶向治疗药物,从而进一步提高该疾病的疗效。

(叶明侠　孟元光)

参 考 文 献

Baba T,Su S,Umeoka S,et al. 2012. Advanced extragonadal yolk sac tumor serially followed up with (18)F-fluorodexyglucose-positoron emission tomography and computerized tomography and serum alpha-fetoprotein. Konishi I[J]. J ObstetGynaecol Res,Mar;38(3):605-609. doi:10.1111/j.1447-0756.2011.01752.x. Epub 2012 Feb 22.

de la Motte Rouge T,Pautier P,Genestie C,et al. 2016. Prognostic significance of an early decline in serum alpha serum fetoprotein during chemotherapy for ovary yolk sack tumors[J]. Gynecol Oncol,8258(16):30862-30869.

Kojimahara T,Nakahara K,Takano T,et al. 2013 Yolk sac tumor of the ovary:a retrospective multicenter study of 33 Japanese women by Tohoku Gynecologic Cancer Unit (TGCU). Tohoku [J] Exp Med,230(4):211-217.

Kojimahara T，Nakahara K，Takano T，et al. 2013. Yolk sac tumor of the ovary：a retrospective multicenter study of 33 Japanese women by Tohoku Gynecologic Cancer Unit(TGCU)[J]. Exp Med，230(4)：211-217.

Nogales FF，Dulcey I，Preda O，2014. Germ cell tumors of the ovary：an update[J]. Arch Pathol Lab Med，138(3)：351-362.

Viana LS，Tsunoda AT，Nunes JS，et al. 2011. Preservation of pregnancy in a patient with acute abdominal pain secondary to advanced and hemorrhagic yolk sac tumor of the right ovary[J]. J ClinOncol，Oct 20；29(30)：e758-62. doi：10. 1200/JCO. 2011. 35. 9554. Epub2011 Sep 19.

Young RH，2014. The yolk sac tumor：reflections on a remarkable neoplasm and two of the many intrigued by it-Gunnar Teilum and AleksanderTalerman-and the bond it formed between them [J]. Int J SurgPathol，Dec；22(8)：677-87. doi：10. 1177/1066896914558265. Epub 2014 Nov 12.

病例32 假腔内应用"烟囱"技术治疗支架移植物远端再发夹层

【要点】 主动脉夹层腔内修复术后远端假腔瘤样扩张,既往以开放和杂交手术为主,处理比较棘手,手术创伤大,并发症多,随着器械的不断更新及手术技术的不断成熟,全腔内重建内脏分支动脉已成为可能。

一、病例介绍

(一)病史简介

患者,男性,45岁,以"Stanford B 型主动脉夹层 6 年,右下肢间歇性跛行 1 年"于 2013 年 11 月 13 日入院。

患者 2007 年 6 月 12 日因"突发胸背部疼痛",诊断为"Stanford B 型主动脉夹层",于当地医院行胸主动脉腔内修复术,术后恢复良好。

2012 年 10 月开始无明显诱因出现右下肢间歇性跛行,跛行距离 50m。入我院后复查 CT 血管造影提示:支架移植物远端再发夹层(stent-graft-induced distal redissection,SIDR),支架以远假腔扩张、真腔狭窄,胸主动脉最大直径 57.1mm;平第 8 胸椎水平,下缘以远真腔完全闭塞,右髂总动脉节段性闭塞,左髂总动脉完全假腔供血(图 32-1A)。结合患者病情及经济状况,决定先解决其跛行症状,SIDR 密切随访观察。患者术后 8 个月逐渐出现胸闷不适,同时伴有左下肢间歇性跛行。

2013 年 11 月 28 日行"右侧髂总动脉支架置入术",术中右髂总动脉闭塞段置入 Luminexx 10-120mm 裸支架(美国 Bard 公司)。

1. **既往史** 发现高血压 6 年,最高达 180/110mmHg,目前口服降压药控制良好。否认心脏病、糖尿病、传染病病史;否认外伤、输血史;否认药物、食物过敏史。吸烟 20 余年,10 支/天。

2. **体格检查** 体温 36.6℃,脉搏 78 次/分,呼吸 18 次/分,血压 122/78mmHg,身高 175cm,体重 71kg,BMI 23.2kg/m²,营养良好。双肺呼吸音清,未闻及干、湿啰音。心率 78 次/分,律齐,各瓣膜听诊区未闻及病理性杂音。腹软,无压痛,肝脾肋下未触及。双下肢对称无肿胀,未见色素沉着及溃疡,双侧皮温基本相同;左侧股动脉、腘动脉及胫后动脉搏动良好,右侧股动脉及远端动脉均未触及搏动；右侧末梢毛细血管充盈时间略延长；双下肢肌力、感觉正常；左侧肱动脉、桡动脉未触及搏动，右侧正常。

3. 实验室检查 血红蛋白 108g/L，红细胞计数 3.53×10^{12}/L，白细胞计数 9.53×10^{9}/L，中性粒细胞 0.621，淋巴细胞 0.305，血小板计数 231×10^{9}/L，凝血酶时间 16.4 秒，血浆活化部分凝血活酶时间 31.7 秒，国际标准化比值 0.94，血糖 3.97mmol/L，谷丙转氨酶 10.5U/L，谷草转氨酶 10.5U/L，总蛋白 55.4g/L，血清白蛋白 37.5g/L，尿素 6.24mmol/L，肌酐 84.8μmol/L。

4. 影像学检查 CTA：SIDR，支架以远真腔狭窄，假腔瘤样扩张，胸主动脉最大直径 61.5 mm；腹腔干完全假腔供血，肠系膜上动脉（superior mesentericartery，SMA）真假腔供血，右肾动脉真腔供血，左肾动脉假腔供血，假腔壁周大量血栓形成，腹腔干动脉、SMA 及左肾动脉原起始点破口血栓覆盖闭塞；右髂总动脉血流通畅，左肾动脉起始下缘以远至左髂内动脉起始假腔完全闭塞（图 32-1B）。

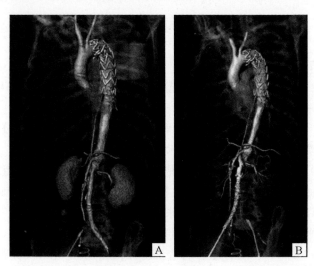

图 32-1 主动脉夹层腔内修复术后支架相关远端再发夹层
（患者术前 CT 血管造影三维重建）

A.2013 年 11 月检查显示支架相关远端再发夹层；
B.2014 年 10 月检查显示支架相关远端再发夹层

（二）临床诊断

1. 主动脉夹层术后远端假性动脉瘤形成。

2. 高血压病。

（三）诊疗经过

患者手术指征明确：胸主动脉最大直径＞60 mm，增长速度＞10 mm/年。左下肢跛行非主要矛盾，可二期处理。手术过程如下。

1. 主动脉造影显示假腔壁周大量血栓形成,真假腔无沟通,与 CTA 结果一致;右锁骨下切开暴露锁骨下动脉,8～300 mm 涤纶人工血管与右锁骨下动脉行端侧吻合,将人工血管作为输送通道。

2. 经右侧股总动脉置入 36-16-145 mm ENDURANT 主体支架(美国 Medtronic 公司),支架分叉定位于真假腔分隔处后释放,短臂朝向假腔(图 32-2)。

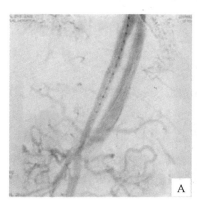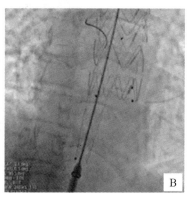

图 32-2　主动脉夹层腔内修复术后支架相关远端再发夹层患者术中主动脉造影

A. 主体支架定位于真假腔分隔处;B. 内脏动脉显影,残余假腔无内漏

3. 经人工血管－右锁骨下动脉通道导入 16-16-120 mm ENDURANT 髂支(美国 Medtronie 公司)至主体短臂远端。

4. 经该通道分别置入 12 F 短鞘 3 枚,假腔内导管配合导丝分别选入左肾动脉、SMA 及腹腔干;使用 3-40 mm 球囊扩张 SMA 主干内真假腔破口,经假腔置入 Zilver 8-60 mm 裸支架(COOK 欧洲公司)。

5. 自左肾动脉至左侧髂支依次置入 6-100 mm、6-150 mm 和 10-150 mm VIABAHN(美国 Gore 公司)支架人工血管,导丝暂不回撤以保证上述 3 枚支架不脱落。

6. 自 SMA 内裸支架近心端至左侧髂支依次置入 2 枚 10-150 mmVIABAHN(美国 Gore 公司)支架人工血管,同理保持导丝不回撤。

7. 腹腔干自远端至左侧髂支依次置入 10-100 mm、12-80 mm VIABAHN(美国 Gore 公司)支架人工血管。上述 3 组支架近端均与左侧髂支至少重叠 30 mm。

8. 术毕造影显示各内脏动脉分支血流通畅,残余假腔未见内漏(图 32-3),缝合锁骨下动脉及锁骨下切口,穿刺点加压包扎。

(四)随访

术后半年复查 CTA 提示旁路血管血流通畅,未见支架脱节、扭曲和各支架接口内漏(图 32-3)。

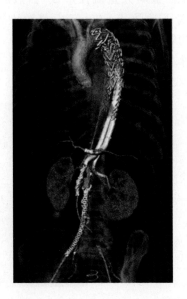

图 32-3　主动脉夹层腔内修复术后支架相关远端再发夹层患者术后 CT 血管造影(可见旁路血管形态良好,假腔内无血流)

二、病例点评

　　该手术的难点在于如何将左侧髂支和 3 个桥接血管支架进行理想匹配,既要避免桥接血管彼此压迫导致狭窄,又要保证适当的相互作用力以防止内漏和支架脱落。桥接血管直径需根据内脏动脉直径选择,术中多个桥接血管重叠时也有适当的变径。因此,主体左侧髂支直径需通过 3 个桥接血管近心端直径计算得出,这是手术成功的关键。应用计算公式(图 32-4),即左侧髂支周长等于 3 个桥接血管周长总和减去相互重叠部位长度(约等于 6 倍左侧分支半径),计算得出左侧髂支直径为 16.4 mm,因此选择 16-16-120 mm 髂支作为 3 个桥接血管的锚定移植物。该病例肾动脉起始以远假腔闭塞,内脏动脉原起始点破口均被血栓覆盖,这是该病例使用烟囱技术的优势,即使 3 个桥接血管支架存在缝隙,由于残余假腔无流出道,术后发生内漏的概率亦很小。

　　该病例亮点是,尽管内脏动脉假腔供血,巧妙应用"烟囱"技术假腔内重建内脏动脉及肾动脉,并且不影响远端髂动脉血流供应,既解决了夹层动脉瘤样扩张,也解决了内脏供血及肾动脉以下供血情况。

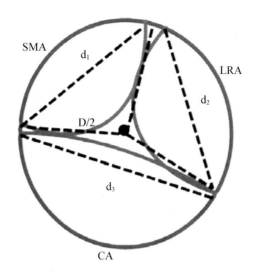

图 32-4 主体支架左侧分支直径计算

计算公式为 $\pi D + 6 \times D/2 = \pi d_1 + \pi d_2 + \pi d_3$；D 为左侧髂支直径；$d_1$、$d_2$ 和 d_3 分别为肠系膜上动脉（SMA）近心端桥接血管直径、左肾动脉（LRA）近心端桥接血管直径和腹腔干（CA）近心端桥接血管直径

三、相关疾病精要

目前,腔内修复术作为 Stanford B 型夹层首选,大多数腔内修复术只是封堵第一破口的姑息性治疗,无法根治。近端处理后,远端夹层仍有破口,且远期有夹层动脉瘤样扩张可能。夹层动脉瘤远端通常累及腹腔内脏动脉,且夹层破口位于内脏动脉破口周围较多,夹层瘤样扩张通常会累及内脏动脉分支,重建内脏动脉手术比较棘手,不同的病变类型及累及范围通常手术方案也不尽相同。目前临床上处理远端夹层动脉瘤的手术包括以下方式。

1. 传统开放手术 传统开放手术是在体外循环下行全主动脉置换,这种手术创伤大、难度大,死亡及并发症发生率高,患者及其家属一般难以接受,目前在临床上少有开展。

2. 杂交手术 杂交手术是腔内技术发展后衍生出的一种新的手术方式,这种手术主要适用于涉及内脏动脉重建的夹层动脉瘤,这种手术主体通过夹层近端或远端流出道缝合人工血管重建内脏动脉,再与胸主动脉支架远端放置主动脉覆膜支架,远端完全覆盖病变主动脉,达到治疗的效果。该手术方式相对简单,难点在于受累内脏动脉分支常伴其周围主动脉夹层瘤样扩张,分离分支动脉近心端比较困难,但相对于传统开放手术治疗病死率及并发症发生率要低得多。

3. 腔内修复术 Stanford B 型夹层腔内治疗术后比较常见夹层远端形成夹层动脉瘤,局限性膈肌裂孔上方或腹腔干动脉上方,这种病变只需要于远端放置一枚主动脉覆膜支架即可。若内脏动脉周围腹主动脉夹层动脉瘤,手术治疗涉及内脏动脉的重建,手术过程比较复杂,要求技术比较高,一般内脏动脉开口处夹层破口较多,进一步增加手术难度。目前文献报道,复杂病变行全腔内治疗较少。

(孙国义　郭　伟)

参 考 文 献

Bmen KJ,Feezor RJ,Daniels MJ,et al. 2011. Endovascular chimney technique velsus open repair of juxtarena and suprarenal aneurysms[J]. J VascSurg,53(4):895-904.

Chino S,Kato N,Shimono T,et al. 2009. Intimal tear after endovascular repair of chronic type B aortic dissection[J]. Ann ThoracSurg,88(6):2029-2031.

Erbel R,Aboyans V,Boileau C,et al. 2014. 2014 ESC Guidelines on the diagnosis and treatment of aortic diseases[J]. European Heart Journal,35:2873-2926.

Hiramoto JS,Chang CK,Reilly LM,et al. 2009. Outcome of renal stenting for renal artery coverage during endovascular aortic aneurysm repair[J]. J VascSurg,49(5):1100-1106.

病例33 "烟囱"结合"逆向分支"技术治疗腹主动脉瘤

【要点】 近肾或肾上腹主动脉瘤治疗既往以开放手术或杂交手术治疗为主，对于不能耐受开放手术病例，完全腔内治疗这些病例面临的挑战极大。

一、病例介绍

(一)病史简介

患者，男性，75岁，因"发现腹部搏动性包块6个月"于2014年6月入院。

患者半年前出现腹部搏动性包块，未在意，1个半月前体检发现腹主动脉瘤，无腹痛、腹胀及便秘。

1. 既往史 高血压病史20余年，血压控制可；陈旧性心肌梗死，冠状动脉旁路移植术后6年。

2. 查体 体温36.6℃，脉搏81次/分，呼吸18次/分，血压133/88mmHg，身高180cm，体重90kg，营养良好。双肺呼吸音清，未闻及干、湿啰音。心率81次/分，律齐，各瓣膜听诊区未闻及病理性杂音。腹软，腹部可触及搏动性包块，无压痛，肝脾肋下未触及。双侧颈动脉可触及搏动，双上肢动脉搏动正常；双下肢对称无肿胀，未见色素沉着及溃疡，双侧皮温基本相同，双侧股动脉、腘动脉搏动正常。

3. 实验室检查 血红蛋白141g/L，白细胞计数 6.27×10^9/L，血小板计数 157×10^9/L，凝血酶时间13.1秒，血浆活化部分凝血活酶时间35.6秒，谷丙转氨酶10U/L，谷草转氨酶11.5U/L，肌酐72.1μmol/L，血清钾4.12mmol/L，血清钠142.7mmol/L。

4. 影像学检查

(1)CTA(我院，2014年4月30日)：腹主动脉瘤体最大径为98mm，瘤腔内大量附壁血栓形成，双肾动脉起自瘤体，肠系膜上动脉起自于正常主动脉，距瘤体约5mm，腹腔干距肠系膜上动脉约8mm(图33-1)。

(2)心脏超声检查提示：左心室射血分数47%。

(3)心电图提示：心律失常，室早二联律。

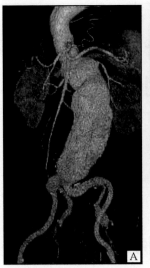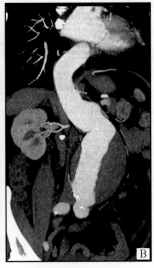

图 33-1 腹主动脉 CT 血管造影

A. CT 三维重建可见肠系膜上动脉下腹主动脉瘤,瘤体累及双侧肾动脉,双侧髂
动脉纤曲;B. 瘤腔内大量附壁血栓形成,瘤体最大直径 98mm

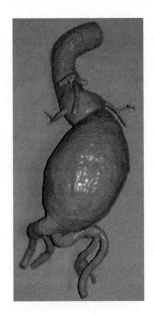

**图 33-2 根据患者 CT 影像数据应用 3D
打印技术制作的腹主动脉瘤模型**

(二)临床诊断

1. 腹主动脉瘤。

2. 冠心病,冠状动脉旁路移植术后。

3. 高血压病。

4. 心律失常。

(三)诊治经过

患者年龄较大,并发疾病多,一般状况
较差,经过仔细测量及术前讨论,决定采用
"烟囱"结合"逆向分支"技术完全腔内重建
内脏及双肾动脉并修复腹主动脉瘤。为了
进一步了解病变的解剖形态,术前应用 3D
打印技术将病变制成模型,以指导手术方案
的制订(图 33-2)。手术过程如下。

1. 右侧锁骨下横切口,暴露右侧腋
动脉,留置两个 6F 鞘管(美国 Cordis 公
司)。分别经两个鞘管选择性进入腹腔干
和肠系膜上动脉内,腹腔干内置换为 12F
长鞘(美国 COOK 公司),肠系膜上动脉

内置换为 10F 长鞘(美国 COOK 公司)。将腹腔干内置入 10-50mm Viabahn 覆膜支架(美国 Gore 公司),将肠系膜上动脉内置入 10-80mm Fluency 覆膜支架(美国 BARD 公司)。

2. 经右侧股动脉置入 36-16-145mm Endurant 腹主动脉分叉支架主体(美国 Medtronic 公司),支架覆膜上缘定位于腹腔干动脉开口近端10mm。释放腹腔干和肠系膜上动脉内的覆膜支架,支架近端超过主体支架覆膜的上缘(图 33-3),再释放主体支架(将短臂释放于右前方)。造影显示内脏动脉内支架血流通畅(图 33-4)。

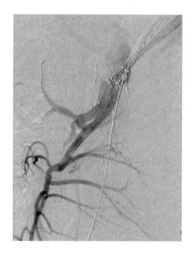

图 33-3 内脏动脉"烟囱"支架超过主动脉支架覆膜近侧缘

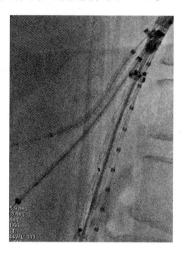

图 33-4 腹腔干和肠系膜上动脉"烟囱"支架释放完成后造影可见支架内通畅性良好

3. 将两枚 16-16-120mm Endurant 髂支于体外释放,距末端约 5cm 处做 6mm 开窗。将直径为 6mm、长度为 50mm 的 ePTFE 人工血管(美国 GORE 公司)缝合于髂支窗口,远端用缝线固定于髂支,人工血管近远端缝合金属标记点(图 33-5)。改制完成后,再次将两枚髂支装入输送器。

4. 经左侧股动脉置入改制的左髂支,近端接主体支架短臂释放。经右侧股动脉,将导管置入左髂支内,导丝选择进入缝制的人工血管内,伸出人工血管后再选择进入右侧肾动脉内,应用 6-150mm Viabahn 覆膜支架(美国 Gore 公司)逆向桥接右肾动脉与左髂支的分支人工血管,造影显示桥接血管及右肾动脉血供良好(图 33-6)。再置入第二枚 16-16-120mm Endurant 髂支,将改制的髂支与左侧髂总动脉进行连接。

5. 应用类似的方法将改制的右髂支经右侧股动脉置入并释放,应用 6-150mm Viabahn 覆膜支架逆向桥接左肾动脉与右髂支的分支人工血管,造影显示桥接血管及左肾动脉血供良好(图 33-7),再使用 16-24-120mm Endurant 髂支将改制的髂支与右侧髂总动脉进行连接。

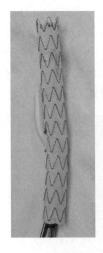 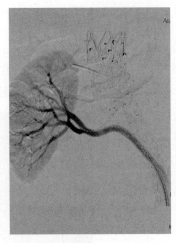 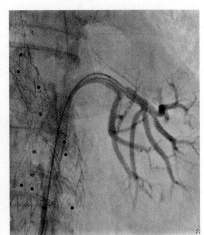

图 33-5　改制完成的带分支的髂支　　图 33-6　逆向分支重建右肾动脉后造影可见右肾血供良好　　图 33-7　逆向分支重建左肾动脉后造影可见左肾血供良好

6. 球囊扩张各支架接口处,术后造影显示各支架位置、形态良好,各分支动脉通畅,血流流速正常,近端锚定区少量内漏(图 33-8)。

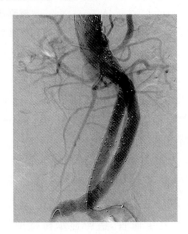

图 33-8　术后造影
可见腹腔干、肠系膜上动脉"烟囱"支架通畅性良好;双肾动脉通过逆向分支支架供血良好;主动脉支架近端少量内漏

（四）随访

出院后给予阿司匹林肠溶片 100mg 每天 1 次及硫酸氢氯吡格雷 75mg 每天 1 次抗血小板治疗。术后 6 个月复查 CTA 可见支架无明显内漏,瘤体直径无明显变化,瘤腔内血栓形成,内脏动脉及双侧肾动脉支架通畅性良好。见图 33-9A、图 33-9B。

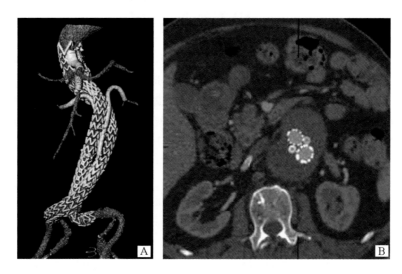

图 33-9 术后 6 个月 CT 血管造影检查

A. 支架形态良好,各分支动脉通畅性良好;B. 瘤腔内血栓形成,无明显内漏

二、病例点评

该例患者肾上腹主动脉瘤,瘤体直径大,手术指征明确,存在破裂风险,且双肾动脉起自瘤体,难以通过常规腔内修复术完成手术,且高龄,基础疾病多,难以耐受传统开放手术或杂交手术。该病例涉及重建内脏动脉,尽管肠系膜上动脉和腹腔干起始部主动脉直径正常,但其下方瘤体比较扭曲,增加手术难度。更大的难点在于双肾动脉的重建,由于双肾动脉起自于瘤体,常规的"烟囱"或开窗很难实现重建。经讨论后决定逆向重建双肾动脉,但逆向重建改变了肾动脉的血供方向,血液灌注可能会减少,且逆向重建肾动脉文献上无报道,手术预期效果难以判断。尽管肠系膜上动脉及腹腔干起自于正常主动脉,但下方瘤体角度较大,术中通过开窗技术重建上述分支困难,"烟囱"技术重建上述 2 个分支安全性高,但有增加内漏风险。术前 3D 打印动脉瘤模型,能够更直观地分析动脉瘤形态及各个分支发出方向及角度,对手术方案制订和手术顺利进行具有指导意义。制订预定方案后,手术过

程非常顺利,术中重建所有内脏动脉,出血少,创伤小。该病例亮点在于通过逆向分支重建双侧肾动脉,具有创新性,3D动脉瘤模型让动脉瘤形态更直观,能够更加从容的完成手术。术后半年复查,分支动脉通畅良好。总结经验,以后对于肾动脉起自瘤体病例,逆向重建肾动脉是一种可选的治疗方案。

三、相关疾病精要

近肾腹主动脉瘤可以应用开窗或"烟囱"技术进行治疗,但是对于累及肾动脉的腹主动脉瘤,并不适宜应用开窗技术。而单纯应用"烟囱"技术,双肾动脉、肠系膜上动脉,以及腹腔干内均需置入"烟囱"支架。文献报道,仅肾动脉"烟囱"支架Ⅰa型内漏发生率为11.8%,而多分支"烟囱"支架Ⅰa型内漏发生率为10.7%~37.5%。Dorsey等报道采用"梯田技术"降低多分支"烟囱"的内漏率。

分支支架技术治疗累及分支动脉的主动脉瘤具有明显的优势。首先,由于支架分支的存在,在手术过程中内脏动脉不会缺血,术者有充足的时间进行操作,甚至可以分期手术,降低了手术风险;其次,分支血管可为桥接移植物提供充足的近端锚定区,有效降低Ⅲ型内漏风险;另外,分支支架对定制精度要求低,甚至可以非定制,减少了术前等待时间。需要注意的是,分支技术的应用需要存在较大的血管腔,否则分支血管可能会导致狭窄或闭塞。该例患者适合应用定制分支支架技术进行治疗,但目前国内尚无商品化的器械上市。分析患者瘤体解剖特点后,我们创新性地提出了"烟囱"技术结合逆向分支技术的手术方案。其优势在于:①肠系膜上动脉和腹腔干"烟囱"技术操作较为简便,双"烟囱"技术内漏发生率较低;②双肾动脉逆向分支技术避免了分支无法打开的风险;③双肾动脉的分支分别起源于双侧髂支,一侧分支的闭塞不会影响对侧;④无须定制,利用现有器械即可完成手术。该技术操作成功的关键是术前要制订详细的操作计划,并选择合适的器材。术前应用影像分析软件,进行仔细测量,值得指出的是,长度的测量可在曲面重建基础上进行,沿着血流腔中心线曲面重建可进一步提高测量精度。另外,我们应用3D打印技术制作了病变模型,通过模型辅助术者制订手术方案。

(孙国义　郭　伟)

参 考 文 献

Dorsey C,Chandra V,Lee JT,2014. The "terrace technique"--totally endovascular repair of a type IV thoracoabdominal aortic aneurysm[J]. AnnVasc Surg,28(6):1563.

Erbel R,Aboyans V,Boileau C,et al. 2014. 2014 ESC Guidelines on the diagnosis and treatment of aortic diseases[J]. European Heart Journal,35:2873-2926.

Greenberg R,Eagleton M,Mastracci T,2010. Branched endografts for thoracoabdominal aneurysms[J]. J ThoracCardiovascSurg,140(6 Suppl):S171-178.

Guo W,Zhang HP,Liu XP,et al. 2013. Fenestrated endovascular aortic repair for juxtarenal abdominal aortic aneurysm[J]. Chin Med J (Engl),126(3):409-414.

Hiramoto JS,Chang CK,Reilly LM,et al. 2009. Outcome of renal stenting for renal artery coverage during endovascular aortic aneurysm repair[J]. J VascSurg,49(5):1100-1106.

Li Y,Zhang T,Guo W,et al. 2015. Endovascular chimney technique for juxtarenal abdominal aortic aneurysm:a systematic review using pooled analysis and meta-analysis[J]. Ann Vasc Surg,29(6):1141-1150.

Moulakakis KG,Mylonas SN,Avgerinos E,et al. 2012. The chimney graft technique for preserving visceral vessels during endovascular treatment of aortic pathologies[J]. J VascSurg,55(5):1497-1503.

病例34 3D打印技术辅助封堵器腔内修复主动脉弓夹层

【要点】 DeBakey I 型夹层弓部置换术后出现弓部破口导致夹层复发,二次手术难度大,患者难以承受再次手术打击,现通过微创技术解决此类并发症,避免二次开胸手术打击。

一、病例介绍

(一)病史简介

患者,女性,55 岁,因"主动脉夹层术后 6 年,间断胸背痛 1 个月"于 2015 年 8 月 19 日入院。

患者 2009 年因 DeBakey I 型主动脉夹层急诊行升主动脉及右半弓置换术,冠状动脉、主动脉瓣未累及。术后恢复良好,无明显症状,术后 1 年于我院心血管外科住院,复查主动脉 CTA 近端未见内漏表现,无明显不适后出院。此次入院前 1 个月开始出现间断胸背部疼痛,伴心悸、喘憋,休息后缓解不明显。

1. 既往史 高血压病史 10 余年,血压控制可;肾功能不全 3 年,肌酐最高 190μmol/L。

2. 体格检查 体温 35.7℃,脉搏 58 次/分,呼吸 18 次/分,血压 132/78mmHg,身高 150cm,体重 61kg。意识清楚,精神欠佳,饮食、睡眠欠佳,全身皮肤黏膜正常,无苍白、黄染,皮下无肿胀。胸廓无畸形,胸部正中可见长约 20cm 陈旧手术瘢痕;呼吸运动正常,肋间隙正常,听诊双肺呼吸音清,未闻及干、湿啰音,无胸膜摩擦感;颈部及胸前听诊可闻及收缩期吹风样杂音。心率 58 次/分,心律齐。腹软,无压痛、反跳痛及肌紧张,肠鸣音正常,脐周可触及搏动性包块,无压痛。双侧股动脉、腘动脉搏动正常,右侧肱动脉、桡动脉搏动正常,左侧肱动脉、桡动脉搏动弱,四肢皮温、血供正常。

3. 实验室检查 血常规:白细胞计数 5.07×10^9/L,血红蛋白 131g/L,血小板计数 136×10^9/L;血生化:谷丙转氨酶 11.2 U/L,谷草转氨酶 14.5 U/L,肌酐 85.1μmol/L,血清钾 5.17mmol/L,血清钠 141.71mmol/L;凝血功能:血浆活化部分凝血活酶时间 43.6 秒,凝血酶时间 17.4 秒,凝血酶原时间 13.3 秒,纤维蛋白原

2.2g/L。

4.影像学检查　CTA（我院，2015 年 8 月 20 日）：主动脉夹层，升主动脉及右半弓置换术后，弓部人工血管远端吻合口处可见两处内膜破口，造影剂经破口进入假腔，胸主动脉夹层动脉瘤最大径约 65mm，腹腔干、肠系膜上动脉及双肾动脉均为真腔供血，腹主动脉段有多个破口，夹层累及双侧髂总动脉（图 34-1）。

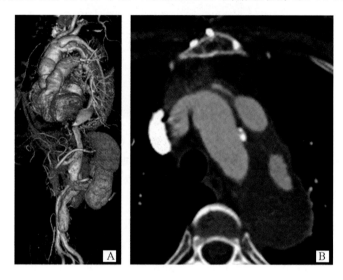

图 34-1　主动脉 CT 血管造影

A.CT 三维重建可见主动脉夹层，升主动脉及右半弓置换术后，弓部假腔内可见造影剂显影，并形成夹层动脉瘤，腹主动脉段有多个破口，夹层累及双侧髂总动脉；B. 弓部人工血管远端吻合口处可见内膜破口，造影剂经破口进入假腔，胸主动脉夹层动脉瘤最大径约 65mm

患者既往有手术史，所以弓部解剖较为复杂，单纯观察 CT 轴位及三维重建影像想象空间关系有一定的难度。为了进一步了解病变的解剖形态，术前应用软件（即刻叁 Medicine，北京）对 CT 数据进行处理，去除干扰信息，这样可以清晰地看到破口的大小及位置（图 34-2）。

(二)临床诊断

1. 主动脉夹层术后复发。

2. A 型夹层升主动脉＋半弓置换术后。

3. 高血压病。

4. 肾功能不全。

(三)诊疗经过

患者胸主动脉段无其他破口，此次出现胸背部疼痛症状考虑主要与弓部破口

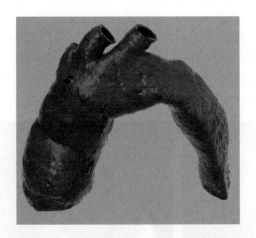

图 34-2 术前应用软件(即刻叁 Medicine,北
京)对 CT 数据进行处理,可以清晰
地看到破口的大小及位置

相关,夹层动脉瘤有破裂的风险。经过仔细测量及术前讨论,决定采用室间隔封堵
器结合弹簧圈栓塞腔内修复破口,腹主动脉段暂不处理。由于破口位置距离头臂
干及左侧颈总动脉较近,为了明确封堵器放置后是否会影响分支的血流,术前应用
3D 打印技术制作了透明的病变模型,并在体外进行模拟操作,显示封堵器并不影
响分支的血流(图 34-3)。

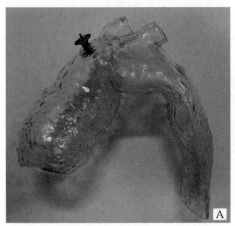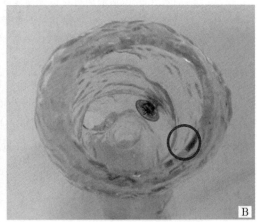

图 34-3 应用 3D 打印技术制作了透明的病变模型,并在体外进行模拟操作
　　A. 室间隔封堵器释放于较大的破口处;B. 从主动脉内部观察可见封堵器不会影响左侧颈
总动脉血流(圆圈处为左侧颈总动脉开口)

手术过程如下。

1. 右侧股动脉穿刺，留置 6F 鞘管（美国 Cordis 公司）。导丝经真腔进入到升主动脉，造影检查可见造影剂经主动脉弓部的破口进入假腔，形成夹层动脉瘤。腹主动脉段可见有多个破口，但胸主动脉与腹主动脉假腔造影剂无沟通。

2. 导丝及导管经腹主动脉段的破口进入假腔，到达主动脉弓部，造影可以显示两个破口（图 34-4），经较大的破口进入主动脉真腔。

3. 应用 Cardi-O-Fix 室间隔封堵器（北京华医圣杰公司）封堵弓部较大破口，造影显示假腔血液流速减慢（图 34-5）。

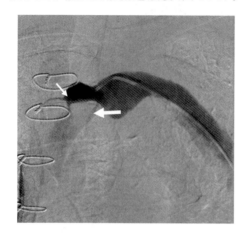

图 34-4　经弓部夹层假腔造影可见两处破口（细箭头为小破口，粗箭头为大破口）

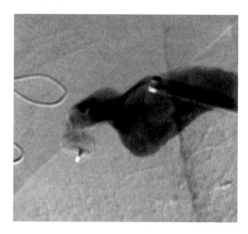

图 34-5　应用 Cardi-O-Fix 室间隔封堵器封堵弓部较大破口后造影显示破口封堵满意

4. 应用 5 枚弹簧圈（美国 Cook 公司）栓塞假腔的起始部，造影显示假腔仅有少量造影剂进入，头臂干及左侧颈总动脉血流正常（图 34-6）。患者术后胸背部疼痛的症状消失，颈部及胸前听诊未闻及杂音。

（四）随访

术后 6 个月复查 CTA 显示主动脉弓破口修复满意，无明显内漏，假腔血栓形成（图 34-7）。

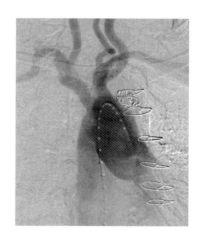

图 34-6　术后造影显示假腔仅有少量造影剂进入，头臂干及左侧颈总动脉血流正常

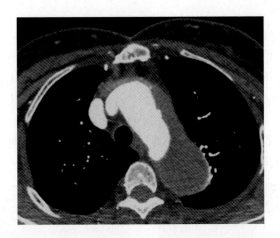

图 34-7　术后 6 个月 CT 血管造影显示弓部破口
无明显内漏,假腔血栓形成

二、病例点评

患者胸主动脉夹层动脉瘤最大直径达到 65mm,合并胸背部疼痛症状,而胸主动脉段无其他破口,弓部破口有明确的手术指征。二次开胸手术创伤及难度很大。弓部为置换术后形态,角度较大,支架型血管通过有一定的难度,常规的腔内修复术可能难以完成。手术困难在于弓部的两个破口位于主动脉弓部的左侧壁,释放后可能会影响到左侧颈总动脉。术前为了进一步评估手术的风险,应用 3D 打印技术制作了透明的病变模型,在体外进行模拟操作,可以直观地看到封堵器与弓部分支血管的相对关系,提升了手术的安全性。

确定手术方式后,手术入路又是一个难点。弓部破裂小,导管很难进破口,且弓部血流冲击大,导管固定困难,封堵器释放时有脱落导致远端栓塞风险。选择经假腔上行,至弓部破口处,选择破口更加容易,经假腔内释放封堵器,增加手术安全性。应用封堵器堵塞大的破口,再应用弹簧圈栓塞假腔起始部,达到治疗效果。

该病例亮点:①首先应用 3D 打印模拟清晰显示破口位置,应用样品封堵器模拟术中释放状态,证实对分支血管无影响;②经假腔到达弓部病变部位,选择破口位置更加准确,封堵器释放更安全。

三、相关疾病精要

应用封堵器治疗主动脉夹层破口及主动脉假性动脉瘤在文献已有报道,证实了该方法对于小破口病变的安全性和有效性。该例患者弓部的两个破口位于主动脉弓部的左侧壁,释放后可能会影响到左侧颈总动脉,文献报道应用"烟囱技术"保护颈总动脉,随访治疗结果满意。术前为了进一步评估手术的风险,我们应用3D打印技术制作了透明的病变模型,并在体外进行模拟操作,这样可以直观地看到封堵器与弓部分支血管的相对关系,明确无须在左侧颈总动脉内放置"烟囱支架",提升了手术的安全性。患者弓部有两处紧邻的破口,可通过假腔将封堵器释放于较大破口处,应用弹簧圈栓塞较小破口,有两种原因:①两处破口都应用封堵器,可能会影响分支血流;②较大破口应用封堵器后降低了血流速度和减小了假腔起始部的容积,增加了弹簧圈的稳定性。

　　封堵器的设计是网状结构,因此放置后早期可能会有渗漏,文献报道其发生率为50％,但其中2例的渗漏因血栓形成而自愈。该例患者术中造影可见有少量的渗漏,但术后胸痛症状消失,6个月随访可见渗漏已消失。术中最大的风险是封堵器移位造成异位栓塞,因此,术前精确测量破口的大小,选择合适的封堵器,并且要熟悉封堵器的释放方式,这样才能降低栓塞的风险。

(孙国义　郭　伟)

参 考 文 献

Chang G,Chen W,Yin H,et al. 2013. Endovascular repair of an aortic arch pseudoaneurysm by an atrial septal defect occluder combined with a chimney stent[J]. J Vasc Surg,57(6):1657-1660.

Hussain J,Strumpf R,Ghandforoush A,et al. 2010. Transcatheter closure of recurrent aortic pseudoaneurysm previously treated by Amplatzer occluder device[J]. J Vasc Surg,52(1):196-198.

Hussain J,Strumpf R,Wheatley G,et al. 2009. Percutaneous closure of aortic pseudoaneurysm by Amplatzer occluder device-case series of six patients[J]. Catheter Cardiovasc Interv,73:521-529.

Shi H,Lu M,Jiang M,2013. Use of a stent-graft and vascular occlude to treat primary and re-entry tears in a patient with a Stanford type B aortic dissection[J]. Rev Bras Cir Cardiovasc,28(4):550-554.

Zhao J,You QS,Zhang YC,et al. 2013. Combined use of occluder plus bare stent in the treatment of aortic dissection with tear at the area of visceral branches[J]. Zhong hua Wai Ke Za Zhi,51(9):796-799.

病例35 腹主动脉瘤腔内修复、术中完全腔内技术重建髂内动脉

【要点】 腹主动脉瘤合并髂动脉瘤腔内修复术中保留髂内动脉及远端分支，可以避免臀肌跛行及盆腔脏器缺血。

一、病例介绍

(一)病史简介

患者，男性，52岁，以"体检发现腹主动脉瘤2周"于2010年9月26日入院。

患者于半个月前因下肢跛行就诊于当地医院，行血管CTA检查显示腹主动脉、双髂动脉瘤样扩张，无腹痛、腹胀、黑粪等表现，近半个月体重减轻约3kg。

1. 既往史 高血压病史10余年，最高达160/120mmHg，平素规律服药，血压控制可；陈旧性心肌梗死诊断约2年，自诉精神紧张、情绪激动或劳累后可出现心前区憋闷不适感，日常生活不受限；诊断十二指肠球部、胃窦炎2年；第4、第5腰椎间盘突出并压迫神经约2年；左下肢间歇性跛行2年，跛行距离由1500m减至500m。否认糖尿病病史及外伤、输血史。吸烟30余年，20余支/天，中等量饮酒30余年。

2. 体格检查 体温36.4℃，脉搏81次/分，呼吸18次/分，血压127/82mmHg，身高178cm，体重83kg，BMI 26.2kg/m²，营养良好。双肺呼吸音清，未闻及干、湿啰音。心率78次/分，律齐，各瓣膜听诊区未闻及病理性杂音。腹软，腹部可触及搏动性包块，肝脾肋下未触及。双侧可扪及颈动脉搏动，双上肢可扪及动脉搏动，左侧极弱；双下肢对称无肿胀，未见色素沉着及溃疡，双侧皮温基本相同；左侧腘动脉、足背及胫后动脉、右侧足背及胫后动脉未能扪及。

3. 实验室检查 血常规：白细胞计数4.07×10^9/L，血红蛋白141g/L，血小板计数189×10^9/L；血生化：谷丙转氨酶10 U/L，谷草转氨酶11.5 U/L，肌酐72.1μmol/L，血清钾4.12mmol/L，血清钠142.7mmol/L；凝血功能：血浆活化部分凝血活酶时间40.6秒，凝血酶时间16.4秒，凝血酶原时间12.3秒，纤维蛋白原3.2g/L。

4. 影像学检查 CTA(外院,2010 年 9 月 10 日)显示:腹主动脉瘤,大量附壁血栓,最大横径 6.5cm;双侧髂总动脉瘤,左侧最大横径 3cm,右侧最大横径2.8cm,左侧髂内动脉起始于瘤体,右侧髂内动脉闭塞,左侧髂外动脉近端重度狭窄。见图 35-1A。

(二)临床诊断

1. 腹主动脉瘤。

2. 髂动脉瘤。

3. 高血压病。

(三)诊疗经过

本病例腹主动脉瘤合并髂动脉瘤,左侧髂内动脉粗大,右侧髂内动脉闭塞,术中保留左侧髂内动脉尤为重要,经过仔细测量及评估,我们采用平行支架方式重建左侧髂内动脉,可以避免术后盆腔脏器缺血及臀肌跛行,改善生活质量。手术过程如下。

1. 左侧肱动脉穿刺,猪尾导管造影同术前 CTA 结果。

2. 经右股动脉放入 24-12-110mm 主体分叉支架型血管(深圳先健公司),定位后释放短臂,经左股动脉导丝选择进入短臂后,将长臂释放于右侧髂动脉内。

3. 应用 8-60mm 球囊(Cordis 公司)扩张左侧髂外动脉狭窄处,扩张后造影显示狭窄已明显改善。

4. 经右股动脉将 12-120mm 髂支连接于长臂,经左股动脉将 14-80mm 髂支连接于短臂内。分叉支架型血管释放完成后行左侧髂动脉选择性造影。见图35-1B。

5. 经左侧肱动脉将 10-100mm 支架型血管(Bard 公司)远端放置于左髂内动脉,近端放置于左髂支内,经左侧股动脉将 8-120mm 支架型血管(Bard 公司)近端放置于左髂支内,远端放置于左髂外动脉,两支架近端平齐,然后分别释放。见图35-1C。

6. 利用两根 7-60mm 球囊(Cordis 公司)"对吻"同时扩张两个支架与左髂支接口处。见图 35-1D。

7. 撤出球囊,造影显示动脉瘤被修复,未见明显内漏,左侧髂内动脉应用完全腔内技术给予重建,血流通畅。见图 35-1E。手术结束,拔除鞘管,缝合穿刺点和切口。

(四)随访

出院后 3 个月随访,无不适症状,复查 CTA 提示支架形态良好,未见内漏,左侧髂内及髂外动脉均通畅。见图 35-1F。

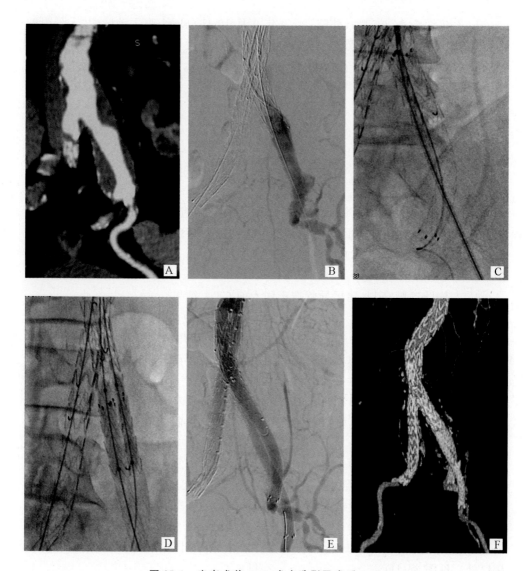

图 35-1　患者术前 CTA、术中造影及术后 CTA

A. CTA 显示腹主动脉瘤合并双侧髂动脉瘤,左侧 IAA 起始于瘤体,髂外动脉重度狭窄;B. 分叉支架型血管释放完毕后造影显示左侧 IAA 通畅,侧支循环丰富,左股总动脉阻断,髂外动脉不显影;C. 经肱动脉释放髂总-髂内动脉支架,经股动脉的髂总-髂外动脉支架尚未释放;D. 两根球囊"对吻"同时扩张两个支架与左髂支的接口处;E. 手术完成,造影显示动脉瘤被修复,未见内漏,左侧 IAA 应用完全腔内技术给予重建,血流通畅;F. 随访 CTA 显示支架形态良好,未见内漏,左侧髂内、外动脉均通畅

二、病例点评

　　该例患者腹主动脉瘤伴髂动脉瘤,腹主动脉瘤最大直径 6.5cm,手术指征明确。约43%的腹主动脉瘤合并髂动脉瘤,腔内治疗中为同时修复髂动脉瘤和防止内漏,常需将髂内动脉(Internal iliac artery,IAA)覆盖或栓塞。通常认为术中应至少保留一侧的 IAA,减少臀肌及肠道缺血的发生率。对于需要破坏双侧 IAA 或单侧 IAA 术前已闭塞,可以开刀重建 IAA,但创伤较大,应用髂动脉分叉支架(Iliac branchgraft device,IBD)完全腔内技术重建 IAA 具有明显的优势,并已取得良好的治疗结果,但目前国内尚未上市。

　　该例患者右侧 IAA 已闭塞,左侧 IAA 粗大,并有丰富的侧支循环建立,因此保留左侧的 IAA 是非常重要的。我们采用标准的分叉支架型血管修复腹主动脉瘤和右侧髂动脉瘤,左侧髂动脉瘤应用髂支结合两个直径较小的支架型血管给予修复,并重建了髂内和髂外动脉。这种手术方式也是采用完全腔内技术,操作简单,效果确切,可以作为一种替代 IBD 的手术方案。

三、相关疾病精要

　　髂内动脉主要为盆腔和臀部供血,一侧髂内动脉闭塞,盆腔供血主要由对侧及其他侧支所代偿,同侧臀部供血可由其他侧支代偿,如代偿不足,可出现臀肌跛行。且髂内动脉脏支发出阴茎动脉,血供减少将影响勃起功能,对于中年男性尤为重要。对于双侧或单侧髂内动脉慢性闭塞病例,可以通过其他侧支代偿盆腔和臀部供血,如急性闭塞,可能出现盆腔脏器缺血坏死及臀肌坏死或跛行。近一半腹主动脉瘤合并髂动脉瘤或瘤样扩张,目前腔内修复术(EVAR)治疗腹主动脉瘤作为首选,术中保证病变侧髂内动脉血供尤为重要。

　　保留髂内动脉最常规的方法是开放手术将髂内动脉进行移位或旁路重建,但毫无疑问增加了手术创伤和风险,延长了住院时间。目前,完全腔内技术重建髂内动脉最常用的方法是"三明治"技术和髂动脉分叉支架技术。和其他技术相比,髂动脉分叉支架在恢复解剖形态及避免内漏发生上较为理想,而且远期通畅率高。目前国际上常用的髂动脉分叉支架包括 Iliac Bifurcation Device (COOK 公司,澳大利亚)、Iliac Branch Endoprosthesis (GORE 公司,美国)、E-liac Stent Graft System (JOTEC 公司,德国)等。COOK 公司的产品有多种类型,包括:分支为直筒形(Straight-branch IBD,S-IBD)、分支为螺旋形(Helical-branch IBD,H-IBD)及双分支形(Bifurcated-bifurcated IBD,BB-IBD)。H-IBD 和 BB-IBD 的髂内分支均为螺旋形设计,这样设计的优点是适用于髂动脉纤曲的病变,并且螺旋性的分支延长了支架重叠长度,便于术中操作和增加了稳定性。文献报道了 H-IBD 和 BB-IBD 的应用结果,技术成功率为 94%,髂内动脉分支 1 个月和 5 年通畅率分别为 94.6%和 81.8%。

对于瘤颈较短的孤立性髂总动脉瘤,这种解剖类型在中国人中是最常见的,单分叉的髂动脉支架无法直接修复,目前主要采用两种处理技术,一种是双侧髂动脉"对吻技术",一种是采用腹主动脉分叉支架结合髂动脉分叉支架。前者操作较简便,但有可能引起内漏;后者操作较复杂,但减少了内漏的发生,支架更稳定,因此我们更推荐后者。不同的产品设计适用于不同的解剖形态,但无论哪种产品都无法适用于所有的病变。影响髂动脉分叉支架髂内动脉支架远期通畅率的主要是髂动脉解剖条件和产品性能。由于很多患者的髂动脉受瘤体牵拉及骨盆的影响变得较为纤曲,因此,髂动脉分叉支架应具有良好的顺应性,否则可能会造成支架与血管的成角,从而影响远期通畅率。本研究中未出现因主体支架皱褶而引起的髂动脉狭窄或闭塞并发症。另外,髂内动脉内支架的选择也会影响其通畅率。文献报道单中心研究结果对比应用自膨式支架和球扩式支架的远期疗效,尽管球扩式支架似乎综合表现要略好于自膨支架,但自膨式支架的柔顺性更好,适合于髂内动脉比较纤曲的病变。各产品性能不同,研究中发现,Fluency 支架支撑力较好,但定位精确性略差,尤其是长度较长的病变;Viabahn 支架顺应性好、定位准确,但支撑力略差;髂动脉分叉支架配套支架,柔顺性和支撑力居中,定位精确性和 Fluency 类似。

(孙国义 郭 伟)

参 考 文 献

郭伟,陈忠,符伟国,2013.卢瑟福血管外科学[M].北京:北京大学医学出版社.

郭伟,2011.腔内血管外科学[M].北京:人民军医出版社.

Casey K,Al-Khatib WK,Zhou W,2011. Hypogastric artery preservation during aortoiliac aneurysm repair[J]. Ann Vasc Surg,25(1):133.

Erbel R,Aboyans V,Boileau C,et al. 2014. 2014 ESC Guidelines on the diagnosis and treatment of aortic diseases[J]. European Heart Journal,35:2873-2926.

Karthikesalingam A,Hinchliffe RJ,Holt PJ,et al. 2010. Endovascular aneurysm repair with preservation of the internal iliac artery using the iliac branch graft device[J]. Eur J Vasc Endovasc Surg,39(3):285-294.

病例36 原位开窗技术治疗主动脉弓部假性动脉瘤

【要点】 主动脉弓部假性动脉瘤较大时,瘤体破裂风险较高,开放手术治疗创伤大,对于主动脉弓部远端动脉瘤病变目前可以通过腔内治疗完成,并可以保留弓上分支血管,不增加脑卒中风险。

一、病例介绍

(一)病史简介

患者,男性,37 岁,以"声音嘶哑 1 年半,发现动脉瘤 1 个月"入院。

患者 1 年半前无明显诱因出现声音嘶哑伴间断后背部疼痛,偶有饮水呛咳,无吞咽困难,于当地医院行 CTA 检查发现主动脉弓部假性动脉瘤形成,于 2012 年 3 月 17 日收住我科。

1. 既往史 白塞综合征 8 年余,长期口服激素类药物治疗,控制不佳,病情反复。

2. 体格检查 一般状态可,意识清楚,精神可,进食正常,夜间睡眠可。全身皮肤黏膜无黄染,皮下无水肿;左眼睑水肿明显,眼球萎缩,角膜溃疡,失明,右眼视力减退;口腔及外生殖器未见溃疡,皮肤菲薄,前胸及后背有痤疮表现。胸廓无畸形;对称,双肺听诊呼吸音清,无干、湿啰音,无胸膜摩擦感。心前区无隆起,心率 104 次/分,心律齐,未闻及心脏杂音。腹软,无压痛、反跳痛及肌紧张,肠鸣音正常。颈动脉搏动正常,无杂音。双侧肱、桡动脉及股、腘动脉搏动正常,四肢皮温、血供正常。

3. 实验室检查 血常规:白细胞计数 12.48×10^9/L,血红蛋白 164g/L,血小板计数 136×10^9/L;血生化:谷丙转氨酶 13.8 U/L,谷草转氨酶 8.2U/L,肌酐 70.3μmol/L,血清钾 3.62mmol/L,血清钠 143.8mmol/L;凝血:活化部分凝血活酶时间 43.6 秒,凝血酶时间 16 秒,凝血酶原时间 12.3 秒,纤维蛋白原 5.43g/L;红细胞沉降率 18mm/h。

4. 影像学检查 CTA(外院,2012 年 3 月 13 日):主动脉弓部假性动脉瘤,瘤腔内大量附壁血栓,破口位于左颈总动脉开口与左锁骨下动脉开口之间(图 36-1~图 36-3)。

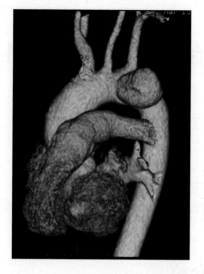

图 36-1　主动脉弓三维重建(左侧斜位)

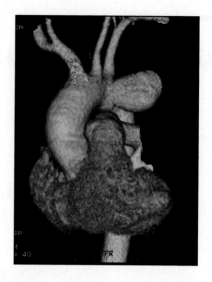

图 36-2　主动脉弓三维重建(后前位)

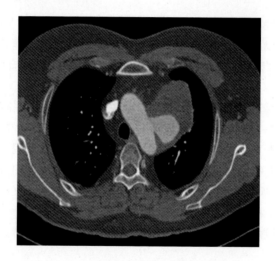

图 36-3　主动脉弓轴位影像(瘤腔内大量血栓)

(二)临床诊断

1. 主动脉弓假性动脉瘤。

2. 白塞综合征。

(三)诊疗经过

术前请风湿科会诊调整激素用药。由于患者长期服用激素类药物,采用外科手术治疗是一项挑战,所以我们选择腔内治疗。但是,选择腔内治疗近端锚定区必须跨过左颈总动脉和左锁骨下动脉才可以覆盖主动脉裂口。因此,我们采用了一种新的治疗方法——内转流技术,即通过原位开窗重建左颈总动脉和左锁骨下动脉。手术过程如下。

1. 首先穿刺股总动脉,先预置 2 把 Perclose ProGlide(Abbott),2 把 Perclose 位置交叉,置入 1 个 14F 鞘来做预扩张。

2. 穿刺左肱动脉,将导丝放入降主动脉,使用 Supercore 导丝做指引,送入 6F 长鞘(90cm,Cook),在长鞘中间开窗,使长鞘的远端和近端形成一个内转流通道(图 36-4)。

3. 超声引导下穿刺左颈总动脉,置入 6F 长鞘。穿刺左股总动脉,输送导管至颈外动脉,然后使用 Supercore 导丝交换为 9F 长鞘(90cm,Cook),在此鞘位于腹主动脉位置开窗,形成转流管,使血液经长鞘进入左颈总动脉(图 36-5)。

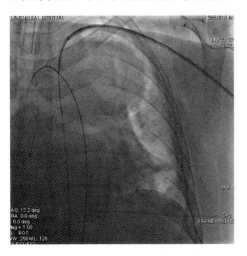 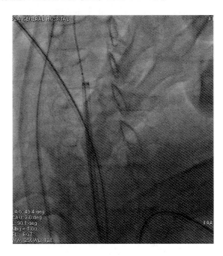

图 36-4　经左肱动脉置入长鞘　　　　图 36-5　左颈总动脉内的长鞘

4. 建立 2 个转流管的目的是在支架覆盖左颈总动脉和左锁骨下动脉时,可由转流管为左颈总动脉和左锁骨下动脉提供血流。

5. 主动脉内贴近左颈总动脉位置处释放支架型人工血管(Zenith,32-160mm,Cook),覆盖左颈总动脉和左锁骨下动脉(图 36-6)。

6. 由于 2 个转流管的存在,左颈总动脉和左锁骨下动脉血流存在,测压为 110mmHg,因此不需担心大脑和上肢远端血供,可以从容进行后续操作。

7. 左颈总动脉内有 2 个导管,使用 0.014 导丝 BMW 在椎动脉导管指引下逆行穿刺破膜,造影发现造影剂未进入主动脉腔,而经覆膜支架与主动脉壁间缝隙进入假性动脉瘤腔内(图 36-7)。

8. 套马索抓捕 0.014 导丝,建立经左颈总动脉至右股总动脉轨道。依次使用 2mm、4mm 的冠脉球囊（Medtronic）在 0.014 导丝指引下扩张破膜处（图 36-8），造影发现破膜处尚无血流通过，更换导丝为 0.035 导丝以提供更好的支撑力。

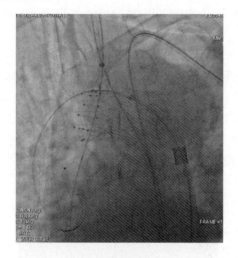

图 36-6　支架型血管释放，覆盖左颈总动脉和左锁骨下动脉

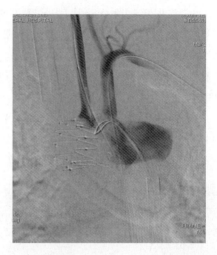

图 36-7　造影剂进入瘤腔

9. 依次用切割球囊（4mm，Boston Science）和 8mm 高压球囊（强生）继续扩张破膜处，直至 7F 长鞘可通过破膜处。取出左颈总动脉内鞘管，通过左颈总动脉在破膜处释放球扩式覆膜支架［Jostent，(4～9mm)×28mm，Abbott]（图 36-9）。

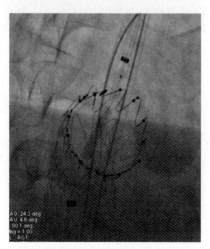

图 36-8　冠脉球囊扩张

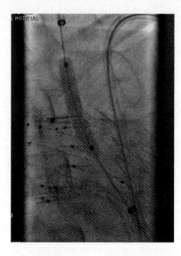

图 36-9　球扩式覆膜支架重建左颈总动脉

10. 使用球囊做后扩张以防止球扩式覆膜支架狭窄,造影证实左颈总动脉已通过原位开窗技术重建。

11. 同样的方法进行左锁骨下动脉开窗,通过左锁骨下动脉内长鞘,在右冠状位使用0.014导丝穿刺破膜,使用套马索抓捕0.014导丝,建立经左锁骨下动脉至右股总动脉轨道。依次使用2mm冠脉球囊(Medtronic)和切割球囊(4mm,Boston Science)扩张破膜处(图36-10)。

12. 使7F长鞘可通过破膜处进入左锁骨下动脉。通过右股动脉穿刺点在左锁骨下动脉开口处置入球扩式覆膜支架[Jostent,(4~9mm)×28mm,Abbott]。造影发现球扩式覆膜支架在破膜处存在一压迹,使用高压球囊反复扩张以纠正压迹(图36-11)。

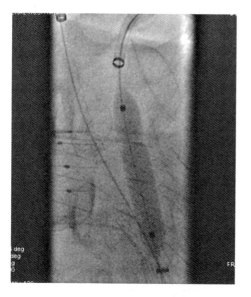

图36-10 球囊扩张支架开窗处

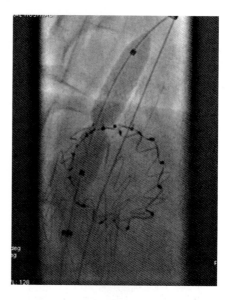

图36-11 球囊扩张狭窄处

13. 最后造影证实左颈总动脉、左锁骨下动脉通过原位开窗技术获得重建(图36-12)。此原位开窗技术要点为原位开窗时需内转流管提供头、颈血流,使用perclose封堵左颈总动脉及右股总动脉。

(四)随访

术后6个月CTA显示:支架近端紧邻头臂干,左颈总动脉、左锁骨下动脉通过原位开窗技术置入球扩式覆膜支架获得重建,而假性动脉瘤被完全隔绝,原位开窗支架通畅性良好(图36-13~图36-16)。

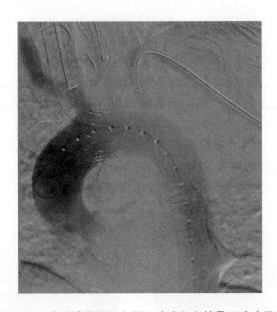

图 36-12　术后造影显示左颈总动脉和左锁骨下动脉通畅

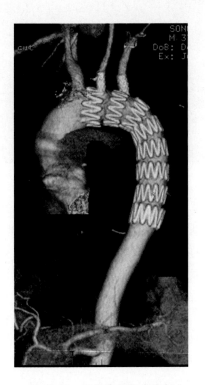

图 36-13　三枚支架形态良好

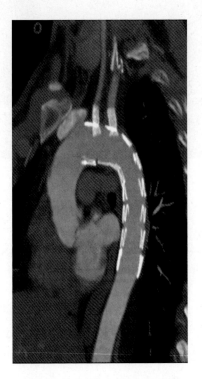

图 36-14　瘤体不显影,无内漏

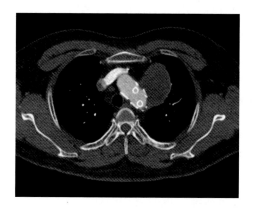

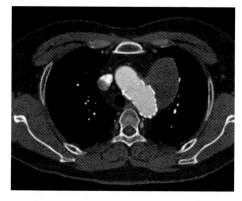

图 36-15 原位开窗支架通畅 　　　图 36-16 瘤腔内完全血栓化

患者术后 2 年(2014 年 1 月 9 日)因支架远端假性动脉瘤再次入我科治疗,于2014 年 1 月 10 日全身麻醉下行胸主动脉瘤腔内修复术,术后恢复良好。本次术后半年(2014 年 8 月 8 日)在我院门诊复查主动脉 CTA 见主动脉形态良好,弓上分支通畅良好,主动脉远端未见假性动脉瘤形成。

二、病例点评

该例患者主动脉弓部假性动脉瘤最大直径 6cm,破裂风险高,手术指征明确。声音嘶哑症状是喉返神经受压导致。对年轻的弓部动脉瘤患者,以传统开胸手术、深低温、停循环行人工血管置换作为首选治疗方案。该例患者白塞综合征病史 8年,长期口服激素治疗,血管壁脆性较高,术中缝合血管难度大,手术风险高;术后吻合口发生假性动脉瘤可能性较大,再行二次开胸手术更是难上加难。患者本人拒绝行开胸手术治疗,要求行微创手术。假性动脉瘤位于主动脉弓部 2 区,左椎动脉优势,主体覆膜支架近端应置于头臂干开口后方,术中需重建左颈总动脉和左锁骨下动脉。重建弓部分支有两种方法:①颈部血管转流,即行头臂干-左颈总动脉-左锁骨下动脉人工血管搭桥;②开窗重建左颈总动脉和左锁骨下动脉。第 1 种方法难以避免术后移植物感染和吻合口假性动脉瘤形成等并发症;第 2 种方法手术技术难度较大,预开窗重建左颈总动脉和左锁骨下动脉术中需精准释放,如术中开窗口无法对位准确,将加重颅内缺血,可能造成截瘫等并发症。文献报道,通过原位开窗重建弓部血管分支,大多数都是重建左锁骨下动脉,涉及左颈总动脉及头臂干重建均采用体外循环或颈部血管转流方法保证颅内血供。

我们采用内转流技术,在术中左颈总动脉和左锁骨下动脉通过远端给予颅内血管供血,给重建左颈总动脉和左锁骨下动脉赢得时间。目前该技术在国内尚属首例,在国外有类似报道,但不完全相同。新型内转流的使用可以避免颈部开放手术和"烟囱"技术的应用,使弓部病变血管重建分支成为可能,术后效果良好,无脑卒中等并发症。

三、相关疾病精要

主动脉弓部动脉瘤的手术方案以传统开胸全弓或半弓置换为主,需要全身麻醉、深低温、停循环下完成手术操作,手术创伤大,脑卒中等并发症多,术后恢复时间长。对于高龄或基础疾病多的患者不能耐受传统开胸手术,杂交手术或腔内修复术创伤相对可控,安全性较高,使上述患者得到进一步手术治疗机会。

(一)杂交手术

杂交手术(hybrid operation)是指结合传统外科技术的腔内修复术,通过旁路手术创造出适合腔内修复术的近、远端锚定区。弓部主动脉瘤杂交技术主要适用于弓部主动脉瘤、降主动脉起始部病变和少数升主动脉瘤。由于该部位病变传统外科技术的复杂性和巨大风险,杂交技术从一定程度上提高了手术的安全性。杂交手术方案包括以下几种。

1. **左锁骨下动脉的杂交方案** 适用于降主动脉近端病变。最常用方案:左颈总动脉-左锁骨下动脉旁路术＋腔内修复术;其次可考虑右锁骨下(腋)动脉-左锁骨下(腋)动脉旁路术＋腔内修复术、股-腋动脉旁路术＋腔内修复术。旁路手术目的:保证左椎动脉和左上肢血供,提高近端锚定区至左颈总动脉后缘。存在迷走右锁骨下动脉变异者推荐左颈总动脉-左锁骨下动脉＋右颈总动脉-右锁骨下动脉＋腔内修复术、左颈总动脉-左锁骨下动脉-右锁骨下动脉旁路术＋腔内修复术或优势椎动脉侧颈总动脉-优势椎动脉侧锁骨下动脉旁路术＋腔内修复术。

2. **左颈总动脉、左锁骨下动脉的杂交方案** 适用于降主动脉近端、弓部远端病变。最常用方案:右颈总动脉-左颈总动脉-左锁骨下动脉旁路术＋腔内修复术;其次可考虑右锁骨下动脉-左颈总动脉和(或)左锁骨下动脉旁路术＋腔内修复术、右锁骨下(腋)动脉-左锁骨下(腋)动脉-左颈总动脉旁路术＋腔内修复或股-腋-左颈总动脉旁路术＋腔内修复术。旁路手术方案视实际情况制订。旁路手术目的:保证左颈总动脉和(或)左椎动脉及左上肢血供,提高近端锚定区至头臂干后缘。

3. **头臂干、左颈总动脉、左锁骨下动脉的杂交方案** 适用于弓部及升主动脉远段病变。最常用方案:升主动脉-双颈总动脉或锁骨下动脉旁路术＋腔内修复术。尽管这种旁路手术需要胸骨正中切口,但与传统外科技术比较,避免了深低温、停循环、体外循环所造成的创伤。其次可选择双股-双腋-双颈总动脉旁路术＋腔内修复术,尽管这种术式避免了开胸手术,但并不符合生理和血流动力学要求,非特殊状况,一般不推荐使用。旁路手术的目的:保证头、臂方向血液供应,将近端锚定区提高到升主动脉水平。

4. 头臂干杂交方案　适用于升主动脉远端病变。对于一些特殊解剖部位的病变,可能需要头臂干旁路以增加远端锚定区。方案:左颈总动脉-右颈总动脉+腔内修复术,或双颈总动脉间旁路术+双锁骨下动脉间旁路术+腔内修复术。旁路手术目的:保证头臂干血供,将升主动脉远端锚定区降低到左颈总动脉开口近侧水平。由于目前升主动脉腔内移植物尚待完善,这种手术方案仅见少数病例报道。

(二)腔内修复术

随着腔内修复术(endovascular aortic repair,EVAR)的不断发展及器械的不断更新,对于一些主动脉弓部动脉瘤可全腔内治疗,避免行传统开胸和杂交手术治疗。目前无重建弓部分支的成品装置上市,临床上多采用"烟囱"和"开窗"的方式重建弓上分支。

1. 弓部"烟囱"　主要适用于腔内修复术近端锚定区不良,需重建弓上分支患者。单"烟囱":左锁骨下动脉或左颈总动脉。双"烟囱":左锁骨下动脉+左颈总动脉或左颈总动脉+头臂干。三"烟囱":左锁骨下动脉+左颈总动脉+头臂干,三"烟囱"临床病例较少,如需三"烟囱"治疗,术中头臂干和左颈总动脉正向"烟囱",左侧锁骨下动脉逆向"烟囱"。由于"烟囱"技术重建弓上分支存在增加近端内漏风险,临床上单"烟囱"多见。

2. 弓部"开窗"　适应证与"烟囱"技术相同,术前根据测量结果,在主体支架相应位置"开窗",周围标记,术中严格对准弓部分支开口,完成分支重建。单"开窗"临床应用较多,由于技术难度大,双"开窗"或三"开窗"应用较少。随着"开窗"水平不断提高,临床上通过原位"开窗"重建弓部分支。

(孙国义　郭　伟)

参 考 文 献

Byrne J,Darling RC 3rd,Roddy SP,et al. 2007. Long term outcome for extra-anatomic arch reconstruction:an analysis of 143 procedures[J]. Eur J Vasc Endovasc Surg,34:444-450.

Erbel R,Aboyans V,Boileau C,et al. 2014. 2014 ESC Guidelines on the diagnosis and treatment of aortic diseases[J]. European Heart Journal,35:2873-2926.

Hiramoto JS,Schneider DB,Reilly LM,et al. 2006. A double-barrel stent-graft for endovascular repair of the aortic arch[J]. J Endovasc Ther,13:72-76.

Lee WA,Brown MP,Nelson PR,et al. 2007. Total percutaneous access for endovascular aortic aneurysm repair ("Preclose" technique)[J]. J Vasc Surg,45:1095.

Lotfi S,Clough RE,Ali T,et al. 2013. Hybrid repair of complex thoracic aortic arch pathology:long-term outcomes of extra-anatomic bypass grafting of the supra-aortic trunk[J]. Cardiovasc Intervent Radiol,36:46-55.

Matsumura JS,Lee WA,Mitchell RS,et al. 2009. The society for vascular surgery practice guide-lines:management of the left subclavian artery with thoracic endovascular aortic repair[J]. J Vasc Surg,50:1155-1158.

McWilliams RG,Fearn SJ,Harris PL,et al. 2003. Retrograde fenestration of endoluminal grafts from target vessels:feasibility,technique,and potential usage[J]. J EndovascTher,10:946-952.

McWilliams RG,Murphy M,Hartley D,et al. 2004. In situ stent-graft fenestration to preserve the left subclavian artery[J]. J Endovasc Ther,11:170-174.

Murphy EH,Stanley GA,Ilves M,et al. 2012. Thoracic endovascular repair（TEVAR）in the management of aortic arch pathology[J]. Ann Vasc Surg,26:55-66.

Palchik E,Bakken AM,Wolford HY,et al. 2008. Subclavian artery revascularization:an outcome analysis based on mode of therapy and presenting symptoms[J]. Ann Vasc Surg,22:70-78.

Rizvi AZ,Murad MH,Fairman RM,et al. 2009. The effect of left subclavian artery coverage on morbidity and mortality in patients undergoing endovascular thoracic aortic interventions:a systematic review and meta-analysis[J]. J Vasc Surg,50:1159-1169.

病例37 严重强直性脊柱炎胸腰段后凸畸形的截骨矫形

【要点】 强直性脊柱炎胸腰段后凸畸形是最常见的后凸畸形,且部分患者往往伴有颈椎强直和髋关节活动范围减小。目前针对该类患者的矫形治疗,文献中无明确的指南,临床中对于截骨部位、截骨角度大小、截骨数量及内固定节段存在混乱,导致部分患者术后存在平视困难或端坐、站立、平卧功能受影响。

一、病例介绍

(一)病史简介

患者,男性,29岁,因"发现腰背部后凸畸形14年"于2015年12月12日入院。

患者于14年前无明显诱因出现腰背部疼痛,活动后疼痛明显,在当地医院诊断为"强直性脊柱炎",给予口服药物(具体不详)治疗后症状平稳好转。3年前患者无明显诱因出现胸腰部疼痛加重,胸背部、颈部出现畸形且进行性加重,逐渐出现驼背畸形,胸、腰活动不能,双眼不能向前平视,不能平卧,影响行走、饮食等日常活动。

1. 既往史 1999年于当地医院诊断乙型肝炎。湿疹病史3年,口服药物(不详)后好转,停药后复发。

2. 体格检查 体温36.5℃,脉搏110次/分,呼吸18次/分,血压126/84mmHg,身高147cm,体重68kg。营养状态可。呼吸运动受限,双肺呼吸音清,未闻及明显干、湿啰音。心率110次/分,律齐,各瓣膜听诊区未闻及病理性杂音。腹软,无压痛,肝脾肋下未触及。专科检查:行走缓慢,强迫体位;躯干稍向右侧偏斜,双眼不能平视前方,胸、腹、背部未见皮肤色素斑块,未见皮下脂肪瘤;全脊柱棘突无压痛、叩击痛、无传导痛、放射痛,躯干及四肢浅感觉未见明显减退;脊柱胸腰段重度后凸畸形(图37-1)。主、被动活动受限;颈部活动度降低,颈椎屈伸活动范围40°,双侧髋、膝、踝关节活动度好;双侧上肢主、被动活动可,下肢髋关节活动轻度受限,屈伸活动范围约100°,四肢肌张力未见明显增高;身体站高147cm,坐高(坐位时从臀部到头顶)70cm;颌眉角约74°,左肩较右肩高约3cm,双侧髂嵴基本等高,站立位枕骨粗隆垂线落在臀沟偏右2cm,双下肢基本等长。

3. 实验室检查 血红蛋白145g/L,红细胞计数4.79×10¹²/L,白细胞计数

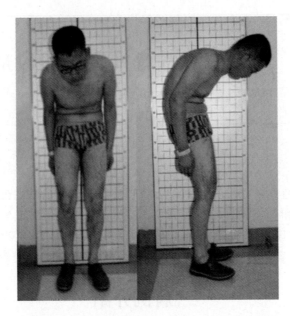

图 37-1　术前正、侧位大体相,可见患者存在显著胸腰段后凸畸形

7.95×10^9/L,中性粒细胞 0.602,淋巴细胞 0.282,血小板计数 375×10^9/L,红细胞沉降率 44mm/h,C 反应蛋白 5.11mg/dl,凝血酶时间 16.1 秒,血浆活化部分凝血活酶时间 46.3 秒,国际标准化比值 1.01,血糖 4.90 mmol/L,谷丙转氨酶 21.6U/L,谷草转氨酶 20.1U/L,总蛋白 70.5g/L,血清白蛋白 40.7g/L,尿素 4.50mmol/L,肌酐 61.0μmol/L。

4. 影像学检查　术前 X 线片、CT(本院,2015 年 12 月 23 日)显示:强直性脊柱炎改变,脊柱后凸畸形。侧位全脊柱 X 线片显示:后凸 Cobb $T_5\sim T_{12}$ 角为 56.6°,Cobb $T_{11}\sim L_2$ 角为 41.9°,Cobb $L_1\sim S_1$ 角为 -27.3°,Cobb $T_5\sim S_1$ 角为 91.5°,PT 为 54.2°,SS 为 -7.2°,PI 为 47°,tPT 为 10.39°。见图 37-2,图 37-3。

(二)临床诊断

1. 强直性脊柱炎后凸畸形。

2. 乙型肝炎。

(三)诊疗经过

1. 计划行"脊柱后路截骨矫形融合术"。手术目的是矫正畸形、改善外观,防止畸形继续发展,减少其对心肺功能和神经系统的进一步损害。根据患者畸形情况,制订手术矫形方案。矫形方案设计需要综合以下 3 部分内容。

(1)恢复脊柱序列:通过 PI 计算理论 PT(理论 PT=PI×0.37−7°),根据肺门法将重心重置于重力线上,采用几何方法计算得出单节段或双节段经椎弓根截骨所需角度,则截骨角度≤计算所得角度。

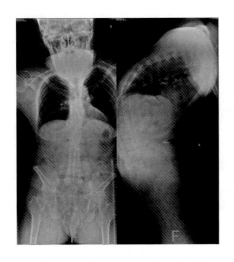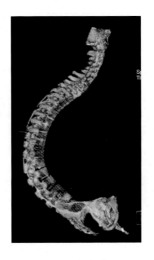

图 37-2　术前全脊柱正、侧位 X 线片

　　正位可见强直性脊柱炎特征性改变——竹节样变;侧位可见脊柱胸腰段后凸畸形明显,骨盆后倾

图 37-3　术前全脊柱 CT

　　可见强直性脊柱炎改变,脊柱后凸畸形,未发现隐匿性骨折

　　(2)纠正颌眉角:由于术后 10°~20°颌眉角时,患者可取得最优的整体满意度,将术后的颌眉角预设为不小于 10°,因此,截骨角度≤术前颌眉角+术前 PT-理论 PT-10°。

　　(3)充分利用髋关节现有活动度:测量患者端坐最大截骨角(α)和平卧最小截骨角(β),则截骨角度 γ 应满足:β<γ<α,见图 37-4。

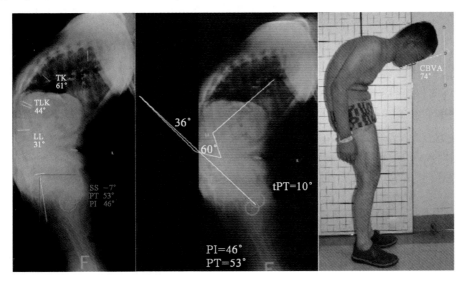

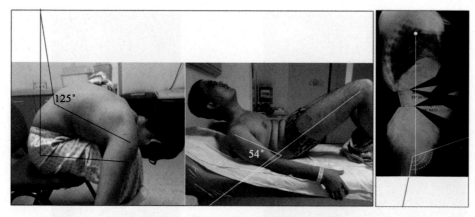

图 37-4　后凸矫形术前整体设计方案

术前测量得 PI＝46°,PT＝53°,理论 PT＝10°,根据将重心重置于理论 PT 线上的原则,设计 L_1、L_3 双节段截骨,则 L_3 需要矫正 60°,L_1 需要矫正 36°;术前患者颌眉角 74°,则截骨角度应≤74°＋53°－10°－10°＝107°;该患者端坐最大截骨角为 125°,平卧最小截骨角为 54°,因此截骨角度应在 54°～125°。综合考虑,L_3 截骨 60°、L_1 截骨 36°比较合理,并用软件模拟矫形术后的情况。TK. 胸段后凸角;TLK. 胸腰段后凸角;LL. 腰椎前凸角;SS. 骶骨倾斜角;PT. 骨盆倾斜角;PI. 骨盆投射角;tPT. 理论计算骨盆投射角;CBVA. 颌眉角

2. 手术过程。麻醉及显露脊柱后方,于胸 10、胸 11、胸 12、腰 2、腰 4、腰 5 椎体两侧置入椎弓根螺钉,共 12 枚,透视螺钉位置满意。按术前设计角度行腰 3 椎体经椎弓根楔形截骨。用相同方法于腰 1 椎体经椎弓根楔形截骨,截取并预弯适当长度钛棒 2 根,置入矫形棒,利用悬臂梁技术和术中体位复位,将钛棒置入钉尾凹槽中,拧紧螺母。两侧截骨节端上下螺钉间逐步加压,闭合截骨处残留间隙,完成截骨面对合。术中透视见截骨角度符合术前要求,脊柱畸形得以很好矫正(图 37-5)。术中神经监测显示:静息电位(SEP)、动态电位(MEP)同术前相比无明显变化。术中全程脊髓监测 SEP 及 MEP 未见明显异常。

(四)术后治疗

术后常规静脉应用抗生素预防感染及对症治疗,切口愈合好,无局部红肿及渗出。术后第 3 天戴硬性支具下床活动。出院时一般情况好,切口愈合好,无红肿及渗出。术后复查 X 线片显示:脊柱排列良好,内固定物位置正常(图 37-6)。术后专科查体:可直立、端坐、平卧(图 37-7),行走良好,四肢感觉运动功能正常,双下肢肌力正常,肌张力正常。

(五)随访

术后 3 个月、6 个月、1 年随访,患者后凸畸形改善明显,端坐、直立、平卧及行走功能保持良好,去除硬性支具,已逐步恢复正常生活及工作。

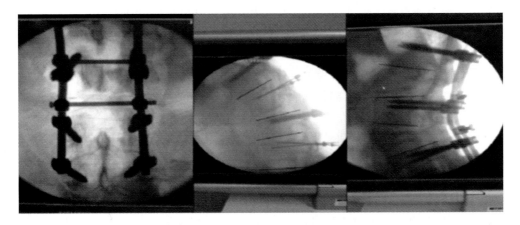

图 37-5　术中透视并测量，截骨角度符合术前设计

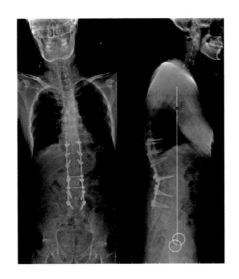

图 37-6　术后复查 X 线片显示截骨矫形基本
　　　　按照术前计划，内固定物位置正常

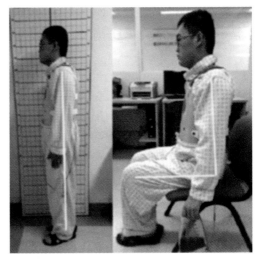

图 37-7　术后患者直立及端坐功能良好

二、病例点评

　　该例患者为强直性脊柱炎胸腰段后凸畸形的典型代表，除了脊柱有明显的胸腰段后凸畸形，颈椎和髋关节活动度也有不同程度的下降。与其他非强直性脊柱畸形不同，该患者的腰椎没有任何的活动代偿功能，不恰当的矫形手术会影响患者术后生活。因此，截骨矫形的术前计划非常重要，除了考虑恢复患者脊柱矢状面的

序列,还要保证患者术后良好的平视功能及端坐、平卧和直立功能。

该例患者的截骨设计符合 3 个方面的要求:①重建脊柱序列所提出的截骨角度是一个基本值,除了改善患者外观,还通过将患者的躯干重心重置于髋轴上,减少肌肉维持躯干重心的能耗,为术者矫形计划提供一个参考。②合适的颌眉角对患者术后室内、外的活动影响较大,尤其是矫形过度造成"看天"是患者难以接受的。在针对该患者的整体矫形中,我们提出的截骨角度小于患者术后 10°颌眉角所需截骨角度。③当髋关节活动度轻度受限(小于正常值,大于等于 90°),本研究中所利用的平卧最小角(b)<截骨角度<端坐最大角(a),限定了截骨角度的上限值和下限值,对于整体矫形方案有较大意义。一般而言,后两方面计算出的截骨角度决定了最终的截骨角度范围:平卧最小角(b)是最终截骨角度范围的下限值;当患者术前颈椎强直处于相对前凸的状态,即术前颌眉角相对较小时,纠正颌眉角所需的角度是最终截骨角度范围的上限值;否则,端坐最大角(a)为上限值。

该例患者后凸畸形重、截骨角度大、术前设计复杂、术中操作精细,在麻醉、护理、手术医师的综合努力下,术后患者取得了非常好的外观改善和功能保留,体现了医院的综合实力,是目前国际上先进的手术设计和手术实施的典范。

三、相关疾病精要

强直性脊柱炎后凸畸形以胸腰段最常见,同时可累及颈椎及外周髋关节、肩关节和周围其他关节。疾病后期可导致矢状面失平衡及患者平视能力下降。因此,该类患者需要进行脊柱矫形手术治疗。目前的截骨矫形计划旨在恢复脊柱的矢状面序列和改善平视功能,且都基于良好的髋关节代偿功能。然而,25%~50%的强直性脊柱炎患者有髋关节受累,其中 50%~90%为双侧。当患者的髋关节受累时,由于屈伸活动受限,骨盆不能发挥完全的代偿作用,因此,目前文献报道的截骨矫形计划是有缺陷的。我院率先提出的整体矫形方案,综合考虑了重建脊柱序列、恢复合适的颌眉角及充分利用髋关节现有活动度,在恢复患者外观的同时,满足其平视功能及端坐、站立、平卧的功能,可以获得较好的影像学及临床效果。

(郑国权)

参 考 文 献

宋凯,张永刚,付君,等,2014.颌眉角的最优选择及其在强直性脊柱炎后凸畸形矫形设计中的应用[J].中国骨与关节杂志,3(10):732-738.

Braun J,Sieper J,2007. Ankylosing spondylitis[J]. Lancet,369(9570):1379-1390.

Song K,Zheng G,Zhang Y,et al. 2014. Hilus pulmonis as the center of gravity for AS thoraco-lumbar kyphosis[J]. Eur Spine J,23(12):2743-2750.

Suk KS,Kim KT,Lee SH,et al. 2003. Significance of chin-brow vertical angle in correction of kyphotic deformity of ankylosing spondylitis patients[J]. Spine,28(17):2001-2005.

Zheng GQ,Zhang YG,Chen JY,et al. 2014. Decision making regarding spinal osteotomy and total hip replacement for ankylosing spondylitis:experience with 28 patients[J]. Bone Joint J,96-B (3):360-365.

病例38 后路脊柱去骨松质截骨（PVCD）治疗Pott角状后凸畸形

【要点】 脊柱结核常可累及单个或多个椎体,造成患者出现严重后凸畸形,即Pott畸形,多表现为角状后凸畸形。该畸形导致正常的脊柱序列发生了明显变化,应力的改变可引起腰背部疼痛,成角畸形可压迫脊髓导致神经症状,脊柱短缩导致胸廓变小或畸形胸廓,可能逐渐影响患者心肺功能,严重影响患者生活质量。截骨矫形是治疗结核后凸畸形的最有效治疗方法,但由于Pott畸形病灶处的脊髓血供本身较为脆弱,神经损伤并发症发生率高,手术风险大。

一、病例介绍

(一)病史简介

患者,女性,47岁,主因"发现胸背部畸形40年,双下肢麻木、疼痛3个月"于2014年3月2日入院。

患者于7岁时诊断"胸椎结核",结核治愈后残留胸背部后凸畸形,大量活动后无胸闷、气短。6年前自觉胸背部疼痛,久坐、久站后出现,口服消炎镇痛药物后症状略缓解。2年前出现尿失禁,大便不畅,未给予特殊诊治。3个月前出现双下肢麻木、疼痛,症状逐渐加重,于当地医院就诊,行脊柱X线片检查提示 $T_6 \sim L_1$ 椎体融合后凸畸形,建议到我院就诊。

1. 既往史　患者幼年诊断"胸椎结核"行抗结核治疗。无外伤、手术、输血史。已婚,生于内蒙古鄂温克族自治旗,久居于当地。

2. 体格检查　体温36.1℃,脉搏92次/分,呼吸18次/分,血压105/78mmHg,身高154cm,体重54kg,体重指数(BMI)22.8kg/m²。营养状态可,行走需搀扶,自动体位。呼吸运动正常,双肺呼吸音清,未闻及明显干、湿啰音。心率92次/分,律齐,各瓣膜听诊区未闻及病理性杂音。腹软,无压痛,肝脾肋下未触及。双肩基本等高,脊柱胸腰段后凸畸形,未见皮肤色素斑块,未见皮下脂肪瘤。胸腰段棘突轻度压痛、叩击痛,无传导痛、放射痛,平脐下2cm存在感觉平面障碍,鞍区感觉减退,双下肢皮肤感觉减退,双上肢、双下肢血供良好,双侧足背动脉搏动正常。全脊柱主动、被动活动可,双侧髋、膝关节活动良好,双上肢主、被动活动可,双下肢肌张力高。双侧髂腰肌、股四头肌肌力 4 级,双侧胫骨前肌、胫骨后肌、伸趾肌、姆长伸肌、屈趾肌及腓骨长、短肌肌力 3 级。双侧膝腱反射、跟腱反射亢进,双侧髌震挛、踝震挛阳性,双侧巴宾斯基征阴性。

3. 实验室检查　血红蛋白 125g/L,红细胞计数 4.50×10^{12}/L,白细胞计数 5.35×10^9/L,中性粒细胞 0.795,淋巴细胞 0.127,血小板计数 143×10^9/L,红细胞沉降率 7mm/h,C 反应蛋白 4.24mg/dl,凝血酶时间 15.4 秒,血浆活化部分凝血活酶时间 38.3 秒,国际标准化比值 0.99,血糖 4.13 mmol/L,谷丙转氨酶 20.2U/L,谷草转氨酶 17.5U/L,总蛋白 61.2g/L,血清白蛋白 34.2g/L,尿素 5.38mmol/L,肌酐 60.1μmol/L。

4. 影像学检查　脊柱全长正侧位 X 线片显示:患者 T$_6$~L$_1$ 多椎体融合,脊柱明显畸形,局部后凸 Konstam 角 83°,见图 38-1。

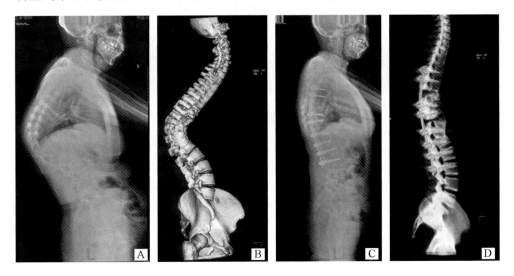

图 38-1　术前脊柱 X 线检查,CT 重建(A、B);术后脊柱 X 检查,CT 重建(C、D)

A 和 B 为患者 T$_6$~L$_1$ 多椎体融合,脊柱明显畸形,局部后凸 Konstam 角 83°;C 和 D 为患者术后后凸畸形明显改善,后凸 Konstam 角为 23°,术后 CT 重建见后柱闭合同时前柱张开

(二)临床诊断

1. Pott 后凸畸形。

2. 不全瘫。

(三)诊疗经过

在全身麻醉下行"脊柱后路椎管减压、去骨松质截骨、后凸矫形、椎弓根螺钉内固定植骨融合术",术后后凸畸形较前明显改善,腰背部疼痛消失,双下肢髂腰肌、股四头肌肌力及双侧胫骨前肌、胫骨后肌、伸趾肌、姆长伸肌、屈趾肌,以及腓骨长、

短肌肌力提高至 4 级,较前好转,顺利出院,见图 38-2。

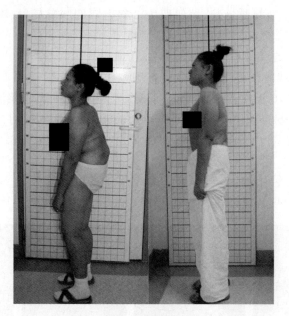

图 38-2　患者术前、术后侧位相

(四)病理诊断

病理诊断:(胸 7 椎体)结核。大体见(胸 7 椎体)碎骨组织质硬脱钙,镜下见骨组织退变及死骨骨小梁组织,其间大量干酪样坏死物,结核病可能性大,抗酸染色未见阳性病原体,见图 38-3。

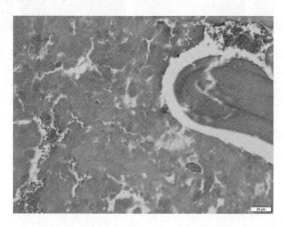

图 38-3　病理检查镜下见骨小梁间大片干酪样坏死物(HE 染色 20×)

（五）随访

患者术后顺利出院，因为少儿期感染的结核，结核已治愈，不需要进一步抗结核治疗，术后服用妥乐平等营养神经药物，并于当地医院进行康复功能锻炼促进神经功能及肌力恢复。

患者术后 2 年随访，后凸畸形基本消失，自诉无腰背部疼痛，双下肢髂腰肌、股四头肌肌力及双侧胫骨前肌、胫骨后肌、伸趾肌、姆伸长肌、屈趾肌，以及腓骨长、短肌肌力提高至 5 级，可顺利进行日常活动及生活，生活质量得到大幅提升。另外由于体力明显好转，患者精神状态、身体素质及体能亦得到明显改善。

二、病例点评

该例患者在少儿期感染结核，尽管经过规律抗结核治疗后结核治愈，但脊柱后凸畸形仍不断进展。患者出现明显的后凸畸形，严重影响外观，并逐渐出现腰背部持续应力性疼痛，站立位及坐位时均会感觉腰背部疼痛。在患者就诊前，已出现双下肢疼痛、无力等情况，并呈进行性加重，且曾因腰背部疼痛于当地医院进行诊治，给予消炎镇痛、营养神经药物等治疗并不能改善症状，所以该患者的手术适应证明确。考虑患者存在严重后凸畸形，并已经出现神经功能损伤表现，术中给予神经监测，对术中操作进行全程监控。在手术方式方面，选择后路脊柱去骨松质截骨治疗脊柱后凸畸形，在改善后凸畸形的同时对脊髓充分减压。该方法的核心是将多个融合椎体当作单一较大的畸形椎体，按"Y"方式进行去骨松质截骨，利用残留骨松质作为骨性 cage 支撑，在完成矫形的同时避免脊髓过度短缩，避免脊髓损伤的发生。在技术操作层面，手术台上人员采用交叉压棒的方法，由双侧逐步对称加压复位，同时手术台下人员配合手术床复位，在恢复脊柱正常序列同时，有效规避了脊柱截骨后脊柱稳定性降低对脊髓的潜在影响。

该例患者脊柱后凸畸形严重，后凸顶点部位脊髓受压严重，脊髓张力高，恢复脊柱正常序列后，可使脊髓张力充分减低，改善患者神经功能。患者在术后后凸畸形明显改善，腰背部疼痛消失，神经功能逐渐恢复至正常，已顺利出院。术后半年随访，患者除大小便无力外，双下肢麻木、疼痛症状已消失，双下肢肌力基本正常，活动能力较术前明显提高。

该例患者的治疗需要麻醉科、ICU、康复科等多个科室的共同协作，体现了医院各个科室的业务水平及对多科协作模式的重视。

三、相关疾病精要

Pott 后凸畸形的自然病程与其他后凸畸形存在很大差异。尽管经过规律抗结核治疗,脊柱结核多能治愈,但在脊柱结核感染控制后,随着年龄增长,青少年脊柱后凸畸形仍会进行性发展。感染后出现关节突脱位、结核感染时年龄小于 10 岁、脊柱结核累及 1 个以上椎体、治疗前后凸畸形>30°、结核累及颈胸交界区及胸腰段是脊柱后凸进展的危险因素。

患者有结核病史,结合影像学检查,Pott 后凸畸形的诊断通常较为明确。在选择影像学检查时,应拍摄站立位脊柱全长片而非单纯胸腰段 X 线片,以明确患者全脊柱矢状位及冠状位平衡。在关注患者脊柱畸形的同时,需注意神经功能的评估。脊柱核磁检查也是十分必要的,可对脊髓受压情况进行较好的评估。由于结核已破坏椎体血运,脊髓由于畸形处于高张力状态,患者术后出现神经功能损伤的可能性很高,需要详细的术前计划、精细的术中操作及科学的神经监测。

脊柱结核可能造成平均 15°后凸畸形,其中 3%～5%患者后凸畸形超过 60°。后凸畸形可逐渐发展,使患者出现明显外观畸形、严重腰背痛、神经功能受损,甚至影响心肺功能,截骨矫形是最为有效的治疗方法。由于结核分枝杆菌破坏脊柱前中柱终板血供,椎体破坏导致前中柱的相对短缩,造成明显后凸畸形,脊髓张力较高。手术目的除矫形外,更重要的是神经减压,通过矫形改变脊柱受累椎体的空间排列,使脊髓在矫形过程中发生相对位移,在矫形的同时获得有效的脊髓减压。

截骨矫形的核心是实现截骨部位的三柱截断,能够完成使前后柱恢复相对应的高度,从而达到良好的矫形效果,并使脊髓充分减压。由于结核侵袭,Pott 后凸畸形患者脊柱的前柱高度已经丢失,在截骨过程中应避免进一步短缩前柱,以免造成脊髓皱缩,出现神经损伤。另由于 Pott 后凸畸形病灶处的脊髓血供本身较为脆弱,在截骨过程中应尽量避免干扰截骨部位邻近血管,减少出血。但 Pott 后凸畸形患者后凸角度多超过 60°,所需要截骨角度大,如何在保证后凸矫正、脊柱恢复正常序列的同时,减少神经损伤、大出血等并发症,是此类手术的难点。对于此类角状畸形的截骨方式,在近年内不断补充,我院也进行了积极的探索。

在目前常用的截骨技术中,经椎弓根截骨技术(pedicle subtraction osteotomy,PSO)可能造成脊柱高度的进一步丢失,出现脊髓皱缩,造成脊髓损伤;全脊柱切除术(vertebral column resection,VCR)可将畸形椎体充分切除,并用钛网进行前方支撑植骨,重建脊柱序列,但由于切除范围大,对脊髓附近血管侵扰大,大出血及神经损伤风险高。我院将 PSO 及 VCR 技术融合,提出 PVCD(posterior vertebral column decancellation)技术,在拟截骨部位进行"Y"形去骨松质截骨,对前柱切除较少,在后柱闭合时完成前方皮质骨折断。此项闭合张开技术可通过前柱张开,中后柱短缩的方式,很好的保证截骨部位脊柱高度,避免脊髓过度短缩,降低脊髓损伤风险,并利用中柱残留骨质作为良好骨性 cage 进行支撑,取代了钛网,保证稳定性的同时提高融合率。同时,通过对既往手术的总结,PVCD 方式术中出血量较 PVCR 方式平均减少 1700ml。

尽管抗结核治疗可对脊柱结核取得良好的治疗效果，但如何控制脊柱结核后凸畸形发展，如何矫正结核后凸畸形，仍是外科治疗的难题。选择合适的手术时机，合理的手术技术，进行良好的术前设计，完善的围术期处理，是减少手术并发症、提高患者预后的重要因素。我院目前已完成PVCD治疗Pott角状后凸畸形患者近百例，进行截骨矫形的经验总结如下。

1. 手术目的为通过矫形改变脊柱受累椎体的空间排列，使脊髓在矫形过程中发生相对位移，在矫形的同时获得有效的脊髓减压。矫形过程中，减压是关键。

2. 在截骨闭合前，应再次仔细检查上下螺钉矢状面及冠状面排列关系，避免因螺钉台阶效应出现脊髓损伤。对于术中出现脊髓监测异常患者，应迅速明确原因，确保不存在脊髓压迫或脊髓皱缩。后方椎板必须扩大切除范围，为复位过程中脊髓向后方位移预留足够空间，避免复位完成后产生新的压迫。

3. 对于Pott后凸畸形这种多椎体融合情况，不用太多考虑椎弓根与椎体之间的对应关系，可将其视为单一的、较大的畸形椎体，以"Y"方式进行去骨松质截骨。在切除过程中，应当尽可能减少中柱的切除，充分利用残留骨质，在加压闭合过程中，作为铰链支点。

4. Pott后凸畸形手术神经损伤风险明显高于其他角状畸形。对于术前存在神经功能异常患者，术后神经系统并发症相对较高，应于术前积极评估，并与患者进行充分的沟通。

（王景明　郑国权）

参 考 文 献

Auerbach JD, Lenke LG, Bridwell KH, et al. 2012. Major complications and comparison between 3-column osteotomy techniques in 105 consecutive spinal deformity procedures [J]. Spine, 37 (14): 1198-1210.

Bridwell KH, 2006. Decision making regarding Smith-Petersen vs. pedicle subtraction osteotomy vs. vertebral column resection for spinal deformity [J]. Spine, 31(19 Suppl): S171-178.

Chen IH, Chien JT, Yu TC, 2001. Transpedicular wedge osteotomy for correction of thoracolumbar kyphosis in ankylosing spondylitis: experience with 78 patients [J]. Spine, 26(16): E354-360.

Issack PS, Boachie-Adjei O, 2012. Surgical correction of kyphotic deformity in spinal tuberculosis [J]. Int Orthop, 36(2): 353-357.

Tuli SM, 1995. Severe kyphotic deformity in tuberculosis of the spine: Current concepts [J]. Int Orthop, 19(5): 327-331.

Wang Y, Zhang YG, Zhang XS, et al. 2009. Posterior-only multilevel modified vertebral column resection for extremely severe Pott's kyphotic deformity [J]. Eur Spine J, 18(10): 1436-1441.

病例39 膝关节置换术后假体磨损、松动，合并股骨骨折畸形愈合、右膝外侧囊性包块行人工全膝关节翻修

【要点】 随着膝关节置换数量的增多，临床上膝关节翻修越来越多见。根据美国出院登记系统推算，过去10年膝关节翻修数量至少增加1倍。我科自2000年至今，膝关节翻修从每年数例增加至数十例，膝关节翻修已成为关节置换领域数量增长最快的手术。膝关节翻修的目的是获得关节假体的牢固固定，恢复膝关节正常功能，获得足够长的使用寿命。膝关节翻修手术复杂程度不一，简单的翻修手术很容易达到上述目标。但是一些骨缺损严重、骨骼存在畸形、膝关节稳定性破坏严重的病例，手术很困难，选择良好的假体同时手术医生具备熟练精湛的重建技术是获得优良效果的关键。

一、病例介绍

(一)病史简介

患者，男性，58岁，因"右膝关节置换术后40年，疼痛1年，加重2个月，合并右膝部包块"入院。

患者于1975年无明显诱因出现右膝关节钝痛、酸胀，夜间痛明显，无关节交锁及放射，自行休息后缓解；在当年到基层医院住院治疗，X线片显示股骨远端骨肿瘤，病理检查确诊为"骨巨细胞瘤Ⅱ期"，转至我院行"右股骨远端切除、右膝球臼式特制人工膝关节置换术"，术后恢复良好。1978年因摔倒致股骨假体柄断裂，再次入我院行"右膝关节翻修术"。1988年因摔倒致股骨远端关节假体周围骨折，于某医院行"钢丝捆绑内固定术"，术后关节活动度较差。近1年来，右膝关节出现疼痛、酸胀症状，劳累后加重，活动度进一步受限，严重影响日常生活。近2个月来上述症状加重，同时右膝关节外侧出现一囊性包块。为进一步治疗来我院就诊，于2015年7月27日入院。

1. 既往史 曾有摔伤、手术及输血史。少量吸烟(5支/天)，少量饮酒。父母健在，否认肿瘤病史。

2. 体格检查　体温 36.5℃,脉搏 78 次/分,呼吸 18 次/分,血压 145/
88mmHg,身高 172cm,体重 81kg,BMI 27.4kg/m²。营养状态可,跛行步态。呼
吸运动正常,双肺呼吸音清,未闻及明显干、湿啰音。心率 78 次/分,律齐,各瓣膜
听诊区未闻及病理性杂音。腹软,无压痛,肝脾肋下未触及。双下肢不等长,右下
肢短约 2cm。右膝轻度肿胀,无内外翻畸形;无内外旋畸形;右膝关节前内侧和前
外侧分别有长约 25cm 手术切口,外侧髌骨外下方有 3cm×3cm 大小包块,触诊为
囊性;内外侧关节间隙压痛阳性;髌骨位置正常,浮髌试验阳性,髌骨研磨试验阳
性,过伸过屈试验阳性,Lachman 试验阴性,前后抽屉试验阴性,轴移试验阴性,侧
方应力试验阴性;活动度 30°-10°-0°,肌力正常。膝关节 HSS 评分:左侧 79 分,右
侧 50 分。见图 39-1,图 39-2。

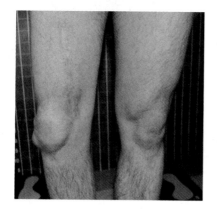

图 39-1　双膝关节站立位正面相(右
膝外侧囊性包块)

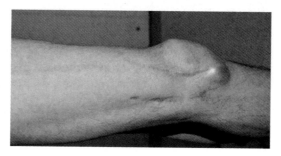

图 39-2　右膝关节平卧侧面囊性包块

3. 实验室检查　血红蛋白 148g/L,红细胞计数 5.1×10¹²/L,白细胞计数
$5.64×10^9$/L,中性粒细胞 0.587,淋巴细胞 0.328,血小板计数为 165×10⁹/L,红
细胞沉降率 2mm/h,C 反应蛋白 0.119mg/dl,凝血酶时间 15.9 秒,血浆活化部分
凝血活酶时间 38.1 秒,国际标准化比值 1.08,血糖 4.64 mmol/L,谷丙转氨酶
17.8U/L,谷草转氨酶 11.1U/L,总蛋白 64.5g/L,血清白蛋白 40.0g/L,尿素
5.40mmol/L,肌酐 81.5μmol/L。

4. 影像学检查　X 线片(我院,2015 年 7 月 27 日)显示:特制全膝关节置换术后,
假体在位。股骨侧正位 X 线片显示假体柄周围全周透光线,宽度超过 2mm,假体柄近
端尖部股骨骨折畸形愈合,局部皮质增厚,残留两道环扎钢丝;侧位 X 线片显示骨折处
成角畸形,假体穿出皮质外。胫骨侧正侧位 X 线片显示假体位置良好,胫骨平台-骨界
面有透光线,假体柄周围没有透光线。关节平面正位 X 线片显示假体轻度内翻,提示内
侧关节面磨损;侧位显示髌骨低位,股骨假体前侧切割髌骨。见图 39-3,图 39-4。

5. 特殊检查　(右膝)关节穿刺液白细胞酯酶检查阴性,白细胞计数<1000/μl,培养无细菌生长。

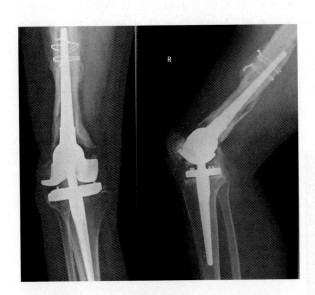

图 39-3　右膝关节术前正、侧位 X 线片

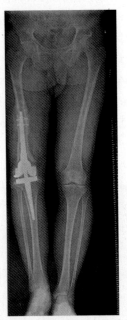

图 39-4　术前下肢全长正位 X 线片,显示右膝轻度内翻畸形

(二)临床诊断

右膝关节置换术后,假体松动,骨折畸形愈合,假体磨损囊肿形成。

(三)诊疗过程

该例患者假体松动诊断明确,但右膝外侧包块形成,首先需要排除感染;由于股骨端畸形愈合,导致延长杆固定出现困难,因此应对假体选择和固定方式进行详细计划;手术方案准备充分后进行翻修手术。

1. 排除感染　任何关节翻修手术首先应排除感染,如果有感染,应按照关节假体周围感染(PJI)治疗,首选二期翻修。该例患者虽然局部有包块出现,但病史较长,红细胞沉降率和 C 反应蛋白正常,关节穿刺液检查无感染表现,因此排除感染,按无菌性松动进行翻修。

2. 手术计划　该例患者翻修的主要难点在于股骨缺损严重,同时存在骨折畸形愈合。膝关节翻修需要获得良好的下肢力线,重建骨缺损,使用带柄的假体以获得牢固固定。重建骨缺损的方法很多,该病例缺损严重,多数重建缺损的方法不适合,选择肿瘤假体替代股骨远端骨缺损能够简化手术操作,是该例患者的首选方案。由于股骨畸形愈合,影响假体柄的固定,如果柄过长,则无法穿过畸形成角处;

如果柄过短,起不到固定效果。术前通过模板测量确定用特制膝关节假体能够很好地填充骨缺损,同时股骨髓腔柄能够获得足够的固定,因此手术方案选择带柄的特制股骨假体。

3. 手术操作　全身麻醉后,患者取平卧位,于大腿近端捆绑气压止血带。取右膝原前内侧切口,长约 25cm,向下止于胫骨结节内侧 1cm。切开皮肤、皮下组织,自股直肌与股内侧肌间隙腱腹交界处,向远端沿髌骨内侧切开肌腱、关节囊及髌内侧支持带,见关节腔内有少许淡黄色积液,假体周围软组织内大量磨削颗粒,假体松动,聚乙烯衬垫磨损,关节间隙内大量增生组织,部分发生钙化,髌骨与股骨假体嵌插,伸肌装置挛缩,关节屈伸活动受限。取关节液及关节内组织送细菌培养,依次清除关节间隙内增生物,松解关节周围挛缩组织,行胫骨结节截骨,外翻髌骨,屈曲膝关节,继续清除关节内后方增生组织。依次取出股骨和胫骨假体,清除髓腔内骨水泥(图 39-5)。修整股骨远端及胫骨近端并分别行股骨及胫骨髓腔扩髓,股骨扩髓时尽量靠后方,使假体股骨柄尽量深地插入髓腔。安装股骨及胫骨假体试模,复位后见力线好,膝关节活动度屈曲 90°、伸直 5°,关节稳定性良好,屈伸间隙合适,取出试模。伤口内以过氧化氢、碘伏浸泡,大量生理盐水脉冲冲洗,重新铺无菌单。抬高患肢,气囊止血带充气,压力 320mmHg,再次脉冲冲洗切口、骨面及髓腔,调好骨水泥,计时开始,分开安装股骨和胫骨假体,先将骨水泥注入股骨和胫骨髓腔,然后安放特制膝关节胫骨及股骨小号假体,待骨水泥硬化后,安装聚乙烯衬垫,复位关节。切除髌骨边缘骨赘,周缘去神经支配,修整关节面,测试髌骨运行轨迹良好,再次检查确认力线良好,活动膝关节屈曲 90°、伸直 5°,关节稳定性良好,屈伸间隙合适。大量生理盐水冲洗伤口,置入引流管,接引流袋。清点器械敷料无误,逐层缝合髌内侧关节囊、腱膜、皮下组织、皮肤,包扎切口。松止血带,压迫止血10 分钟。手术顺利,患者安返病房。

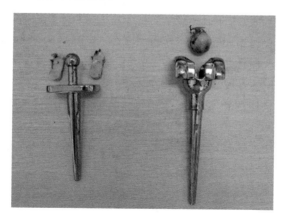

图 39-5　术中取出的假体,塑料衬垫磨损

(四)术后康复

术后第 2 天拔出引流管,摄 X 线片(图 39-6)。第 3 天扶步行器部分负重行走。术后 7 天出院,根据我科的功能锻炼方案进行术后康复。

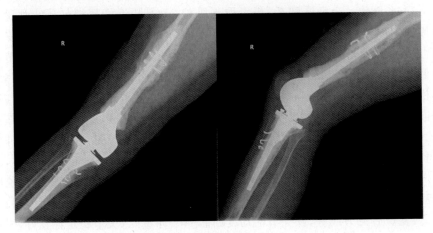

图 39-6　重建术后 X 线片

(五)随访

术后半年复查,患者切口愈合良好。活动度:屈 100°,伸 0°。HSS 评分:97 分。患者可以自如地步行。

二、病例点评

该例患者诊断为膝关节假体磨损松动,膝关节假体松动原因很多,如假体固定不良、下肢力线和假体位置不佳、间隙平衡不良,以及晚期磨损引起骨溶解导致松动等。该例患者为我科最早的膝关节置换病例,术后假体使用超过 40 年,因聚乙烯衬垫严重磨损导致假体松动。膝关节置换手术可获得较理想的长期在位率,世界范围内的国家登记系统结果显示,15 年在位率在 80% 左右。该例患者属于早期球臼式关节设计及早期的植入技术,使用时间长达 40 年,说明我科老一辈专家在膝关节早期假体设计和手术技术上是成功的。

该例患者为复杂的膝关节翻修手术,手术难点主要包括处理骨缺损、牢固固定假体和正确选择假体限制性。

膝关节翻修骨缺损通常分为轻度、中度和重度。轻度骨缺损高度小于 5mm,面积小于 50%;中度骨缺损高度 5~10mm,面积 50%~100%;重度骨缺损高度超过 15mm,面积达到 100%。该例患者属于重度骨缺损,同时由于股骨畸形愈合,限制了股骨柄的长度。重度骨缺损需选择复杂的重建方法,如大块异体结构性植骨、异体骨假体复合重建、骨小梁金属袖套和 cone、肿瘤假体，同时需要用长的柄加以保护。对该例患者我们选择肿瘤假体和合适长度的柄，很好地解决了骨缺损和假体固定问题。

　　膝关节翻修重建的另一个重要问题是如何获得关节稳定性。如果通过内外侧软组织平衡仍不能获得理想的关节稳定性，则需要通过假体本身的限制性获得关节稳定。假体的限制性程度因股骨假体和胫骨假体之间连接处的不同设计而有区别。从限制性最低到最高的假体设计分别是：后交叉韧带保留假体（CR 假体）、后交叉韧带替代型假体（PS 假体）、髁限制性假体（CCK 假体）、旋转铰链式假体（RHK 假体）和纯铰链式假体（Rigid hinge 假体）。翻修中选择限制性假体的因素除考虑韧带条件外（表 39-1），还应考虑骨缺损情况。

表 39-1　韧带情况和假体限制性选择

假体类型	股四头肌	内侧副韧带	外侧副韧带	后交叉韧带
CR	+	+	+	+
PS	+	+	+	—
CCK	+	—	+	—
	+	+	—	—
RHK	+	—	—	—
Rigid hinge	—	—	—	—

　　RHK 假体通过轴向锁定机制将股骨假体和胫骨假体连接在一起，使得假体完全没有内外翻活动度而保留旋转活动度。该例患者由于股骨远端严重骨缺损，侧副韧带股骨止点完全丧失，因此，选择旋转铰链式膝关节获得了很好的临床结果。

三、相关疾病精要

　　膝关节翻修手术首先应排除感染。该例患者膝关节外侧形成囊性包块容易误诊为感染，如按照感染治疗就会增加患者的痛苦和花费，因此，区分是磨损颗粒导致的囊肿还是感染形成的窦道非常关键。诊断假体周围感染的标准可分为 2 项主要指标及 6 项次要指标。

　　主要指标包括以下 2 项，满足其中之一或兼有 2 项均可诊断假体周围感染。

　　1. 患者出现与假体相通的窦道。

　　2. 两处以上组织、液体培养出相同的病原菌，可以明确诊断感染。

　　次要指标包括以下 6 项，满足其中 4 项可诊断为假体周围感染。

　　1. 红细胞沉降率和 C 反应蛋白升高或白细胞酯酶阳性。

　　2. 关节液中白细胞计数升高。

3. 关节液中中性粒细胞分类升高。

4. 受累关节有脓肿。

5. 有一处关节周围组织和关节液培养出病原菌。

6. 关节周围组织在高倍镜视野下计数 5 个高倍镜视野,平均每个高倍镜视野中中性粒细胞数大于 5 个。

该病例综合各项指标,不符合感染诊断标准,因此诊断为无菌性松动。我科近年来对关节置换术后感染(PJI)的诊断进行了深入的研究,依据我科的病例,分别对白介素-6、降钙素原、白细胞酯酶、α-防御素、超声振荡剥离细菌生物膜、PCR 等最新技术诊断 PJI 的作用进行了深入研究并应用于临床,极大地提高了我科诊断 PJI 的准确率。

膝关节置换(TKA)感染治疗方法有 5 种,即清创保留假体、翻修(一期翻修或二期翻修)、切除关节成形、融合、截肢。根据患者身体条件、膝关节局部情况、感染的细菌和感染诊断的时间确定治疗方案。当前二期翻修治疗 TKA 感染的成功率在 85%~95%。二期翻修治疗方案分为两步:第 1 步取出假体彻底清创,放置抗生素骨水泥占位器,静脉抗生素治疗 6 周;第 2 步是 3 个月后二期翻修置入新的假体。这种用抗生素骨水泥占位器延迟翻修的治疗方法,被认为是治疗膝关节置换术后慢性感染的金标准。我科自 2000 年至 2015 年共治疗膝关节假体周围感染 144 例,感染翻修总的成功率 87.94%。一期翻修成功率仅 50%,而二期翻修成功率则高达 92.52%,与国际大的专科中心结果相当。

膝关节翻修应根据患者的失败原因、全身状态、骨缺损情况、关节稳定情况等综合选择治疗方案,包括普通膝关节假体翻修、高限制性假体翻修、铰链式假体翻修缺损重建等。旋转铰链膝是适用于严重骨缺损、严重膝关节不稳的一种膝关节翻修重建方法。目前使用的第 3 代旋转铰链式膝关节假体在设计上采用组配式关节面、活动承重、超强合金和耐磨界面、优化髌骨轨迹,获得很好的临床结果和长期在位率。

我科自 2000 年至 2015 年使用德国 Link 公司的 RK 假体共治疗 62 例患者,平均随访 10 年,末次随访活动度平均 83.20°(30°~110°),ICSS 临床评分平均 74.41 分(40~99 分),假体累计在位率 77.38%,获得了较为满意的结果。这些结果说明,旋转铰链膝是复杂膝关节翻修可行的重建方法。

(郝立波　陈继营)

参 考 文 献

Chao Shen MD,Paul M. Lichstein MD,et al. 2014. Revision Knee Arthroplasty for Bone Loss:
　Choosing the Right Degree of Constraint[J]. The Journal of Arthroplasty,29:127-131.
Hinarejos P,Guirro P,Puig-Verdie L,et al. 2015. Use of antibiotic-loaded cement in total knee

arthroplasty[J]. World J Orthop,6(11):877-885.

Kevin J. Bozic MD,MBA,Steven M,et al. 2010. The Epidemiology of Revision Total Knee Arthroplasty in the United States[J]. Clin Orthop Relat Res,468:45-51.

Pablo Sanz-Ruiz, Manuel Villanueva-Martínez, Jose Antonio Matas-Diez, et al. 2015. Revision TKA with a condylar constrained prosthesis using metaphyseal and surface cementation:a minimum 6-year follow-up analysis[J]. BMC Musculoskeletal Disorders,16:39.

Parvizi J,Fassihi SC,Enayatollahi MA,2016. Diagnosis of Periprosthetic Joint Infection Following Hip and Knee Arthroplasty[J]. Orthop Clin North Am,47(3):505-515.

Sina Babazadeh,James D. Stoney,Keith Lim,et al. 2009. The relevance of ligament balancing in total knee arthroplasty:how important is it? A systematic review of the literature[J]. Orthopedic Reviews,volume 1:e26.

Vecchini E,Micheloni GM,Perusi F,et al. 2016. Antibiotic-Loaded Spacer for Two-Stage Revision of Infected Total Knee Arthroplasty[J]. J Knee Surg,30(3):231-237.

病例40 复杂粉碎、严重移位骨盆骨折的微创治疗——随意外架复位系统、机器人导航系统在创伤骨科的临床应用

【要点】 随着建筑和交通运输业的迅猛发展,合并骨盆、髋臼骨折多发伤、复合伤患者逐年增加,切开复位骨盆、髋臼骨折并完成内固定会增加出血、感染风险,甚至危及生命。随着21世纪微创外科的发展,能否通过不切开或者有限切开方式完成骨折复位和固定,减少医源性损伤,也就是将骨折的准确复位和固定的时间窗提前到多发伤经过ICU抢救稳定、复苏术后48小时。本病例旨在介绍我科1例复杂骨盆粉碎性骨折,伤后48小时,通过随意外架、骨牵引定向术中复位、机器人导航引导通道螺钉完成骨盆稳定的成功病例。

一、病例介绍

(一)病例简介

患者,女性,30岁,主因"车祸导致骨盆疼痛、右下肢感觉障碍20小时"于2015年8月4日入院。

患者骑电动车与大货车发生车祸,当时出现骨盆及双下肢疼痛难忍、双下肢活动困难、右下肢感觉麻木,以及大腿根部鲜血渗出,被紧急送往当地医院急诊救治,经摄片诊断为失血性休克、骨盆骨折,给予输血、补液复苏治疗及留置尿管、伤口包扎、骨盆兜临时固定骨盆等处置,生命体征相对平稳后转来我院救治。骨科急诊以开放性骨盆骨折、失血性休克收入ICU,给予开放伤口清创缝合、输血(悬浮红细胞4U,血浆3.8U)、扩容补液等复苏治疗措施,病情逐渐趋于平稳。

1. **既往史** 2008年、2011年患者曾经两次行剖宫产手术,无输血史,否认药物、食物过敏史。

2. **体格检查** 体温36.3℃,脉搏102次/分,呼吸20次/分,血压93/63mmHg。呼吸运动正常,双肺呼吸音清,未闻及明显干、湿啰音。心率102次/

分,律齐,各瓣膜听诊区未闻及病理性杂音。腹部平坦,下腹部见 12cm 陈旧瘢痕,
肝脾肋下未触及。右髂腰部可见 20cm×30cm 皮擦伤伴皮下血肿,皮肤淤青明显,
压痛明显。骨盆区明显肿胀,广泛触压痛,可触及骨擦感,骨盆挤压分离试验未能
检查。左大腿外侧见大面积皮擦伤,左大腿根部内侧见 2cm 已缝合伤口,无红肿
及渗出。右足背、小腿外侧皮肤痛、温觉减弱;双侧足背动脉触及搏动,搏动有力;
足趾末梢血供好,皮肤温度正常;双髋、膝关节主、被动活动受限,双踝及各足趾关
节活动好,双足踇趾背伸肌力 4 级。

3. 实验室检查 血红蛋白 97g/L,红细胞计数 3.53×10^{12}/L,白细胞计数
15.32×10^9/L,中性粒细胞 0.811,淋巴细胞 0.092,血细胞比容 0.284,血小板计数
187×10^9/L,红细胞沉降率 11mm/h,C 反应蛋白 5.69mg/dl,凝血酶时间 15.9
秒,血浆活化部分凝血活酶时间 38.1 秒,国际标准化比值 1.08,血糖 6.82 mmol/
L,谷丙转氨酶 35.9.U/L,谷草转氨酶 73.3U/L,总蛋白 57.5g/L,血清白蛋白
35.3g/L,尿素 2.89mmol/L,肌酐 50.4μmol/L。

4. 影像学检查

(1)骨盆 X 线片(我院,2015 年 8 月 4 日)显示:右侧骶髂关节脱位,左侧髂骨
翼(新月形)及双侧耻骨支、坐骨支可见粉碎性骨折、断端移位(图 40-1A)。

(2)骨盆 CT 扫描并三维重建(我院,2015 年 8 月 4 日):左侧髂骨及双侧耻骨
支、坐骨支可见多处骨折并移位;骨盆环不连续;右侧骶髂关节脱位,向后、向上移
位。双侧髋关节及耻骨联合结构正常,髋部周围软组织肿胀(图 40-1B)。

(3)双下肢静脉超声(我院,2015 年 8 月 4 日):未见异常。

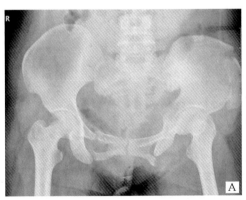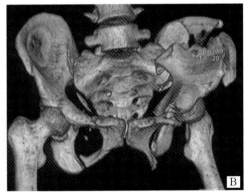

图 40-1 骨盆粉碎性骨折

Tile 分型 C3 型;Young-Burgess 分型:左侧 LC-2、右侧 APC-3。A. 骨盆正位;B. 术前三维
CT 扫描重建

(二)临床诊断

1. 骨盆粉碎骨折伴严重移位,极不稳定。

2. 失血性休克,复苏后。

3. 右侧坐骨神经损伤。

4. 多发软组织损伤。

(三)诊疗经过

患者车祸后出现骨盆及双下肢疼痛难忍、双下肢活动困难、右下肢感觉麻木、大腿根部开放损伤,被紧急送往当地医院救治,诊断为失血性休克、骨盆粉碎性骨折(极不稳定),给予输血、补液、留置尿管及伤口包扎、骨盆兜临时稳定等处理措施,因该院处理这种类型创伤能力有限,积极联系并转入我院救治。

入我院时,患者为骨盆粉碎性骨折伴移位(极不稳定)、多发软组织挫伤、右侧坐骨神经损伤、中度贫血(血红蛋白 65g/L)、失血性休克。

治疗分为以下 2 步:

第 1 步:抗休克、液体复苏治疗,并纠正贫血、开放性伤口清创缝合、包扎。给予输血(悬浮红细胞 8U,血浆 3.8U)及补液扩容;重组人促红素注射液 1wu,1 次/天,皮下注射;左大腿根部伤口清创缝合,无菌敷料包扎。积极行术前准备。

第 2 步:手术准确复位并固定治疗。通过骨盆随意外架将骨盆骨折复位,在机器人导航辅助下经皮置入通道螺钉固定骨盆,恢复骨盆环的稳定。骨盆骨折稳定后,若坐骨神经损伤 3 个月无改善,完善术前检查可行坐骨神经探查术。

伤后 48 小时,在全身麻醉下行骨盆、骶髂关节、左髂骨骨折闭合复位及通道螺钉内固定术。手术过程如下。

1. 患者体位 患者平卧于 OSI 平板透视牵引手术床(orthopaedic systems incorporated table,Union City,CA,图 40-2A),腰骶部垫高,双侧股骨髁上牵引连接于手术床牵引弓上,双下肢置于 Triangle 上保持屈髋屈膝位(图 40-2B)。常规消毒铺单,将两半环随意外架连接固定于手术床上,通过连杆夹头连接、保持复位系统结构稳定(图 40-2C)。

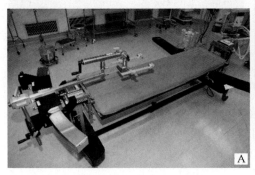
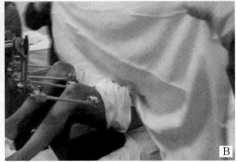

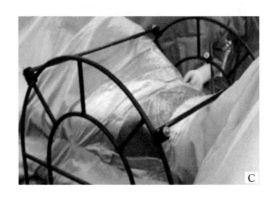

图 40-2　OSI 平板透视牵引床
A. 全透视牵引手术床;B. 双下肢屈髋屈
膝位股骨髁上牵引;C. 随意外架连接固定于手
术床上

　　2. 确定复位基　C 臂透视骨盆正位、入口位、出口位显示骨折移位方向,骶骨、
左侧骶髂关节完好,与躯干保持正常解剖关系,可共同作为移位骨盆复位的基
准——复位基。骨盆入口位、出口位在监视下置入 Schanz 螺钉,穿过左侧骶髂关
节,螺钉尾部与骨盆架连接(图 40-3)。

　　3. 以复位基为参照,逆向牵引、定向复位　入口位在监视下于左侧髋臼上方
由外向内置入 1 枚 Schanz 螺钉(图 40-4A),避免穿破髂骨内侧皮质进入盆腔。入
口位、出口位在监视下纵向牵引左下肢,水平牵引 Schanz 螺钉,逆向复位左侧髂骨
(图 40-4B,C),Schanz 螺钉连接于随意外架维持复位。

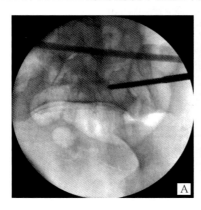
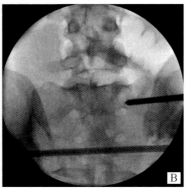

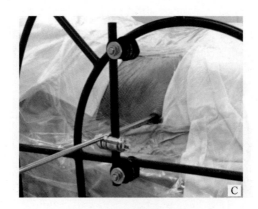

图 40-3 确定复位基

A. 入口位在监视下置钉；B. 出口位在监视下置钉；C. 术中左侧 Schanz 螺钉稳定复位基

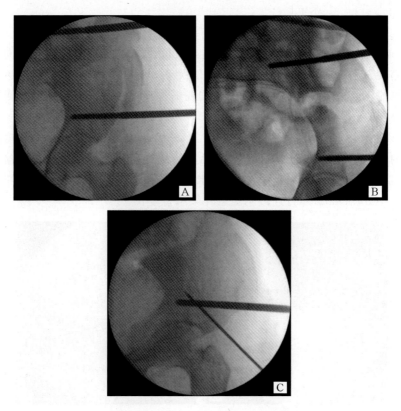

图 40-4 以复位基为参照，逆向牵引、定向复位左侧髂骨

A. 髋臼上 Schanz 螺钉置入；B. 复位后入口位像；C. 复位后髂骨位像

　　入口位、出口位显示经大剂量牵引右骶髂关节,垂直向脱位已纠正,右髂骨仍
有向后、外翻移位。入口位透视定位,微创切开皮肤,置入球形顶棒(ball spiker)于
髂骨翼合适位置。入口位、出口位、骶髂关节入口位在监视下纵向牵引右下肢,球
形顶棒水平推压,逆向复位右骶髂关节。球形顶棒连接于随意外架维持复位,用克
氏针临时稳定右侧骶髂关节。见图40-5。

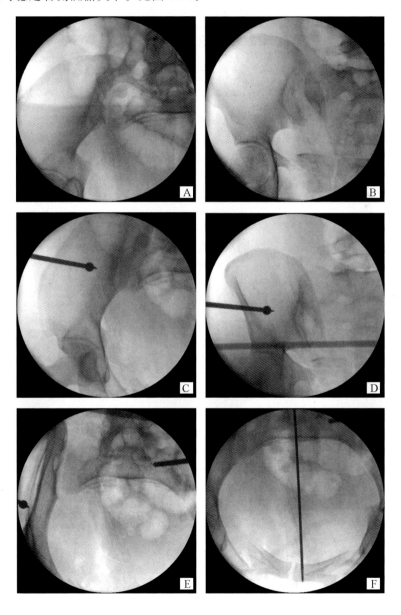

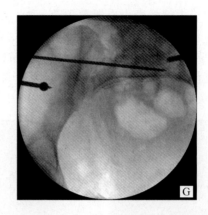

图 40-5 以复位基为参照,逆向牵引、定向复位右侧骶髂关节

右侧骶髂关节复位前(A,B);复位后用球形顶棒临时稳定(C,D,E);入口位检查骨盆环呈正常圆形,耻骨联合位于脊柱棘突的连线上,然后用克氏针贯穿右侧骶髂关节临时稳定(F)。骨盆入口位(A,C,G);骨盆出口位(B,D);骶髂关节正位入口位(E,F)

4. 左侧髂骨新月形骨折固定及骨盆前环 INFIX 稳定 确定 LC-2 通道的入点,左侧骶髂关节正位入口位(图 40-6A)、髂骨斜位(图 40-6B)在透视监视下沿髂前下棘向髂后上棘方向置入 LC-2 通道的导针,位置满意后沿导针旋入空心螺钉,完成左侧髂骨新月形骨折的稳定固定。

然后同法再次沿双侧髂骨 LC-2 通道置入导针,经开口、攻丝、置入空心的椎弓根螺钉(图 40-6C,D)。根据患者腹部体型裁剪并折弯合适长度、弧度的钛棒,经皮下穿至另一侧椎弓根螺钉处,将钛棒两端分别固定于椎弓根螺钉上 U 形卡槽内,弧形钛棒凸向前方,锁紧钉帽,完成骨盆前环的稳定固定。

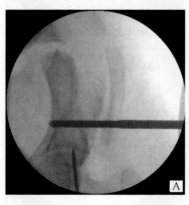
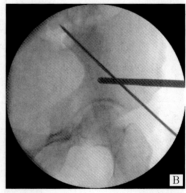

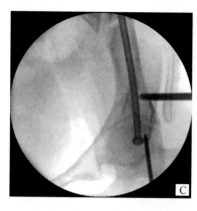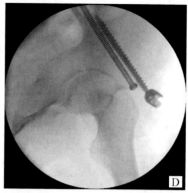

图 40-6 骨盆后环固定 LC-2 通道入口位置的确定

LC-2 通道内分别置入空心螺钉和空心椎弓根螺钉完成左侧髂骨新月形骨折的
固定和前环的稳定(A,B);左侧骶髂关节正位入口位(A,C);髂骨斜位(B,D)

5. 机器人体外通道定位系统引导骶髂关节螺钉置入 拆除骨盆固定的随意
外架,由 Tirobot 机器人体外通道定位系统(图 40-7A),采集骨盆入口位、出口位像
并空间定位,在骨盆入口位、出口位像上分别规划经骶1、骶2的贯穿骶髂关节螺钉
通道(图 40-7B,C),运动机械臂至规划位置插入套筒经皮置入 2 枚导针,入口位、
出口位透视导针位置良好后置入合适长度 AO 空芯螺钉,透视确认螺钉位置满意
(图 40-7D,E)。

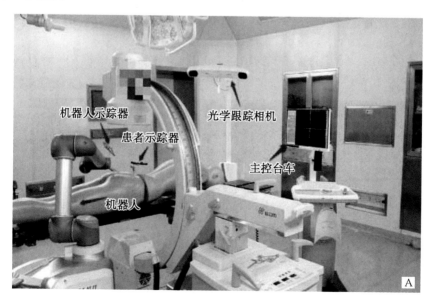

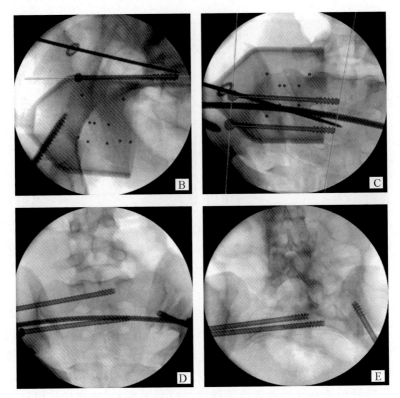

图 40-7　机器人体外通道定位系统引导骶髂关节螺钉置入

使用的 Tirobot 机器人体外通道定位系统（A）；规划螺钉通道入口位像（B）、出口位像（C）；右侧骶髂关节螺钉置入后入口位像（E）、出口位像（D）

6. 术后影像　术后骨盆 CT 扫描三维重建、X 线片显示骨折复位满意，内固定位置正常（图 40-8）。

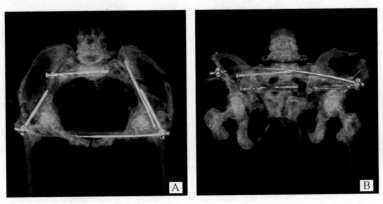

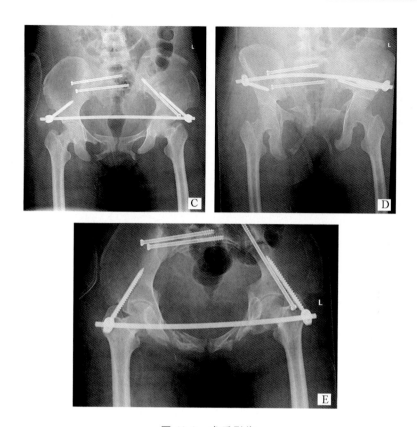

图 40-8　术后影像
A～B. 骨盆 CT 扫描三维重建；C. 正位 X 线片；D. 出口位；E. 入口位

(四)术后治疗

抗凝及防治血栓：利伐沙班片 10mg，每天 1 次，连续 35 天；加强双下肢肌肉等
长收缩练习。神经营养：甲钴胺片 0.5mg，口服每天 3 次；观察患者坐骨神经损伤
恢复情况。术后康复：术后第 1 天起，每天 1 次极限被动屈髋、屈膝锻炼，防止关节
粘连，要求屈髋、屈膝均大于 90°。术后 1 个月、2 个月、3 个月摄 X 线片复查，根据
X 线片骨折愈合情况决定患者何时开始负重锻炼。

(五)随访

术后 3 个月 X 线片显示骨折愈合，无内固定物松动(图 40-9)，无手术相关并发
症发生。术后 6 个月根据 Majeed 功能评分标准评价为 89 分，坐骨神经损伤完全
恢复。

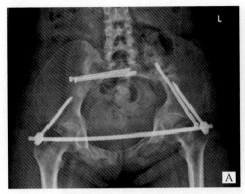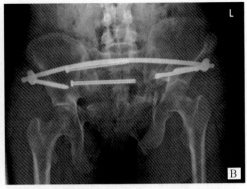

图 40-9　术后 3 个月骨盆 X 线片

A. 骨盆入口位；B. 骨盆出口位

二、病例点评

　　该例患者是复杂的骨盆粉碎性骨折，骨盆的环形结构有 6 处发生骨折并移位，双侧髋关节与躯干中轴骨没有连接，属于极不稳定的骨盆骨折，往往伴有严重的血管损伤，血流动力学极不稳定，处理起来非常棘手。以往这种骨折多需要等到生命体征平稳、血流动力学稳定、伤后 7～14 天血肿相对机化才能进行准确的手术治疗，手术方式多为切开复位、钢板螺钉固定，往往需要围绕骨盆环连续做切口，几乎把整个骨盆进行了解剖；出血极多，输血甚至输上万毫升血；处理不当就会危及患者生命，同时由于过度切口暴露也大大增加了伤口感染和各种并发症发生的机会。因此，我院骨科在十几年前就有这样一个梦想——创新一套骨盆、髋臼骨折微创治疗方法，做到由切开→有限切开→不切开，由出血→减少出血→不出血，降低手术并发症和医源性损伤发生的机会。我们为梦想开启了相关探索，从微创理论探讨到手术方法的改进，乃至钢板螺钉、手术器械等相继研发，形成了一系列的解决方案和配套内固定产品，为骨盆髋臼骨折的微创治疗奠定了基础。经过反复的临床实践，特别是在计算机辅助导航等高新技术帮助下，目前在我院骨科基本实现了部分髋臼骨折、全部骨盆骨折的闭合复位和微创固定治疗。

　　该病例处理难点在于如何闭合复位、如何确认骨盆粉碎性骨折已经复位，这是因为骨盆结构由坚韧的韧带结构及附着的肌肉稳定，如果复位就需要非常大的力量来对抗这些韧带结构及肌肉，而对这一复位维持仍然需要非常大的力量，单靠助手徒手把持也将非常困难。另外，构成骨盆环的髂骨、骶骨结构都是不规则骨，骨盆骨折造成的移位畸形也是多平面的，对骨折移位方向以及复位时所需要对抗移位力及用力方向的理解也非常抽象，这些都需要丰富的影像学知识及临床复位经验。我院骨科设计使用的随意外架是一种辅助骨盆复位并维持复位的外固定系统，使对骨盆的复位与维持变得轻松容易。核心技术包括术前及术中股骨髁上大剂量牵引纠正垂直方向移位，术中固定复位基后通过屈髋、屈膝位牵引，必要时髂嵴上 Schanz 螺钉牵引、推压纠正骨盆前后方向移位，通过球形顶棒推压、髋臼上 Schanz 螺钉牵引或推压纠正内外翻移位，复位满意后将外固定 Schanz 螺钉、球形顶棒与随意外架连接固定。经过此三维 6 个方向的牵、推、旋，从而使复杂骨盆骨折的移位复位及复位的维持变得轻松容易，避免了因助手疲劳造成的复位后再丢失，另外也使术中教学变得轻松实现。

三、相关疾病精要

对于生命体征平稳、没有移位的骨盆骨折，经皮通道螺钉技术固定骨盆是目前骨科医师掌握的常规技术之一。然而对于粉碎性骨折、严重移位的骨盆骨折，目前还没有找到好的闭合复位方式，因此多采取切开复位固定的方式实现。针对这一难题，我院骨科率先在国内尝试和探讨如何实现骨盆骨折闭合复位的方法，设计了符合中国人骨骼的随意外架复位系统，取得了国家实用新型专利，并临床应用，已经积累了一定的临床经验。生物力学研究显示，2 枚骶髂关节螺钉能提供骶髂关节更可靠的力学稳定性，并减少切开复位内固定术后切口感染的发生率。然而置钉安全通道非常狭窄，传统透视引导骶髂关节螺钉置入由于解剖变异、临床经验、透视困难等原因有血管、神经受损的高风险。此外，术者及患者都需要接受 X 线的照射，也影响这一技术的普及和推广。体外通道螺钉定位系统很好地解决了这个问题，此机器人属于国产自主研发，其通过计算机算法和体外规划很好地实现了螺钉通道规划；六轴、三节的手臂能够保持灵活、稳定的运动姿态，保证重复定位精度，满足精准体外定位，同时减少术者和患者 X 线的暴露时间；视觉跟踪补偿系统能够弥补由于术中患者移位带来的通道空间位置改变，最大限度地保证了该技术的安全性。对于骨盆前环的稳定，INFIX 技术在北美创伤骨科医生中使用非常普遍，生物力学研究显示，INFIX 对前环的稳定强度比前环钢板螺钉差，但大大强于外固定架。与钢板螺钉比较，INFIX 实现了骨盆前环经皮微创固定；与外固定架比较，INFIX 克服了术后患者关节活动受限、钉道感染的不足，术后患者满意度显著提高，患者可以洗澡、下蹲、跑跳，大部分患者没有特殊不适，内固定也可以终身不取。当然，使用 INFIX 固定也要注意：①连接杆需体外预弯塑形，使其更符合患者腹部弧度，提高患者满意度；②空心椎弓根螺钉的钉帽一定要位于筋膜浅层，否则会有刺激症状；③用止血钳做皮下软组织的钝性分离，避免损伤股外侧皮神经。

（陈　华　齐红哲　唐佩福）

参 考 文 献

Comstock CP,van der Meulen MC,Goodman SB,1996. Biomechanical comparison of posterior internal fixation techniques for unstable pelvic fractures[J]. J Orthop Trauma,10(8):517-522.

Gansslen A,Hufner T,Krettek C,2006. Percutaneous iliosacral screw fixation of unstable pelvic injuries by conventional fluoroscopy[J]. Oper Orthop Traumatol,18:225-244.

Giannoudis PV,Tzioupis CC,Pape HC,et al. 2007. Percutaneous fixation of the pelvic ring:an update[J]. J Bone Joint Surg Br,89:145-154.

Gorczyca JT,Varga E,Woodside T,et al. 1996. The strength of iliosacral lag screws and transiliac bars in the fixation of vertically unstable pelvic injuries with sacral fractures[J]. Injury,27:561-564.

Hsu JR,Bear RR,Dickson KF,2010. Open reduction internal fixation of displaced sacral fractures:technique and results[J]. Orthopedics,33(10):730.

Routt ML Jr,Nork SE,Mills WJ,2000. Percutaneous fixation of pelvic ring disruptions[J]. Clin Orthop Relat Res,375:15-29.

Templeman DC,Simpson T,Matta JM,2005. Surgical management of pelvic ring injuries[J]. Instr Course Lect,54:395-400.

Tile M,1988. Pelvic ring fractures:should they be fixed? J Bone Joint Surg (Br),70(1):1-12.

Vaidya R,Colen R,Vigdorchik J,et al. 2012. Sethi A:Treatment of unstable pelvic ring injuries with an internal anterior fixator and posterior fixation:initial clinical series[J]. J Orthop Trauma,26(1):1-8.

van Zwienen CM,van den Bosch EW,Snijders CJ,et al. 2004. Biomechanical comparison of sacroiliac screw techniques for unstable pelvic ring fractures[J]. J Orthop Trauma,18(9):589-595.

Vigdorchik JM,Esquivel AO,Jin X,et al. 2012. Biomechanical stability of a supra-acetabular pedicle screw internal fixation device (INFIX) vs external fixation and plates for vertically unstable pelvic fractures[J]. J Orthop Surg Res,27(7):31.

病例41 髋关节镜微创手术治疗青少年髋关节感染

【要点】 目前,对于髋关节感染的报道及系统研究较少,尤其是有关青少年髋关节感染的诊断及治疗尚缺乏统一的认识。青少年髋关节感染的临床表现、物理体征及辅助检查不典型,往往导致诊断延误及治疗偏差,致使发育期髋关节发生不可逆的严重损害。髋关节镜微创手术清理联合敏感抗生素控制感染治疗,是一种安全可靠的治疗方式。

一、病例介绍

(一) 病史简介

患儿,男性,12 岁,因"左髋部疼痛 50 天"入院。

患儿于 2014 年 6 月无明显诱因出现左髋部疼痛不适,药物治疗未见好转,且症状迅速加重,并出现左髋关节活动明显受限,强迫卧位,被动活动时剧烈疼痛。于 2014 年 7 月 30 日就诊于我院。

1. **既往史** 否认其他疾病病史及手术外伤史。

2. **体格检查** 体温 37.1℃,脉搏 76 次/分,呼吸 18 次/分,血压 120/80mmHg。发育正常,营养良好,正常面容,表情自然,强迫卧位,双下肢等长。皮肤无溃疡、窦道、水疱及分泌物,无皮疹、出血点与紫癜,全身浅表淋巴结无肿大及压痛。双肺呼吸音清,未闻及干、湿啰音及胸膜摩擦音。心律齐,各瓣膜听诊区未闻及杂音。双侧下肢无静脉曲张,足背动脉搏动正常。左大腿轻度肿胀,无髋内翻或髋外翻畸形;左侧髋关节活动受限,被动活动髋关节出现剧烈疼痛;左髋部疼痛拒按压。因患儿疼痛剧烈无法配合检查,故未进行其他查体。

3. **实验室检查** 血红蛋白 124g/L,白细胞计数 5.85×10^9/L,中性粒细胞0.658,血小板计数 286×10^9/L,C 反应蛋白 4.0mg/dl,白介素-6 115.60pg/ml,红细胞沉降率 76mm/h,血糖 4.37mmol/L,谷丙转氨酶 284.6U/L,谷草转氨酶112.6U/L,总蛋白 76.3g/L,血清白蛋白 34.2 g/L,尿素 6.36mmol/L,肌酐46.1μmol/L,凝血酶时间 17.3 秒,血浆活化部分凝血活酶时间 34.0 秒,国际标准化比值 1.04。补体 C3 等测定(2014 年 8 月 8 日):补体 C3 191.0mg/dl,IgA

660.0mg/dl,IgE 399.0U/ml,IgG 1870.0mg/dl。

4. 影像学检查

(1)髋关节 CT 显示(外院,2014 年 7 月 23 日):左髋臼及股骨头破坏,左髋关节呈半脱位改变(图 41-1)。

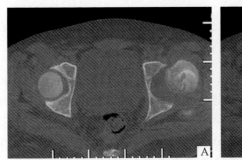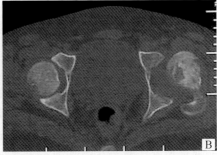

图 41-1　术前 CT(显示左髋关节骨质破坏,呈半脱位改变)

(2)MRI 显示(外院,2014 年 7 月 24 日):左髋臼及股骨头软骨下骨水肿信号,关节腔内软组织增生,关节呈半脱位改变(图 41-2)。

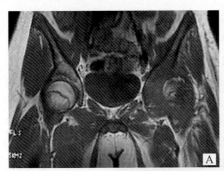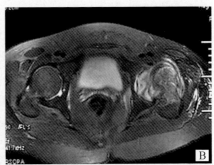

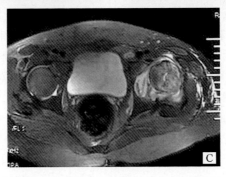

图 41-2　术前 MRI(显示左髋关节软骨下骨水肿信号,滑膜增生,关节半脱位)

（3）X 线片显示（我院，2014 年 7 月 30 日、2014 年 8 月 5 日）：左髋臼及股骨头形状未见明显异常，关节呈半脱位改变（图 41-3）。

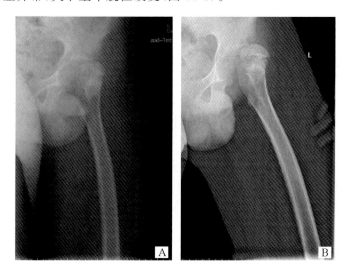

图 41-3　左髋关节（X 线片显示左髋臼及股骨头形状未见明显异常，关节半脱位）

（4）术后 X 线片显示（我院，2014 年 8 月 27 日、2014 年 9 月 26 日）：左髋臼及股骨头形状不同程度破坏（图 41-4）。

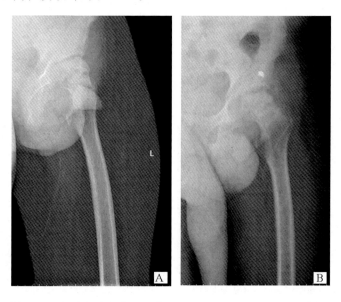

图 41-4　术后左髋关节 X 线片（显示左髋臼及股骨头骨质破坏）

5. 细菌培养及病理检查

(1)血培养(需氧+真菌+厌氧)+鉴定+药敏(我院,2014 年 8 月 6 日):培养 5 天无菌生长。

(2)关节液细菌培养+药敏(我院,2014 年 8 月 8 日):左髋关节金黄色葡萄球菌感染,万古霉素、美罗培南、庆大霉素、利奈唑胺等抗生素敏感。

(3)灌注引流液细菌培养(我院,2014 年 8 月 15 日):金黄色葡萄球菌阳性。

(4)病理科会诊结果(我院,2014 年 8 月 12 日):增生滑膜的纤维肉芽组织中可见大量急性炎细胞浸润,伴出血、坏死及灶状骨化。

(5)病理科复诊结果(我院,2014 年 8 月 21 日):病理表现并非为典型的化脓性关节炎,不考虑血液病诊断。

(6)骨髓形态室会诊(我院,2014 年 8 月 25 日):外院骨髓涂片染色质量不高,酸性强,镜下可辨认骨髓细胞较少,细胞大致呈反应性改变。

(二)临床诊断

入院诊断:左髋关节病变。

出院诊断:左髋关节感染。

(三)诊疗经过

第 1 步:对症治疗。根据症状查体以及辅助检查,首先怀疑髋关节感染。对症治疗主要是控制患者体温,同时进行血培养。由于患儿惧痛未行髋关节穿刺。

第 2 步:左髋关节镜探查清理、滑膜切除、病灶清除术(2014 年 8 月 5 日)。目的在于解除疼痛和恢复关节功能,同时术中抽取关节液送细菌涂片和培养,并取滑膜组织送病理检查以明确诊断。手术过程如下。

①自外侧入路行髋关节穿刺,建立关节镜通路。

②探查可见关节内被炎性肉芽组织充满,增生肉芽组织侵蚀关节软骨面,股骨头软骨面完全剥脱(图 41-5)。

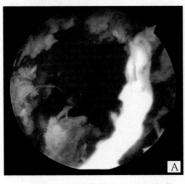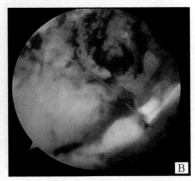

图 41-5　关节镜探查(见肉芽组织增生,股骨头软骨面完全剥脱)

③处理:抽取关节液送细菌涂片和培养,刨削刀、射频刀清理增生的炎性肉芽组织,组织抓钳部分增生组织送检(图41-6,图41-7)。

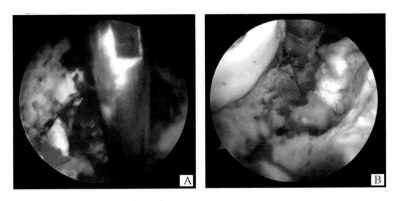

图41-6 刨削刀、射频刀清理增生的炎性肉芽组织

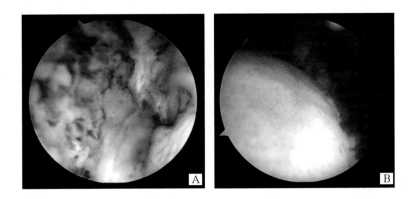

图41-7 清理后的关节腔及股骨头表面软骨

第3步:广谱抗生素抗感染。关节液细菌培养期间,在未明确感染细菌的情况下,先根据经验进行广谱抗生素抗感染。

第4步:敏感抗生素静脉滴注+敏感抗生素关节腔灌注冲洗。关节液细菌培养提示髋关节感染,根据药敏结果具体治疗为:针对金黄色葡萄球菌抗感染,万古霉素(美罗培南、亚胺培南)静脉滴注,庆大霉素关节腔灌注冲洗。

第5步:继续针对金黄色葡萄球菌抗感染。

全院多学科团队诊治(MDT)如下。

小儿外科:患儿疼痛剧烈,可能与持续灌注冲洗引起的关节腔内压力升高、组织水肿有关,且长期灌注冲洗可导致患儿反复发热,应停止关节腔灌注冲洗,保持持续负压吸引以减轻组织水肿,并可辅以局部理疗、患侧髋关节支具固定、持续皮牵引以改善患儿症状。

风湿科：患儿体温大于 38℃时，可连续 3 天抽取血培养，复查血 β-D-葡聚糖试验（G 试验）、半乳甘露聚糖抗原（GM）试验，排除风湿免疫及血液系统疾病引起的发热。

发热门诊：根据患儿主要临床表现、影像学检查及关节液培养，基本考虑为左髋关节感染。目前患儿治疗效果不佳，可能与关节局部抗生素药物浓度不足有关，庆大霉素关节腔灌注冲洗，抗生素在关节腔内停留时间短，疗效不明确，且有培养耐药菌的风险，建议保持持续负压吸引。另外，抗生素可应用对患儿不良反应小的利奈唑胺。

检验科：建议更换敏感抗生素，金黄色葡萄球菌培养为多重耐药，按多重耐药菌防控指南严格隔离防护。

药剂科：诊断为左髋关节感染。万古霉素血药浓度为 15～20ml/L 时抗菌效果较好，故推荐改为万古霉素 1.5g 静脉滴注，每天 2 次，同时密切监测患儿肝肾功能、C 反应蛋白、白细胞计数、中性粒细胞百分比。亦可根据药敏结果更换为利奈唑胺或利福平抗感染。建议改用生理盐水持续灌注冲洗即可。

MDT 诊治决定：①改用利奈唑胺 0.6g 静脉滴注，每天 2 次抗感染；②停止关节腔灌注冲洗，保留关节腔持续负压吸引，观察 2～3 天，若有关节液，可抽取关节液送常规检查及培养；③患儿高热时连续 3 次抽血送常规检查和细菌培养；④患肢制动，持续皮牵引，若有必要行患髋石膏固定；⑤患髋局部理疗。

经以上治疗，患儿术后 20 天生命体征平稳，髋部疼痛及活动受限症状明显缓解，拔除引流管。术后 26 天准予出院继续治疗，口服利奈唑胺；适当挂拐下地活动，功能锻炼。

入院后的诊治经过见表 41-1。

（四）病理诊断

病理诊断：化脓性关节炎。

镜下：（髋关节滑膜）增生的纤维肉芽组织中可见大量急性炎细胞浸润，伴出血、坏死及灶状骨化，见图 41-8。

（五）随访

术后 1 个月及术后 50 天分别对患儿进行随访。出院时体温正常，勉强挂拐杖行走；术后 50 天（9 月 26 日）随访，可以挂拐杖行走，X 线片检查提示左髋臼及股骨头形状不同程度破坏。

表 41-1　患者入院后诊治经过

时间（2014年）	治疗	体温	症状	WBC/N%	CRP/ESR	ALT/AST	其他检验	细菌培养
7月30日（入院）		37.1℃	跛行，活动受限，左髋关节剧烈疼痛	5.85×10⁹/L，65.8%	4.0mg/dl	284.6U/L 112.6U/L		抽血送细菌培养（需氧+真菌+厌氧）
8月1日	物理降温，新瑞，赖氨匹林，患者俱痛未行穿刺	37.5~39.1℃		6.99×10⁹/L，62.9%	7.4mg/dl 76mm/h	162.1U/L 30.4U/L		血培养（7月30日标本5天无菌生长）
8月5日	左髋关节镜探查清理，滑膜切除术，病灶清除术							
8月6日上午	广谱抗生素	37.4℃	一般情况好转，左下肢疼痛较前减轻	5.40×10⁹/L，68%	9.01mg/dl 94mm/h	72.4U/L 24.2U/L		涂片查细菌（8月5日标本）未找到细菌
下午	广谱抗生素，物理降温，赖氨匹林，吲哚美辛栓	38.2~39.9℃		3.31 10⁹/L，71%	11.0mg/dl	67.6U/L 28.4U/L		细菌培养
8月8日	万古霉素静脉滴注，庆大霉素关节腔灌注冲洗，物理降温，赖氨匹林，吲哚美辛栓	38.3~39.6℃	病情稳定，左髋部切口疼痛可忍	5.82×10⁹/L，62.3%	10.8mg/dl	44.2U/L 17.2U/L	补体C3 191.0mg/dl，IgA 660.0 mg/dl，IgE 399.0 U/ml，IgG 1870.0 mg/dl，血清铁蛋白493.30 ng/ml	关节液培养+鉴定:金黄色葡萄球菌感染；药敏:万古霉素敏S1

续表

时间（2014年）	治疗	体温	症状	WBC/N%	CRP/ESR	ALT/AST	其他检验	细菌培养
8月11日	万古霉素静脉滴注，庆大霉素关节腔灌注冲洗	36.7℃	病情稳定，疼痛较前减轻	$4.64 \times 10^9/L$，48.6%	3.2mg/dl，—	28.0U/L，14.5U/L	万古霉素血药浓度测定:10.26ml/L	细菌培养＋鉴定:人葡萄球菌药敏，万古霉素S阳性。结核分枝杆菌特异性细胞免疫反应检测:阴性
8月15日	加大万古霉素剂量，联合美罗培南抗感染。万古霉素关节注射。庆大霉素关节腔灌注冲洗	36.8～39.5℃	左膝及左下肢内侧疼痛增加	$4.05 \times 10^9/L$，62.1%	1.98mg/dl，—	37.6U/L，29.4U/L	ECT全身骨扫描动态显像排除膝关节感染。万古霉素血药浓度测定:8.61 mg/L	连续2日抽取灌注引流液细菌培养:金黄色葡萄球菌阳性
8月17日	停用亚胺培南，继续应用万古霉素	39.2～39.9℃	恶心、呕吐及食欲缺乏等不良反应（亚胺培南）	$3.67 \times 10^9/L$，69.5%	2.35mg/dl，—	35.7U/L，34.0U/L		
8月18日	静脉滴注利奈唑胺，停止关节腔灌注冲洗，保留关节腔持续负压吸引	39.3～40.3℃		$2.97 \times 10^9/L$，60.9%	3.93mg/dl，—	38.9U/L，42.2U/L	万古霉素血药浓度测定:6.63mg/L。ECT:左侧髋臼、左侧股骨上段放射性浓聚，其他骨未见异常浓聚征象	

续表

时间(2014 年)	治疗	体温	症状	WBC/N%	CRP/ESR	ALT/AST	其他检验	细菌培养
8月20日	静脉滴注利奈唑胺;拔除引流管,缝合引流口;患肢制动,持续皮牵引,物理治疗	36.8~39.2℃	病情稳定	5.81×10⁹/L 62.2%	1.7mg/dl —	32.4U/L 28.0U/L	关节液常规:白细胞,红细胞数满视野。骨髓形态:骨髓细胞较少,细胞大致呈反应性改变	
9月1日	出院:口服利奈唑胺;适当拄拐下地活动,功能锻炼	体温正常	体温正常	4.02×10⁹/L 43.6%	1.15mg/dl —	38.7U/L 24.1U/L		

WBC. 白细胞计数;N%. 中性粒细胞百分比;CRP. C 反应蛋白测定;ESR. 血沉;ALT. 谷丙转氨酶;AST. 谷草转氨酶

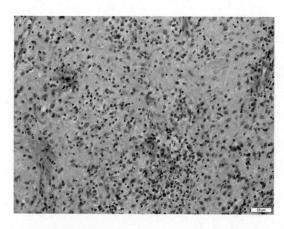

图 41-8　病理检查镜下见增生的纤维组织内大量中性粒细胞浸润及出血、坏死(HE 染色　20×)

二、病例点评

　　该例患儿是复杂的青少年髋关节感染病例。髋关节感染的治疗原则为早期诊断、早期治疗,尽量保留关节功能。因此,该例患儿救治的重点和难点是正确诊断与有效治疗。患儿入院后果断地进行髋关节镜清理、取关节液做细菌培养、组织送病理检查以明确诊断,以及及时的敏感抗生素治疗,是得到良好治疗效果的关键。通过我院积极治疗,有效避免了患儿髋关节进一步破坏,尽可能地保留了活动功能,达到了治疗目的。

　　该例患儿治疗最主要的的成功经验是充分发挥关节镜技术的优势,及时用于疾病的诊断与治疗。根据既往经验,当考虑化脓性关节炎的诊断后,一旦抗炎治疗无效,多主张积极的手术干预,如延误诊断和治疗,会出现严重后果,包括骨髓炎和关节毁损等。除使用抗生素和全身支持疗法之外,传统的局部治疗方法主要有两种,即关节穿刺吸脓术和关节切开清理术。前者多需反复穿刺,有混合感染的危险,且疗效不满意,容易复发;后者属于常规开放性手术,比较彻底,但是切口创伤大,关节结构破坏较多,术后易导致关节功能障碍,一旦感染复发,再次手术更加复杂。

　　关节镜是一种能够观察关节内部结构的棒状内镜,配套有多种对应的手术器械。关节镜微创手术技术自 1970 年开始推广应用,最早应用于膝关节,随后相继应用于髋关节、肩关节、距小腿关节、肘关节及手指等全身各关节疾病的诊治。目前国内外已有部分学者尝试采用关节镜治疗化脓性关节炎。我院在国内较早开展了这一技术,达到了治疗和诊断的双重目的。该技术具有以下优势:①髋关节镜技术创伤小,仅需 2～3 个 0.5mm 的手术切口,可减少感染扩散的概率;②术中可直接取关节液做细菌培养,滑膜及脓苔组织送病理检查以明确诊断;③手术在关节镜直视下,大量生理盐水冲洗,可彻底清理坏死组织、增生的炎性滑膜组织和脓苔;④可在关节镜直视下有效放置冲洗引流管,使引流管的位置更加合理,提高了术后灌洗的效果;⑤住院时间较短,术后关节功能恢复快,不易遗留关节功能障碍。

该病例诊治的另一经验是髋关节感染抗生素的应用,应遵循敏感抗生素足量使用原则,同时必须考虑到青少年抗生素应用的不良反应及并发症。利奈唑胺对耐甲氧西林的金黄色葡萄球菌感染效果好,不良反应小,是该患儿后期抗感染的主要敏感抗生素。前期,我们在静脉应用抗生素的同时,进行抗生素关节腔局部灌洗引流,然而灌洗引流可能会降低关节局部抗生素药物浓度,抗生素在关节腔内停留时间短,疗效不明确,有培养耐药菌的风险,是该阶段治疗效果不理想可能的原因之一。而后期生理盐水灌洗、持续负压吸引、下肢皮肤牵引制动、拔管后鼓励行髋关节非负重下功能锻炼,是该病例中可获得的宝贵经验。

该病例获得的教训之一是青少年髋关节感染临床表现、物理体征及辅助检查不典型,诊断困难,容易误诊。由于该患儿前期外院诊断延误,并未及时接受有效治疗,导致病情加重,在我院治疗后仍可能残留部分不可逆髋关节损伤。因此,临床中应重视该类疾病的正确诊断,避免漏诊、误诊,以获得及时治疗,如错失最佳治疗时间窗,可导致患儿髋关节不可逆性损害,严重影响活动功能。

三、相关疾病精要

青少年髋关节感染的特点是临床表现、物理体征及辅助检查不典型。该病化脓性关节炎最为常见,其病原菌多为金黄色葡萄球菌,感染途径以血源性感染为主。临床表现主要为明显高热、寒战等全身中毒症状,多有上呼吸道感染、关节穿刺等病史。查体见髋关节局部压痛及关节活动受限。通过白细胞总数、中性粒细胞数、C反应蛋白、红细胞沉降率等实验室检查和髋关节 X 线、MRI 等辅助检查,以及髋关节腔穿刺液及血培养结果等多可确诊。

该病的治疗原则是早期诊断、早期治疗,尽量保留关节功能。髋关节镜是较为安全可靠的治疗方式,我院在使用关节镜治疗关节内感染方面,积累了丰富的经验。通过早期行髋关节镜探查清理,根据病理结果和药敏试验进行敏感抗生素抗感染治疗,能够最大限度地保留患者的关节功能,优势明显,临床效果满意。

(李春宝　李众利)

参 考 文 献

刘玉杰,王岩,王立德,2013.实用关节镜手术学.2 版.[M].北京:人民军医出版社.

魏民,王志刚,刘玉杰,等,2010.髋关节镜诊治髋关节结核的价值[J].军医进修学院学报,10：970-971.

de SA D,Cargnelli S,Catapano M,et al. 2015. Efficacy of Hip Arthroscopy for the Management of Septic Arthritis:A Systematic Review[J]. Arthroscopy,31(7):1358-1370.

Mulon PY,Desrochers A,Francoz D,2016. Surgical Management of Septic Arthritis[J]. Vet Clin North Am Food Anim Pract,32(3):777-795.

Sanpera I,Raluy-Collado D,Sanpera-Iglesias J,2016. Arthroscopy for hip septic arthritis in children[J]. Orthop Traumatol Surg Res,102(1):87-89.

病例42 妊娠38周遭遇肺血管畸形（左肺上叶动静脉瘘）破裂大出血——大量血胸，胎死宫内，MDT救治使产妇转危为安

【要点】 肺动静脉瘘合并肺动脉瘤是一种罕见的肺血管畸形，可导致胸腔及心包出血后引起严重的呼吸循环功能紊乱，继而危及生命，特别是合并妊娠时，救治极其困难，病死率高。经多学科临床诊治成功使产妇转危为安。

一、病例介绍

(一)病史简介

患者，女性，23岁，因"停经38周，胸闷、憋气5天，胎死宫内4天"于2015年3月16日急诊入院。

患者平素月经规律，行经5～6天/28天，末次月经2014年6月23日。妊娠4个月余自觉胎动，在当地医院定期产检，自述妊娠期行唐氏筛查、排畸超声未见异常。妊娠期血糖、血压在正常范围内，预产期2015年3月30日。于2015年3月12日凌晨1:40入厕时突发胸部疼痛伴有憋气，继而出现晕厥，家人发现后立即送某医院就诊，行超声检查提示胎死宫内，左侧胸腔积液先后穿刺、引流血性液体1800ml。患者病情危重，来我院急诊，当即查CTA显示肺动静脉瘘瘤样扩张，考虑肺动静脉瘘破裂可能性大，急诊收入院。

1. **既往史** 于4年前高考体检时发现"肺血管畸形"，因无症状不影响正常生活未进一步诊治。否认心脏病、糖尿病、脑血管疾病等病史。

2. **体格检查** 体温36.9℃，脉搏74次/分，呼吸18次/分，血压120/70mmHg，身高163cm，体重89kg。发育正常，自主体位，意识清醒，贫血貌。皮肤黏膜未见皮疹、皮下出血、水肿，全身浅表淋巴结无肿大。眼睑无水肿，巩膜无黄染，瞳孔对光反应正常。颈软，无抵抗，颈动脉搏动正常，气管居中，肝颈静脉回流征阴性。胸廓无畸形，前胸可见引流管1根，左侧呼吸运动弱，未闻及呼吸音，右侧

叩诊清音,呼吸音正常,考虑左侧有动脉瘤破裂未行触诊和叩诊。心前区可见引流管1根,引流袋有少量血性引流液,心尖搏动正常,心率74次/分,律齐,各瓣膜听诊区未闻及杂音。腹膨隆,无移动性浊音,宫底脐上4cm,无腹壁静脉曲张,肾区无叩击痛,肠鸣音正常。双侧Babinski征阴性。

产科检查:宫高30cm,腹围107cm,无胎心,无宫缩。

阴道检查:宫颈居中,长度2cm,质地软,宫口容两指,胎膜未破。

3. 实验室检查

(1)血常规(2015年3月16日):血红蛋白89g/L,红细胞计数3.03×10^{12}/L,白细胞计数9.83×10^9/L,血小板计数248×10^9/L。

(2)血生化(2015年3月16日):谷丙转氨酶140.0U/L,谷草转氨酶47.4U/L,总胆红素17.9μmol/L,乳酸脱氢酶263.3U/L,钙2.00mmol/L,二氧化碳17.3mmol/L,脂肪酶390.1U/L,脑利钠肽前体54.7pg/ml,血清钾3.66mmol/L,血清钠134.4mmol/L。

(3)凝血(2015年3月15日):凝血酶时间14.2秒,血浆活化部分凝血活酶时间44.0秒,血浆D-二聚体4.81μg/ml,血浆纤维蛋白原3.96g/L。

4. 影像学检查

(1)急诊床旁产科超声检查(2015年3月15日):宫内可见胎儿,双顶径8.5cm,股骨径6.8cm,胎心搏动及胎动(一),胎盘位于前壁,成熟度0级,羊水指数9.0cm。

(2)急诊床旁胸部超声检查(2015年3月15日):患者平卧位,左侧胸腔可见液性暗区,最大深度约4.2cm,右侧胸腔未见明显液性暗区。心包腔内可见液性暗区,最大深度约1.1cm。检查印象:①左侧胸腔积液;②心包积液。

(3)血管、心脏CTA检查提示(2015年3月15日):左侧肺动静脉瘘瘤样扩张,肺动静脉瘘破裂?左侧胸腔积液,心包积液。见图42-1。

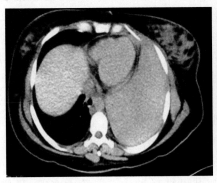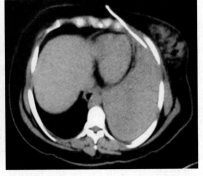

图 42-1 血管、心脏 CTA

（二）临床诊断

1. 血胸（肺血管畸形，左肺上叶动静脉瘘，动脉瘤破裂出血）。

2. 心包积血。

3. 1/0 宫内妊娠 38 周头位，胎死宫内。

4. 肝功能不全。

5. 低蛋白血症。

6. 贫血。

（三）诊疗经过

第 1 阶段：第 1 次多学科综合诊疗团队（MDT）讨论（入院 12 小时内）。

因患者此时生命体征尚平稳，未进入产程，决定密切监测生命体征；监测心包积液及胸腔积液情况；监测产科情况；维持水、电解质平衡，营养支持，抗感染治疗，暂不手术。

第 2 阶段：第 2 次 MDT 讨论（入院后 12～72 小时）。

入院后近 12 小时患者开始规律宫缩，阴道检查宫颈展平，质地软，宫口容两指松，先露-2。患者自觉喘憋症状有所加重，心率 132 次/分，血压 150/90mmHg，血氧饱和度 95%～97%，再次组织多学科联合会诊（心外科、血管外科、心内科、胸外科、妇产科、介入放射科、重症医学科）：患者已经自然临产，随着宫缩、腹压增高，回心血量增多，随时可能出现肺动脉瘤破裂出血量增多，引起死亡；若行剖宫术取死胎，腹压骤降，纵隔摆动，风险更大。两种分娩方法比较、权衡，决定经阴道分娩，分娩第 2 产程时胸外科、心内科随时做好抢救准备。尽量缩短第 2 产程，胎儿娩出后，腹部压沙袋，尽量避免使用缩宫素。3 月 17 日 10:50（患者入院后约 24 小时）经阴道分娩一死女婴，体重 3400g，身长 53cm，胎盘胎膜完整娩出，总产程 14 小时4 分钟，产时出血 200ml，产后测血压 100/60mmHg，脉搏 132 次/分。术后继续控制心率、血压，监测生命体征变化。

2015 年 3 月 17 日 14:54 行超声（心脏）检查提示：心包少量积液，左心室射血分数 59%（50%～70%），左心室舒张末内径 48mm（37～53mm），左心室收缩末内径33mm（23～36mm），右心房最大内径 29mm（<45mm），下腔静脉内径 18mm（14～21mm），右肺动脉内径 11mm（8～16mm），左肺动脉内径 11mm（8～16mm）。

第 3 阶段：第 3 次 MDT 讨论（入院后 3～5 天）。

产后第 1 天患者生命体征平稳，无胸痛、胸闷，阴道出血量不多。

3 月 19 日下午 14:40 左右（产后第 2 天）患者出现胸痛，生命体征无明显变化，急查彩超显示：左侧胸腔积液最深为 8cm（上次彩超显示：最深部位 5cm），心包积液 0.4cm，右侧无胸腔积液。复查胸部 X 线片显示纵隔右移，较前次摄片右移明显。肺 CTA 检查，左侧胸腔大量积液（图 42-2）。血红蛋白 105g/L，凝血六项提示高凝，考虑患者有胸腔再次出血。

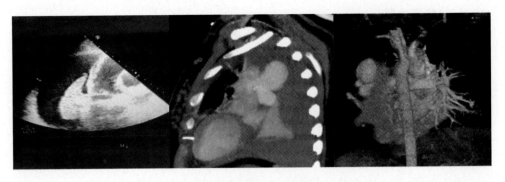

图 42-2 肺 CTA 及三维重建

左侧大量胸腔积液,左肺动脉主干无明显瘤样扩张及畸形,破裂位置可能在靠近肺尖位置,考虑出血可能是肺动静脉瘘瘤样扩张引起的出血(肺血管畸形)

第 3 次联合会诊后认为诊断基本明确,为肺血管畸形造成的胸腔出血,最大可能在左上肺周边,左侧胸腔积血,为根除出血宜采取手术切除病变部位。若不做处理,活动性出血及左侧胸腔、心包积液量增加、纵隔移位、肺压缩,均可致心肺功能衰竭;且大量血胸若超过 1 周不处理会出现脓胸、胸膜粘连,后期手术风险会加大;畸形血管也有再次出血风险。权衡利弊,决定尽快为患者行手术治疗。

于 2015 年 3 月 20 日(产后 72 小时)全身麻醉下行胸腔镜胸腔探查、肺血管瘤切除、胸腔闭式引流术。手术过程如下。

左侧胸腔置管抽出 500ml 深红色血性液体,胸腔镜入胸探查见整个胸腔深红色血性液体。经左侧胸壁第 5 肋间长约 15cm 切口入胸,逐步洗净胸腔内积血,约 1500ml,患者生命体征平稳,胸腔内未见活动性出血;左肺上、下叶不张,下叶周围凝固性血块,遂小心清除血块,约 500ml。

左肺组织表面未见明显出血,壁层胸膜、纵隔表面及肺组织表面均可见血色纤维素沉着并增厚,肺裂发育不全,叶间斜裂处可见囊性隆起病变。未探及病变与动静脉主干的关联。考虑患者年轻,病变属良性,且右肺亦存在类似病变,决定行出血部位肺病变局部切除术。

术后恢复良好,术后 10 天复查血管造影无出血。术后 12 天出院。

(四)病理诊断

大体检查:(左肺)灰白间灰红色囊壁样组织一块,大小 3cm×2.5cm×0.8cm,质软。

镜下检查(图 42-3):(左肺)送检组织中可见数个大小不等的血管腔,局部血栓形成,另见多量中性粒细胞浸润伴脓肿形成,结合临床可考虑为血管畸形伴感染。免疫组化染色显示:CD34(血管+),SMA(平滑肌+)。

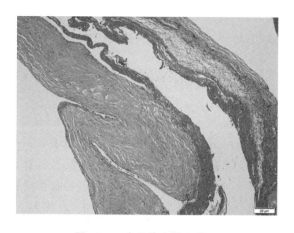

图 42-3　病理检查镜下所见

HE 染色（4×）：可见数个大小不等的血管腔，局部血栓形成，多量中性粒细胞浸润伴脓肿形成

（五）随访

患者 1 年后回访一般情况良好，但因为经济等相关问题未行肺畸形血管诊治。

二、病例点评

该病例根本问题为先天性肺血管畸形，患者既往检查结果已经明确提示。此次发病与妊娠后心肺负担加重、血压升高、液体负荷变化有关；畸形血管破裂出血，失血性休克同时合并大量胸腔及心包积液，心肺功能障碍，胎死宫内。当地医院抽取胸腔积血为紧急措施。

由于涉及多学科，病情复杂，3 次 MDT，每一次的决定均恰当、正确，最终救治成功。

第 1 步：经阴道娩出死胎。确诊胎死宫内尚未排出者，无论胎儿死亡时间长短，均应积极处理，将胎儿取出。死胎滞留体内时间延长，将影响母体凝血机制、血液循环系统和器官功能。死胎如何分娩？肺动静脉瘘瘤样血管破裂出血若加重如何处理？但患者当时胸腔及心包积液原因未完全明确，如使用缩宫素引产，可能因疼痛等刺激诱发患者血压升高，加重出血及肺栓塞风险；同时不建议剖宫取胎，手术及麻醉对患者均为极大的刺激，加之胎死宫内所造成的全身各系统影响，病死率极高。孕妇规律宫缩临产，经阴道生产是正确的。

第 2 步：患者胸腔再次出血时，诊断已基本明确，为肺血管畸形造成的胸腔出血，最大可能在左上肺周边左侧胸腔积血。胸腔镜下胸腔积血清除，肺部出血部位锁定，肺病变全面探查，探查明确出血的畸形血管位于左上肺，决定开胸切除左上肺出血的畸形病变血管,同时探明肺血管畸形累及左、右肺。

　　该例患者救治成功,体现了医院多学科诊疗的综合实力。

三、相关疾病精要

　　肺动静脉瘘(pulmonary arteriovenous fistula,PAVF)又称为肺血管畸形(pulmonary arteriovenous malformations,PAVM),1987 年由 Churen 在尸检中首次发现,1939 年 Smith 首次临床报道。不同大小和不同数目的肺动脉和静脉直接连接,部分血流不经肺泡毛细血管床直接回流心脏。病变血管壁肌层发育不良,缺乏弹性纤维,又因肺动脉压力促使病变血管进行性扩张,表现为血管扭曲、扩张,动脉壁薄,静脉壁厚,瘤呈囊样扩大。病变可位于肺的任何部位,瘤壁增厚,但某区内皮层减少、变性或钙化,可以导致血管破裂。PAVF 患者右向左分流量小可无症状,随着瘘的数目增多和体积增大,临床可出现咯血、胸闷、胸痛、气急,以及不同程度发绀、晕厥、杵状指及劳力性呼吸困难,严重者脑梗死、脑卒中、胸腔自发性大出血。胸痛因病变破裂出血位于肺脏层胸膜下或血胸所致。目前治疗方式主要为经导管栓塞治疗(transcatheter embolo-therapy,TCE)和手术。女性发病率较男性高,妊娠常可加重症状,与妊娠期改变的血流动力学以及升高的孕激素水平有关。妊娠期增加的血容量负荷使心排血量增加,导致肺血流增加,薄壁的畸形血管扩张从而导致破裂。PAVF 孕妇因低氧血症,可能导致胎儿宫内缺氧、生长受限,以及其他缺陷,因此母婴预后差。PAVF 与遗传性出血性毛细血管扩张症(hereditary haemorrhagic telangiectasia,HHT)密切相关,约 60% 的 PAVF 患者有 HHT,而 15%~30% 的 HHT 患者合并 PAVF。妊娠合并肺动静脉瘘国内罕有报道,华西医院报道 1 例妊娠 23 周余患者在妊娠期行造影剂肺动静脉封堵术,患者痊愈后出院,但是未见母婴后续随访结果。PUB 查阅文献,大多为单个病例报道。统计单个病例报道共 30 例,主要症状为胸痛、呼吸困难、咯血、血胸、低氧血症,经过治疗(分娩后手术或栓塞,先手术或栓塞后流产或分娩,手术和剖宫产同时进行,非手术治疗后分娩),22 例孕妇存活,5 例失访,3 例死亡,18 例新生儿存活。其中 1 例妊娠期分别因两侧血胸,行两次胸部手术后 2 个月分娩。特别指出 30 例患者中 19 例为 HHT 患者。Wain K 总结了 226 例女性 HHT 患者的 560 次妊娠,457 次活产(63 例早产),认为 HHT 患者妊娠期间最严重的并发症之一为 PAVF,妊娠的不良结局与 PAVF 相关。建议育龄期 HHT 患者应在妊娠前行检查及治疗后计划妊娠,妊娠期严密监测,对可疑 PAVF 孕妇应做血氧、动脉血气分析,及时诊治,避免妊娠期发生严重并发症。Gershon AS 为 7 例合并 PAVM 孕妇妊娠中晚期计划性行血管栓塞治疗,均足月妊娠经阴道分娩,母婴结局好,建议妊娠中期行血管栓塞治疗。从该病例总结诊治经验来看,我们要加强对危重孕妇妊娠期的管理,对于妊娠期呼吸困难、低氧血症患者要考虑肺动静脉畸形可能（该例患者住院期间动脉血气一直正常）。通过肺部 CT 造影及 CTA 可明确 PAVF 诊断、病变范围和部位。而 PAVF 主要治疗方式为手术和动脉栓塞治疗。育龄期 PAVF 或 HHT 患者应在妊娠前行检查及治疗后计划妊娠；对可疑 PAVF 孕妇应做动脉血气分析，必要时行 CT 或者造影检查，可以发现部分没有症状的动静脉畸形患者，及时诊断，及时治疗，避免妊娠期发生严重并发症。妊娠早期发现 PAVM，患者没有症状，应严密监测至妊娠中期，择期（无症状发作时）行血管介入栓塞治疗，避免严重并发症发生；妊娠中晚期有症状首次诊断 PAVF 患者，根据孕妇全身状况以及胎儿妊娠周情况决定诊治方式、终止妊娠时机及分娩方式。急性发作患者，无论是否终止妊娠，是采取介入还是手术治疗，风险均极大，病死率极高，应充分与患者家属沟通及尽可能完善围术期各项准备，充分发挥综合医院多学科联合诊治的优势。

（周红辉　高志英　周飞虎　胡　新）

参 考 文 献

Hironori Takahashi, Shigeki Matsubara, Koyomi Saito, et al. 2014. Good obstetric outcome after embolisation of pulmonary arteriovenous malformation in hereditary haemorrhagic telangiectasia: Planned pregnancy may also be important in this condition[J]. Australian and New Zealand Journal of Obstetrics and Gynaecology, 54: 191-193.

Jakobi P, Weiner Z, Best L, et al. 2001. Hereditary hemorrhagic telangiectasia with pulmonary arteriovenous malformations[J]. Obstet Gynecol, 97 (5 Pt 2): 813-814.

Wain K, Swanson K, Watson W, et al. 2012. Hereditary hemorrhagic telangiectasia and risks for adverse pregnancy outcomes[J]. Am J Med Genet A, 158A(8): 2009-2014.

病例43 胆源性重症急性胰腺炎持续器官功能衰竭、胰腺坏死感染、脓毒症休克患者的多学科团队救治

【要点】 重症急性胰腺炎患者病情危重、进展快、并发症多,往往累及多个器官系统,导致多器官功能不全,需要积极救治。感染期患者往往合并胰周坏死组织感染、出血、肠瘘等并发症,如果感染得不到及时有效治疗,会危及生命。恢复期患者还会面临肠功能紊乱、消化道出血、感染扩散、内分泌紊乱等问题,因此,重症急性胰腺炎患者的救治需要多学科的通力合作,为患者提供优化治疗方案,只有这样才能降低患者病死率。

一、病例介绍

(一)病史简介

患者,女性,56岁,主因"突发中上腹痛9天"于2015年7月4日由外院转入我院。

患者于2015年6月25日(发病当天)出现中上腹持续胀痛,无放射痛,急去当地医院就诊。腹部超声检查显示:胆囊9.8cm×3.5cm,胆囊壁3.2mm,胆囊内可见泥沙样沉淀物,胆管扩张,胰腺肿大。血常规:白细胞计数16.82×10⁹/L,淀粉酶2284.52U/L,脂肪酶9753 U/L,谷丙转氨酶93U/L,谷草转氨酶161U/L,谷氨酰基转移酶164U/L,总胆红素21mmol/L,结合胆红素17.7mmol/L,碱性磷酸酶479 U/L,乳酸脱氢酶863 U/L。当地医院消化科给予禁食水、抑酸、抑酶、补液、纠正酸碱平衡及电解质紊乱等治疗。6月29日(发病4天),患者腹痛加重并出现意识模糊、呼吸急促、少尿等表现,转入ICU,行无创通气、床旁血液净化等治疗,但患者仍有中上腹痛加重伴腰部放射痛。为求进一步治疗于7月4日(发病9天)来我院就诊。

1. 既往史 2型糖尿病病史20年,高血压病10年,胆囊炎、胆结石2年,间断发作2年。

2. 体格检查 体温36.7℃,心率120次/分,血压159/70mmHg,呼吸20次/分,经皮动脉血氧饱和度96%(鼻导管吸氧6L/min)。意识清楚,被动体位。双肺

呼吸音粗,双下肺可闻及细湿啰音。心律齐,未闻及杂音。腹部稍膨隆,腹肌略紧张,中上腹部压痛,未触及包块,肝脾肋缘下未触及,未闻及肠鸣音。四肢活动正常,双下肢不肿。右侧腹股沟及大腿近端广泛皮下淤血(图43-1)。

3. 实验室检查

(1)血常规:血红蛋白83g/L,红细胞计数$3.06×10^{12}$/L,血细胞比容0.272,白细胞计数$18.14×10^9$/L,中性粒细胞0.96,C反应蛋白11.8mg/dl,白介素-6 298.80pg/ml,血小板计数$126×10^9$/L。

(2)血生化:白蛋白34.0g/L,总胆红素24.4μmol/L,结合胆红素17.9μmol/L,血肌酐121.9μmol/L,乳酸脱氢酶517.2U/L、脑利钠肽前体1201.0pg/ml,降钙素原0.998ng/ml。

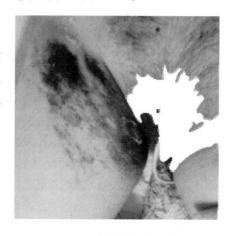

图43-1 腹股沟区皮下淤血

(3)血气分析:pH 7.30,氧分压(PaO_2)78 mmHg,二氧化碳分压($PaCO_2$)28 mmHg,碳酸氢根(HCO_3^-)17 mmol/L,血乳酸(Lac)3.5 mmol/L。

4. 影像学检查 腹部CT(外院,2015年6月30日)显示:胰腺弥漫肿大,实质密度不均匀、减低,胰头及体部密度片状减低,界线不清,胰周脂肪间隙模糊,胰周可见多处渗出、积液,双侧肾前筋膜增厚,考虑急性胰腺炎(图43-2)。

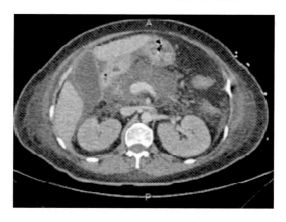

图43-2 腹部CT(2015年6月30日)

(二)临床诊断

1. 重症急性胰腺炎(SAP),胆源性。

2. 胆囊炎,胆结石。

3. 2 型糖尿病。

4. 高血压病。

5. Rh 阴性。

病情严重程度评估：APACHE-Ⅱ 13 分；MODS 评分 10 分。

(三)治疗经过

转入我院 SICU 已是发病第 9 天，为急性损伤期和再损伤期，全身炎症反应严重，在发病第 4 天呼吸急促已行无创通气，少尿已行血液净化治疗 5 天。自发病上腹部疼痛持续加重，肝酶高，血胆红素高，腹部超声显示胆囊肿大、胆囊壁增厚、内有泥沙样沉淀物、胆管扩张、胰腺肿大；CT 平扫显示胰腺弥漫肿大、实质密度不均匀、减低，胰头及体部密度片状减低，界线不清，胰周脂肪间隙模糊，胰周可见多处渗出、积液。

1. 入院后第 1 次 MDT　病因诊断和严重性评估：APACHE-Ⅱ 13 分，MODS 评分 10 分。感染期(发病第 11 天，入院第 2 天)：意识模糊，血氧饱和度降低，心率快，少尿；血红蛋白 83g/L，白细胞计数 18.14×10^9/L，中性粒细胞 0.96，C 反应蛋白 11.8mg/dl，白介素-6 298.8pg/ml，总胆红素 24.4μmol/L，结合胆红素 17.9μmol/L，肌酐 287 μmol/L，乳酸脱氢酶 517.2U/L，血小板计数 36×10^9/L，PaO_2/FiO_2 88，脑利钠肽前体 >35 000pg/ml，pH 7.30，HCO_3^- 17mmol/L，血乳酸 3.5mmol/L。病情严重性评估：APACHE-Ⅱ 20 分，MODS 评分 12 分。

诊断：重症急性胰腺炎，胆源性，危重型＋DIC＋持续性多器官功能衰竭＋胰腺感染坏死；急性胆管炎；急性胆囊炎，胆囊结石。

MDT 诊治：全面监测生命体征，器官功能支持治疗，广谱抗生素抗感染治疗。入院第 2 天气管插管机械通气，血液滤过，纠正凝血功能障碍，血管活性药物维持血压。患者意识状态逐渐恢复，呼吸循环趋于稳定，尿量恢复，腹痛症状缓解，但仍有发热、心悸、憋气、腹胀症状，白细胞计数进行性下降到 2.5×10^9/L，血小板计数下降至 38×10^9/L，增强 CT 显示胰腺坏死范围明显扩大(图 43-3)。

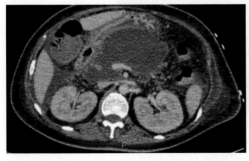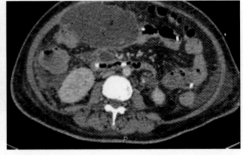

图 43-3　2015 年 7 月 29 日 CT 检查

胰腺较前进一步肿胀、密度减低，周围积液较前增多，部分包裹，增强扫描胰腺实质强化弥漫减弱，周围包裹性积液可见壁的渐进强化

2．第2次MDT　病情反复（发病第36天），8月1日出现寒战、发热，体温39.6℃，意识障碍，呼吸急促，血氧饱和度下降，血压下降，循环不稳定，降钙素原6.6ng/ml，血乳酸7.8mmol/L（正常参考值＜2.4 mmol/L），MODS评分15分，再次行气管插管辅助呼吸、液体复苏、血管活性药物维持血压。8月4日在CT引导下行胰周脓肿穿刺引流术（图43-4），引流脓液300ml（图43-5），置管持续引流，脓液细菌培养提示光滑念珠菌、肺炎克雷伯菌。穿刺引流后患者症状无明显改善，仍有持续高热，血压不稳定，需用血管活性药物维持。真菌D葡聚糖检验（G试验）2153.3pg/ml（正常参考值100.5pg/ml）（图43-6），此后连续10次血培养均为光滑念珠菌。

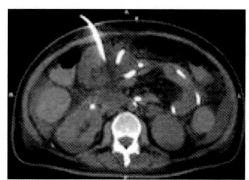
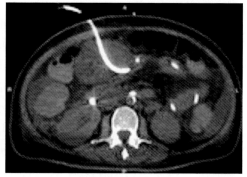

图43-4　CT引导下胰腺坏死物质穿刺引流

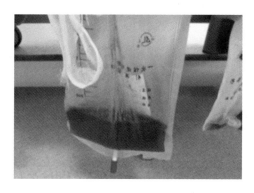

图43-5　引流物质性状

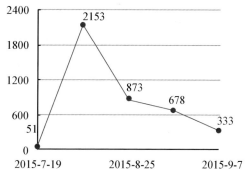

图43-6　G试验结果趋势图

诊断：重症急性胰腺炎，胆源性；脓毒症休克；光滑念珠菌血症；胰腺脓肿穿刺引流术后。

MDT：调整抗生素，增加抗真菌药，如卡泊芬净50mg，qd。完善多器官功能支持治疗，生命体征趋于平稳，但仍有发热、胸闷、憋气、胸痛症状，双下肺可闻及湿啰

音。白细胞计数 $13×10^9/L$,中性粒细胞 0.91,C 反应蛋白 57.1mg/dl,降钙素原波动于 2～10ng/ml。肌钙蛋白 T 0.1～0.3ng/ml(正常参考值 0.01ng/ml),脑利钠肽前体波动于 5000～10 000pg/ml(正常参考值 0～150pg/ml),总胆红素 32mmol/L。腹部超声提示胆囊及胆总管无显著增宽;心脏超声提示左心明显扩大,心肌收缩力弱,但未见室壁运动异常(图 43-7)。补充诊断脓毒血症相关性心功能不全。

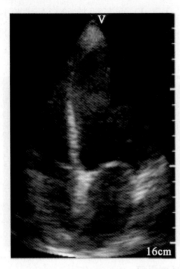

图 43-7　床旁即时心脏超声

3. 第 3 次 MDT　9 月 4 日(发病后第 71 天)更换胰周脓肿引流管。9 月 30 日(发病后第 97 天)经皮肾镜胰腺及其周围坏死组织清除术。抗真菌药:卡泊芬净 70mg,qd,两性霉素 B 0.6mg/(kg·d),调整心脏前后负荷,改善心肌营养。

器官功能恢复期:10 月 7 日(发病后第 104 天)以后病情逐渐平稳,恢复肠内营养,但间断有腹胀、胸闷、憋气症状,脑利钠肽前体 6750pg/ml,总胆红素 134μmol/L,结合胆红素 110μmol/L,乳酸脱氢酶 267U/L。腹部超声提示胆囊增大,胆囊结石;腹部 CT 提示胰腺炎坏死清除术后改变,胆囊结石,胆囊增大。补充消炎利胆治疗,心脏功能恢复,症状改善,出院。

(四)随访

患者出院后 1 年,在我院行腹腔镜胆囊切除术,术后随访,未见胰腺炎复发,生活正常。

二、病例点评

胰腺炎病因繁多,在我国最常见病因为胆石症,占患者总人数50%～80%,其次是胰管梗死、十二指肠乳头邻近部位病变、乙醇、高脂血症、药物、ERCP 等。该例患者诊断明确,胰腺炎发病主要与胆囊结石反复发作有关。胆结石反复阻塞胆总管,导致胰液排入十二指肠受阻,引起胰腺炎发作。患者既往有 2 年胆石症病史,间断发作,此次发病当天,超声明确提示胆总管扩张、胆囊内有胆汁淤积样改变,实验室检查亦有胆汁淤积改变,可以明确胆石症是胰腺炎的病因。患者发病初期生命体征相对稳定,当地医院给予了内科治疗。对于胆石症引起的胰腺炎,如果患者生命体征平稳,早期(24 小时内)应行 ERCP 治疗,积极解除胆道梗阻。如果病情较重,生命体征不平稳,此时应该以稳定生命体征和器官功能支持为主,等待胰腺炎病情稳定再行 ERCP 治疗。

该例患者于发病9天后病情严重转入我院。入院后,患者病情有3次较大变化,分别是入院早期(急性期)以全身多器官障碍综合征(ARDS,DIC,AMI,AHF,AKI)为主要表现,中期以脓毒症、真菌血症、感染性休克等并发症为主要表现,以及恢复期主要以反复发作的胆石症、胆心综合征为主要表现。这几次病情变化与患者胆石症反复发作密不可分。胆源性SAP早期及病情相对稳定期行胆管、胆囊减压是阻断病情恶化的重要措施,应有更积极的态度。

该病例的另一个特点是严重的脓毒症休克、光滑念珠菌血症,感染期持续时间长,经皮胰周穿刺引流出300ml脓液,穿刺引流后临床症状无改善,应把握时机行手术清除坏死感染组织,经皮肾镜腹膜后坏死组织清除治疗是最佳选择。

该例患者的第3个特点是在治疗过程中反复出现心功能变化,入院早期是以心力衰竭为主要表现,中期是以脓毒症相关的心功能不全(SIMD)为主要表现,恢复期则是以胆心综合征为主要表现。心功能异常在重症胰腺炎早期比较常见,尽管机制不是十分明确,但公认的学说有以下几点:①胰酶入血引起冠状动脉痉挛,胰蛋白酶及多肽类物质直接损害心肌;②胰腺炎性渗出液积聚在腹膜后,刺激腹腔神经丛,引起反射性广泛血管痉挛;③患者严重感染,内毒素和炎症介质对心肌的直接抑制作用。

该例患者感染期全身炎症反应严重,心肌运动广泛抑制,出现脓毒症相关的心功能不全。这类心功能不全有一定自限性,其治疗重点主要是控制感染,减轻全身炎症反应,心脏支持治疗十分必要,包括β受体阻滞药、调节心脏前后负荷、心肌营养等。

三、相关疾病精要

急性胰腺炎(acute pancreatitis,AP)是指多种病因导致胰酶在胰腺内被激活后引起胰腺组织自身消化、水肿,出血,甚至坏死的炎症反应。80%为轻型、自限型,有的症状轻微、短暂,仅10%～20%为重型急性胰腺炎(SAP),故而AP的真正患病率很难统计。

(一)急性胰腺炎的诊断

临床上符合以下3项特征中的2项,即可诊断为AP。①与AP符合的腹痛(急性、突发、持续、剧烈的上腹部疼痛,常向背部放射);②血清淀粉酶和(或)脂肪酶活性至少高于正常上限值3倍;③增强CT/MRI或腹部超声呈AP影像学改变。完整的AP诊断应包括疾病诊断、病因诊断、严重度评估、并发症诊断,例如AP(胆源性、重度、AKI)。

(二)急性胰腺炎的严重程度评估

目前较公认的急性胰腺炎严重程度分级是亚特兰大分级,修订版的亚特兰大分级对急性胰腺炎的临床表现、影响及严重程度做了更明确的说明,根据临床表现和 CT 严重程度将 AP 分为 3 级(表 43-1)。

表 43-1　急性胰腺炎危重度分级

	1992 年亚特兰大分级	2012 年"修订版"亚特兰大分级	2012 年"基于决定因素(determinant-based)"分级
轻型	无器官衰竭,无局部并发症	无器官衰竭,无局部或全身并发症	无胰腺或胰周坏死或器官衰竭
中重型		短暂脏器功能衰竭(<48 小时)和(或)局部/全身并发症	无菌性胰周或胰腺坏死和(或)短暂脏器功能衰竭(<48 小时)
重型	局部并发症和(或)器官衰竭	持续脏器功能衰竭(>48 小时),单一或多器官衰竭	感染性胰周或胰腺坏死或持续脏器功能衰竭(>48 小时)
危重型			感染性胰周或胰腺坏死和持续脏器功能衰竭(>48 小时)

器官功能衰竭以改良 Marshall 评分结果为参考

　　轻症急性胰腺炎(mild acute pancreatitis,MAP)无器官衰竭或全身/局部并发症,临床多见,病情常呈自限性,预后良好。中度重症急性胰腺炎(moderately severe acute pancreatitis MSAP)的特点是合并 1 个或多个短暂器官衰竭(持续时间<48 小时),或伴有全身或局部并发症。脏器功能衰竭的评价指标采用"修正版"Marshall 评分,评价内容包括呼吸、循环和肾衰竭。MSAP 患者较 MAP 患者住院时间更长,病死率更高。重症急性胰腺炎(severe acute pancreatitis,SAP)器官衰竭持续时间更长(>48 小时),病情凶险,胰腺出血坏死严重,常继发感染、腹膜炎和休克等多种并发症,病死率高达 30%。最新改良分级将急性胰腺炎的严重程度分为 4 级(表 43-1),分别是轻型、中重型、重型和危重型,但目前并没有明确证据证明这种分级较之前的分级有更好临床相关性。

　　急性胰腺炎影像学诊断:①CT 检查。急性胰腺炎通常表现为胰腺形态增大,实质密度减低或正常,胰周渗出性改变是 CT 诊断胰腺炎较为敏感的征象,如胰周脂肪间隙密度增高或见条索片状液性密度、肾周筋膜增厚、腹水等。CTSI 能为临床判断急性胰腺炎的类型、治疗方式的选择及预后评估提供参考。具体诊断标准见表 43-2。②MRI 检查。急性胰腺炎表现为长 T_1 稍长或长 T_2 信号;胰周渗出、肾筋膜增厚等表现为长 T_1、长 T_2 信号。MRCP 可清晰显示胰胆管是否存在异常,如胰胆管汇合变异、有无结石等,帮助临床判断胰腺炎病因。重症急性胰腺炎患者往往无法实施 MRI 检查,故此检查只推荐用于较轻型急性胰腺炎患者。

表 43-2　急性胰腺炎 CT 评分系统

急性胰腺炎分级		计分	胰腺坏死范围		计分
A 级	胰腺正常	0	正常胰腺	造影剂正常强化	0
B 级	胰腺局部或弥漫性肿大	1	轻度坏死（＜30%）	缺乏造影剂强化（0～30% 胰腺实质）	2
C 级	除 B 级病变外，还有胰周炎性改变	2	中度坏死（30%～50%）	缺乏造影剂强化（30%～50% 胰腺实质）	4
D 级	除胰腺病变外，胰周有单发性积液区	3	广泛坏死（＞50%）	缺乏造影剂强化（＞50% 胰腺实质）	6
E 级	胰内或胰周有 2 个或多个积液和（或）积气区	4			

急性胰腺炎的 CT 严重性指数（CTSI）

CTSI＝急性胰腺炎分级＋胰腺坏死程度，即 Ⅰ 级 0～3 分，Ⅱ 级 4～6 分，Ⅲ 级 7～10 分；CT-SI＞4 分考虑为重症急性胰腺炎

(三)重症急性胰腺炎的治疗

尽早开始综合治疗。综合治疗原则：重症监护、液体复苏、改善微循环、纠正休克、解痉、镇痛、抑制胰酶分泌、抗感染、营养支持、防治并发症等。

1. 液体复苏　急性胰腺炎患者每 24 小时体液丢失量可达 5～6L,并出现休克、电解质及酸碱失衡等并发症。早期积极静脉补液，纠正水、电解质及酸碱失衡对防治休克、改善微循环极为重要。美国胃肠病学会（ACG）和国际胰腺疾病协会(IAP)/美国胰腺协会（APA)均推荐使用乳酸林格液，单位时间内液体输入量建议在每小时 5～10ml/kg。需要指出的是，最初 12～24 小时积极静脉补液，对患者获益至关重要，超过此时限患者获益不多，而 48 小时以后大量补液对患者预后几乎无积极影响。如果 6～12 小时对早期静脉补液无反应的患者可能无法从后续积极静脉补液中获益。对于老年、伴有心脏和（或）肾脏疾病史的 AP 患者，应避免早期积极补液导致的相关并发症，建议进行血流动力学监测，如 SWAN-GANZ、PICCO、心脏超声等方法指导液体复苏。

2. 器官功能支持治疗　SAP 发生急性肺损伤或 ARDS 时，应考虑机械通气，维持氧饱和度在 95% 以上，短效糖皮质激素有助于减轻肺内炎症反应。

急性肾衰竭是 SAP 常见并发症，主要与胰腺出血坏死、大量渗出、体液丢失在腹腔及腹膜后的间隙、血容量锐减、血压下降、肾滤过压降低，以及肾脏缺血、腹腔内高压、感染、SIRS 等因素相关。

持续性血液净化（continuous blood purification，CBP）技术具有稳定血流动力学、较高的溶质清除率、清除炎症介质、改善组织氧化代谢及保持水、电解质平衡和

保证临床充分的营养支持等优点。CBP 用于 SAP 治疗,主要考虑如下:①连续清除炎性介质,有效清除中小分子毒素和代谢产物。在 SAP 早期(起病 72 小时内),作为阻断过度炎症反应的主要治疗措施,并能有效控制体温,以预防局部和全身病变急剧加重的发展趋势;②改善氧合功能,采用 CBP 技术,有效清除组织水肿,特别是肺间质和肺泡等组织水肿,改善肺的气体交换和微循环,从而改善组织和有氧代谢;③用于高脂血症性 SAP,拟为主要治疗措施之一;④用于 SAP 合并急性肾功能障碍的治疗;⑤ 纠正水、电解质及酸碱平衡紊乱,能最大程度地维持血流动力学的稳定,维持内环境,改善心脏功能。

急性胰腺炎在早期是一个化学性炎症,预防性应用抗生素对 AP 患者并不能改善胰腺炎预后,但当病情继续发展,胰周坏死组织继发感染时,可给予抗生素治疗。

3. 外科治疗

(1)CT 引导下介入治疗:CT 引导下行胰周坏死组织穿刺引流置管,可为后期经皮肾镜胰周坏死物质清除提供入路。胰腺坏死早期(在第 1 个 7～10 天)过程是一种弥漫性的固态和(或)半固态的炎性包块,直至 4 周后随着坏死灶液化和周围纤维囊壁形成,外科干预性治疗才容易达到理想效果。在此期间,实施胰腺坏死的处理时微创方法优于开放手术,已经达成多学科共识,相关的随机对照试验更明确了内镜清创手术的优越性。

ERCP:SAP 有胆总管结石持续存在可使胰管和(或)胆道持续梗阻,导致严重的 AP 和(或)胆管炎,解除结石导致的梗阻可降低相应 AP 和相关并发症的发生率。2013 年美国胃肠病分会急性胰腺炎治疗指南提出,合并急性胆管炎的 AP 患者应在住院后的 24 小时内行 ERCP。

(2)外科手术治疗:AP 患者手术治疗时机目前已达成共识。早期支持治疗、延期适时外科干预、微创方法被证明可降低并发症发生率和病死率。对于已知胆囊内存在结石的 MAP 患者,应在患者出院前行胆囊切除术治疗以防止 AP 的反复发作。为防止急性坏死性胆源性胰腺炎患者发生感染,胆囊切除术应延期至患者急性炎性反应消退、胰周积液吸收或稳定时施行。无症状胰腺和(或)胰腺外坏死和(或)假性囊肿形成的患者,不论其病变大小、位置和(或)范围,都不需要干预治疗。坏死合并感染的患者应即时行经皮穿刺引流和坏死组织清除术,首选微创方法。

(康红军　王　黎)

参 考 文 献

王兴鹏,李兆申,袁耀宗,等,2013. 中国急性胰腺炎诊治指南(草案)[J]. 中国实用内科杂志,33:
　　530-535.

Chon GR,Chang JW,Huh JW,et al. 2012. A comparison of the time from sepsis to inception of continuous renal replacement therapy versus RIFLE criteria in patients with septic acute kidney injury[J]. Shock,38(1):30-36.

Jia Zhang,Muhammad Shahbaz,Ruliang Fang,et al. 2014. Comparison of the BISAP scores for predicting the severity of acute pancreatitis in Chinese patients according to the latest Atlanta classification[J]. Hepatobiliary Pancreat Sci,21:689-694.

Oh HJ,Shin DH,Lee MJ,et al. 2012. Early initiation of continuous renal replacement therapy improves patient survival in severe progressive septic acute kidney injury[J]. Crit Care,27(6): 743. e9-18.

Paul Georg Lankisch,Minoti Apte,Peter A Banks,2015. Acute pancreatitis. Lancet,386:85-96.

Peter A Banks,Thomas L Bollen,Christos Dervenis,et al. 2013. Classication of acute pancreatitis—2012:revision of the Atlanta classication and denitions by international consensus[J]. Gut, 62:102-111.

Sarah C Thomasset,C Ross Carter,2016. Acute pancreatitis[J]. Surgery,34(6):292-300.

Scott Tenner,John Baillie,John DeWitt,et al. 2013. American College of Gastroenterology Guideline:Management of Acute Pancreatitis[J]. The American Journal of Gastroenterology,108: 1400-1415.

病例44　劳力性热射病、多器官功能障碍综合征抢救成功

【要点】　随着军事训练强度加大、国民体育运动盛行,夏季运动导致的热相关疾病发生率逐年增高,其中最为凶险的是劳力性热射病。劳力性热射病若不及时救治,病死率可达 50% 以上。目前治疗主要以"十早一禁"为主,即早降温、早扩容、早血液净化、早镇静、早气管插管、早补凝抗凝、早脱水、早抗感染、早肠内营养、早免疫调理,在凝血功能紊乱期禁止手术。

一、病例介绍

(一)病史简介

患者,男性,30 岁,因"高热、昏迷 4 小时"于 2015 年 6 月 30 日 18:40 送达我院。

患者于 2015 年 6 月 30 日 15:00 在高温环境下负重 7kg 行军拉练,35km 后出现全身乏力不适,当即意识丧失,测体温 41℃,给予冰袋降温及补充生理盐水 500ml 后立即送往医院,途中呕吐 2 次,为咖啡色胃内容物,大便失禁,间断抽搐 3 次。18:40 送达我院急诊科,仍昏迷,体温 38.2℃,脉搏 121 次/分,呼吸 22 次/分,血压 70/40mmHg,口腔有深红色液体呕出。立即给予气管插管、镇静、对症支持治疗。

急诊血常规:血红蛋白 148g/L,白细胞计数 30.23×10^9/L,中性粒细胞 0.77,血小板计数 171×10^9/L。

血生化:谷丙转氨酶 71.7U/L,谷草转氨酶 230.2U/L,肌钙蛋白 T(TnT) 0.726ng/ml,尿素氮 9.47mmol/L,肌酐 253.0μmol/L,肌酸激酶(CK)1011.8U/L,肌红蛋白(MYO) 5356.0ng/ml,血清钙 1.86 mmol/L,无机磷 0.17 mmol/L,血清钾 3.27mmol/L,胰淀粉酶 652.8U/L,脂肪酶 710.0U/L,脑利钠肽前体(proBNP) 214.9pg/ml,血乳酸 2.5mmol/L。

凝血功能:凝血酶原时间 20.6 秒,活化部分凝血活酶时间 69.0 秒,凝血酶时间 23.9 秒,凝血酶原活动度 37.0%,纤维蛋白原(fibvinogen,Fg)1.84g/L,血浆 D-二聚体>20μg/ml。

21:10 转入重症医学科。查体:体温 37.2℃,脉搏 108 次/分,呼吸 21 次/分,血压 96/55 mmHg。昏迷状态,GCS 评分 4 分,球结膜充血水肿,双侧瞳孔等大等圆,直径约为 2mm,对光反应消失。双肺呼吸音粗,未闻及干、湿啰音,心率 108 次/分,律齐,未闻及杂音,腹平软,无腹壁静脉曲张。肝脾未触及,Murphy 征阴性,肠鸣音正常。四肢肌张力增高,双侧 Babinski 征阴性。

入 ICU 急查血常规:血红蛋白 109g/L,红细胞计数 18.45×10^9/L、中性粒细胞 0.86,血小板计数 133×10^9/L。

血生化:谷丙转氨酶 87.1U/L,谷草转氨酶 264.8U/L,肌钙蛋白 T 0.804ng/ml,尿素氮 9.31mmol/L,肌酐 192μmol/L,肌酸激酶 1396U/L,肌红蛋白 2409ng/ml,血清钙 1.82 mmol/L,无机磷 0.29 mmol/L,血清钾 3.80mmol/L,胰淀粉酶 803.8U/L,脂肪酶 767.5U/L,脑利钠肽前体 467.4pg/ml。

血气分析:pH7.35,PO_2 203mmHg,PCO_2 25mmHg,HCO_3^- 13.8mmol/L,BE(effect)-11.8。

凝血功能:凝血酶原时间>240 秒,活化部分凝血活酶时间>180 秒,凝血酶时间 36.4 秒,凝血酶原活动度 21.0%,纤维蛋白原 1.02g/L,血浆 D-二聚体>20μg/ml。

尿肌红蛋白 25 225 pg/ml,便常规隐血阳性。

胸部 CT 平扫(入院急诊):右肺上叶少许炎性病变,两下肺坠积性间质性改变。

(二)临床诊断

1. 劳力性热射病。

2. 多器官功能障碍综合征(昏迷,DIC,急性肝损伤,急性肾损伤,急性心功能不全,急性胃肠功能损害,消化道出血,电解质紊乱,代谢性酸中毒,高乳酸血症)。

(三)诊疗经过

1. 冰毯降温。

2. 呼吸机辅助呼吸,PRVC 模式,氧浓度 40%,潮气量 480ml,频率 15 次/分,PEEP 6cmH_2O。

3. 镇静镇痛。初始方案:丙泊酚 0.8mg/(kg·h)+咪达唑仑 0.04mg/(kg·h)+酒石酸布托菲诺 6μg/(kg·h),间断唤醒。

4. 补液扩容。每天补液 4000～5000ml,碱化尿液(将尿酸碱度维持在 7.5～8.5)。

5. 持续床旁血液滤过。持续静脉-静脉血液滤过(CVVH)模式,血流速 200ml/min,置换液 4L/h,超滤率 0.2L/h,低分子肝素抗凝(表 44-1)。

6. 抗感染治疗 3～4 周。初始抗感染方案:头孢曲松钠(2g,1 次/天)+替考拉宁(0.4g,1 次/12h);根据病原学检查结合临床调整方案。

7. 免疫增强治疗 1 个月。乌司他丁(20 万 U,1 次/12h),注射用胸腺法新

1.6mg,皮下注射,每周 2 次。

8. 纠正凝血功能障碍。充分补充凝血物质(输血浆、血小板、纤维蛋白原、凝血因子)之后,给予抗凝治疗。

9. 保肝治疗。

10. 早期肠内营养、早期脱水。

系列凝血生化指标变化及治疗措施见表 44-1。

第 6 天患者意识开始恢复,四肢可遵指令运动。

第 7 天意识完全清醒,GCS 评分 15 分,四肢肌力 5 级,呼吸机压力支持模式(吸氧浓度 30%,PEEP 4cmH$_2$O,PS 7cmH$_2$O),脱机训练 1 小时,心率 75 次/分,血压 130/69mmHg,呼吸频率 15 次/分,血氧饱和度升至 100%,血气分析在正常范围。9:30 分拔除气管内插管。拔管后患者出现呼吸急促,可闻及高调喘鸣音,烦躁,血氧饱和度降至 89%～91%,心率升至 120 次/分,考虑喉痉挛,给予地塞米松 10mg 静脉推注、雾化吸入、面罩吸氧等,血氧饱和度仍不能维持正常,SPO$_2$ 逐渐降至 80%,9:40 立即纤维支气管镜下经鼻气管内插管,机械通气,生命体征逐渐平稳。

第 9 天,患者突发一过性意识模糊,大汗,心率 135 次/分,血压 160/98mmHg,查双侧瞳孔等大等圆,直径约 5mm,对光反应灵敏,镇静等对症处理半小时后缓解。急查颅脑 CT 未见异常。

第 16 天,考虑患者短期内无法拔除气管内插管,行气管切开。

第 20 天,患者一直意识淡漠,家属诉性格改变明显,多次复查喉镜,提示右半声带固定,右侧梨状窝食物残留。脑电图检查正常,行头颅磁共振检查,提示右侧基底节区异常信号(图 44-1)。

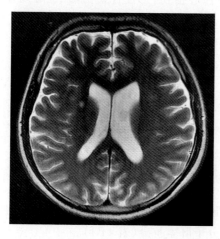

图 44-1 头颅 MRI 检查右侧基底节区片状长 T$_1$ 信号

请神经内科、耳鼻喉科、高压氧科、康复科会诊,决定行高压氧治疗 20 次,并行咽部理疗及功能锻炼。7 月 20 日至 8 月 4 日间行高压氧治疗 20 次及理疗、康复锻炼。

第 90 天,行食管碘油造影,咽喉部造影剂通过顺利。

第 105 天,拔除胃管,经口进食。

第 119 天,带金属气管切开套管转回体系医院。第 134 天后拔除气管切开套管。

(四)随访

1 年后来院门诊随访,意识清楚,发声正常,言语较前明显流利,日常生活正常,可慢跑 1000m。复查颅脑磁共振提示原右侧基底节区异常信号基本消失。

表 44-1 凝血生化指标变化及治疗措施

日期(2015年)	PLT(10⁹/L)	PT(s)	APTT(s)	FIB(g)	D-D(mg/L)	ALT(U/L)	AST(U/L)	TB(μmol/L)	DB(μmol/L)	BUN(mmol/L)	Cr(μmol/L)	CK(U/L)	CK-MB(ng/ml)	LDH(U/L)	MYO(ng/ml)	临床表现	处理
6月30日	133	36.4	180	1.02	>20	87	264	6.9	3.1	9.31	192	1396	15	1229	2409	昏迷·T 41℃	降温·抗凝·机械呼吸·扩容
7月1日	47	27.5	92.9	1.22	>20	106	242	8.9	4.3	5.4	109	2635	24.48	1001	1644	昏迷·T 37℃	达肝素钠 17 500U·床旁血液滤过·输血浆
7月2日	46	32.7	75.9	1.4	>20	2156	2710	48	24	2.19	76	3591	27.25	2126	382	昏迷	达肝素钠 5000U·输血小板
7月3日	42	31.2	66	1.61	>20	3085	1935	98.1	15.3	2.67	78	1390	20.1	1182.4	127	昏迷	达肝素钠 15 000U·输纤维蛋白原
7月4日	58	18.6	46	3.21	>20	3264	1593	137	100	2.31	54.3	394	4.27	707	162	昏迷	达肝素钠 12 500U·输凝血因子
7月5日	78	16	48.9	3.7	9.94	2016	563	90	72	2.42	48.9	267	3.36	373	145	意识恢复	达肝素钠 12 500U
7月6日	122	32.7	46.7	4.68	3.45	1291	265	72	57	7.26	62.9	392	2.22	336	141	完全清醒	达肝素钠 10 000U·拔管·喉痉挛·再插管
7月7日	171	24	45.3	5.05	1.29	805	116	44.9	30.9	6.87	58.4	244	1.21	270	84	意识淡漠	达肝素钠 10 000U·颅脑CT无异常
7月8日	234	14.3	41	4.72	1.03	588	83	37	25	5.95	48.5	129	1.28	251	4.9	意识淡漠	达肝素钠 10 000U
7月9日	323	22.4	49.7	5.31	1.51	518	88	42	26	4.68	54.2	105	1.36	266	57	意识淡漠	达肝素钠 10 000U
7月10日	334	15	46	5.2	1.39	321	78	28	19	5.9	66	447	3.8	227	157		达肝素钠 10 000U
7月11日	372	14.5	41	6.45	1.39	289	85	26	17	5.77	61	278	1.9	232	73		达肝素钠 5000U
8月15日		14.6	45.3	3.45	0.31	40	32.9	7.9	3.9	2.62	44.7	71	2.27	178.8	44.4		气管切开

PLT. 血小板计数;PT. 凝血酶原时间;APTT. 活化部分凝血活酶时间;FIB. 纤维蛋白原;D-D. 血浆 D-二聚体;ALT. 谷丙转氨酶;AST. 谷草转氨酶;TB. 总胆红素;DB. 结合胆红素;BUN. 尿素氮;Cr. 肌酐;CK. 肌酸激酶;CK-MB. 肌酸激酶同工酶;LDH. 乳酸脱氢酶;MYO. 肌红蛋白

二、病例点评

(一)热射病早期处理的"十早一禁"是迅速阻止病情发展、保护脏器功能的重要措施

该例患者为典型的劳力性热射病:①有在高温高湿环境下剧烈运动史;②迅速出现昏迷、核心体温高于40℃、无汗;③器官功能损害:转氨酶迅速升高,血小板计数急剧下降等弥散性血管内凝血(DIC),急性肝损伤,急性肾损伤,急性心功能不全,急性胃肠功能损伤,消化道出血,电解质紊乱,代谢性酸中毒,高乳酸血症;④横纹肌溶解:肌酸激酶(CK)大于正常值10倍,肌红蛋白大于正常值40倍。患者发病即刻给予冰块降温、补液,4小时内即抵达医院,入ICU后即进行了液体复苏、血液净化、镇静镇痛、补凝抗凝、脱水、免疫调理、抗感染、肠内营养等治疗,这些措施减轻了热损伤对器官功能的损害,让已受损的器官休息及修复。

(二)持续床旁血液滤过是治疗的"重中之重",旨在有效降温不反弹,清除炎性介质、肌红蛋白等有害产物,调节内环境平衡

劳力性热射病因热应激早期出现全身炎症反应综合征的表现,血液循环中有大量的炎症因子,并与疾病的预后相关。此外,高热和剧烈运动导致的横纹肌溶解产生了大量的肌红蛋白,此例患者的肌红蛋白水平达到了正常值的40倍。反映心肌、骨骼肌损伤的重要指标肌酸激酶值也超过正常值几十倍,肝、肾功能损害,MODS发生迅猛。早期采用持续床旁血液滤过,有效的降温,清除肌红蛋白、肌酸激酶、肌酐等物质,阻断或延缓了病情恶化。

(三)"补凝"与"抗凝"是纠正劳力性热射病DIC的重要措施

劳力性热射病早期常常以严重的DIC为特点。主要发病机制为高热,使广泛的血管内皮损伤,血小板、凝血因子大量消耗,表现为出血,甚至大出血,临床表现为皮肤瘀斑、穿刺点出血及瘀斑、结膜出血、黑粪、血便、咯血、血尿、心肌出血、颅内出血等。重度凝血功能异常合并DIC提示预后不良,大量纤维蛋白沉积,微血管血栓形成,器官血供减少,多器官功能障碍。热损伤使肝细胞坏死、胆汁淤积。根据国际血栓与止血委员会显性DIC标准(international society of thrombnosis and hemostasis,ISTH)评分,本例血小板计数小于$50×10^9/L$(2分),血浆D-二聚体>$20\mu g/ml$(3分),凝血酶原时间36.4秒(2分),总分为7分(>5分为消耗性凝血病)。本例在充分补充凝血物质的前提下给予低分子肝素抗凝(表44-1),并严密监测凝血指标(不稳定期每4小时1次),这是阻断DIC进一步发展的关键。

(四)热射病患者插管1周以上,拔管时应充分评估喉部情况

患者第7天意识清醒,脱机训练后无不适,拔气管内插管。在拔除气管内插管后出现喉部喘鸣音、呼吸困难、血氧饱和度下降,10分钟后再次气管内插管,16天后行气管切开。给予喉镜检查,见右半喉固定,声带不动,考虑为高热对神经系统的损害,也不排除气管内插管造成的喉损伤。是否能封闭气管切开管口,要进行专科详细评估,可采用吞咽碘水造影判断患者喉部功能,也可用理疗、针灸等方法加快康复。

(五)热射病脑病的相关症状常持续较久,影响患者恢复和生活质量

热射病影像学上多导致白质损伤。本例发病时昏迷,清醒后一直表情淡漠,脑CT 正常,脑 MRI 提示右侧基底节区异常信号。符合热射病相关脑病的改变,急性期多出现脑出血和梗死,也增加了患者的死亡风险。热射病可以导致急性和慢性认知改变,长期的认知功能障碍主要包括精神运动障碍、视觉障碍、记忆功能障碍、语言欠流利等。文献报道,30%的热射病幸存者会有神经功能障碍。本例主要为表情淡漠及言语欠流利,随着时间延长,逐渐恢复。

三、相关疾病精要

热射病是在高温、高湿环境下的一种急性热致疾病。劳力性热射病是高温、高湿环境下高强度运动导致的伴有运动性横纹肌溶解的热射病。炎热季节,出汗为散热的主要途径,一旦身体散热机制发生障碍,体内所产生的热和身体外侵入的热叠加致使机体核心温度迅速升高超过 40℃,导致细胞代谢功能障碍、多器官功能障碍、多脏器功能衰竭而死亡。临床表现有意识障碍、横纹肌溶解、弥散性血管内凝血(DIC)、急性肝损伤、急性肾损伤等多器官多系统损伤的极其严重的临床综合征。高温、高湿、无风环境下的剧烈运动及老年人、体质衰弱、感冒、胃肠炎、脱水、睡眠不足、肥胖、低血钾、缺乏热习服训练等是重要的诱发因素。

文献报道,热射病的病死率在 10%～50%,美国每年热射病死亡约 200 人,主要为老人和儿童。由于既往热射病诊断标准不一,很难通过大规模数据准确判定热射病的发病率及病死率,目前文献报道的病死率都是排除了恶性高热的热相关死亡率。然而,即便患者能够幸存,其 30 年死亡率也会增加 2 倍。

劳力性热射病除了经典热射病的高热、昏迷之外,还存在横纹肌溶解,因此会迅速导致 DIC、肝肾衰竭,全身多个器官如多米诺骨牌样相继出现器官功能不全综合征(MODS)。常见受累器官、功能包括:中枢神经系统、凝血功能、肝功能、肾功能、呼吸功能、胃肠功能、心血管功能及横纹肌溶解等。

临床应全面检查各项生命指标、器官功能指标(心、肺、肝、肾及神经系统功能),特别对凝血功能、免疫功能,以及内环境平衡等,均应严密监测,及时处理。

劳力性热射病的治疗主要分为以下几个方面:①迅速脱离高温环境,降低核心体温,全身擦拭、补液扩容和血液净化是有效的降温措施;②纠正凝血功能紊乱,密切监测,每 4～6h 1 次,及时补充凝血因子,低分子肝素抗凝;③积极保护器官功能,镇静镇痛、气管内插管机械通气、及时启动肠内营养、免疫调理、适当脱水、抗感染治疗预防继发感染等。特别注意的是,劳力性热射病的凝血障碍极为严重,常常合并 DIC,当存在凝血功能障碍时,应禁止手术,即便一些必须做的穿刺等有创操作也要尽量减少。

劳力性热射病的预后主要与高热持续时间、降温及时程度相关。体温在42.2℃持续达 2 小时以上,则很难恢复正常,大多数患者进入昏迷状态后数小时或数天死亡。治疗及时,抢救成功后,往往也有神经系统后遗症。

(毛　智　宋　青)

参 考 文 献

纪筠,周飞虎,宋青,2014.军事训练导致的劳力型热射病的预防和治疗[J].中国当代医药,25:193-196.

毛智,周飞虎,2016.脓毒症相关脑病的机制及诊疗[J].中国医刊,51(7):8-12.

宋青,于代华,马壮,等,2015.热射病规范化诊断与治疗专家共识(草案)[J].解放军医学杂志,40(1):1-7.

宋青,2008.热射病,致命的中暑[J].军医进修学院学报,6:453-454.

周飞虎,宋青,潘亮,等,2010.持续血液净化在热射病合并多器官功能障碍综合征治疗中应用[J].生物医学工程与临床,3,14(2):114-117.

Zhou F,Peng Z,Murugan R,et al. 2013. Blood purification and mortality in sepsis:a meta-analysis of randomized trials[J]. Crit Care Med,41(9):2209-2220.

Zhou F,Song Q,Peng Z,et al. 2011. Effects of continuous venous-venous hemofiltration on heat stroke patients:a retrospective study[J]. J Trauma,71(6):1562-1568.

附录 解放军总医院实验室检查项目及正常参考值

一、生化科检验项目

	项目名称	英文全称及缩写	正常参考范围
肝功能检查	谷丙转氨酶	Alanine aminotransferase(ALT)	<40U/L
	谷草转氨酶	Aspartate aminotransferase(AST)	<40U/L
	总蛋白	Total Protein(TP)	55~80g/L
	白蛋白	Albumin(Alb)	35~50g/L
	白蛋白/球蛋白比值	Albumin/Globulin(A/G)	1.5~2.5
	总胆红素	Total bilirubin(TB)	<21μmol/L
	结合胆红素	Direct bilirubin(DB)	<8.6μmol/L
	总胆汁酸	Total bile acid(TBA)	<10μmol/L
	碱性磷酸酶	Alkaline phosphatase(ALP)	<130U/L
	γ-谷氨酰基转移酶	γ-glutamyl transferase(γ-GTT)	<50U/L
	单胺氧化酶	Monoamine oxidase (MAO)	0.3~1.4U/L
	血氨	Ammonia(NH$_3$)	<75μg/dl
	胆碱酯酶	Cholinesterase(CHE)	4650~12220U/L
	腺苷脱氨酶	Adenosine deaminase (ADA)	4~24U/L
肾功能检查	尿素	Urea	1.75~7.50mmol/L
	尿酸	Uric Acid(Ua)	104~444μmol/L
	肌酐	Creatinine(Cr)	30~110μmol/L
心脏功能检查	肌酸激酶同工酶	Creatine kinase isoenzyme(CK-MB)	<16U/L
	乳酸脱氢酶	Lactatedehydrogenase(LDH)	<250U/L
	肌酸激酶	Creatine Kinase(CK)	<200U/L
	肌钙蛋白T	Troponin T(TnT)	<0.01ng/ml
	肌红蛋白	Myoglobin(MYO)	0~75ng/ml
	脑利钠肽前体	pro B-type natriuretic peptide(proBNP)	0~150 pg/ml
	心型脂肪酸结合蛋白	Heart type-Fatty Acid Binding Proteins (H-FABP)	0~5 μg/L

	项目名称	英文全称及缩写	正常参考范围
脂类检查	总胆固醇	Total Cholesterol(TCH)	3.12～5.72mmol/L
	三酰甘油	Triglycerides(TG)	0.44～1.70mmol/L
	载脂蛋白 A_1	Apolipoprotein A_1(ApoA_1)	1.0～1.6g/L
	载脂蛋白 B	Apolipoprotein B(AopB)	0.6～1.10g/L
	ApoA_1/ AopB		1.0～2.0
	高密度脂蛋白胆固醇	HDL-Cholesterol(HDL-Ch)	1.0～1.60mmol/L
	低密度脂蛋白胆固醇	LDL-Cholesterol(LDL-Ch)	＜3.40mmol/L
	脂蛋白(a)	Lipoprotein(a)[Lp(a)]	＜0.3g/L
	载脂蛋白 A_2	Apolipoprotein A_2(ApoA_2)	0.35～0.50g/L
	载脂蛋白 C	Apolipoprotein C(ApoC)	22～44mg/L
	载脂蛋白 E	Apolipoprotein E(ApoE)	0.03～0.05g/L
胰腺功能检查	胰淀粉酶	α-Amylase(Amy)	＜150U/L
	脂肪酶	Lipase(Lip)	＜300U/L
	血气分析	pH	7.34～7.45
		PCO_2	35～45mmHg
		PO_2	80～100mmHg
		HCO_3^-	22～27mmol/L
		BE	±3.0mmol/L
		SO_2	0.95～0.98
无机离子检查	钾	Potassium(K)	3.5～5.5mmol/L
	钠	Sodium(Na)	130～150mmol/L
	氯	Chloride(Cl)	94～110mmol/L
	钙	Calcium(Ca)	2.25～2.75mmol/L
	无机磷	Inorganic phosphorus(P)	0.97～1.62mmol/L
	镁	Magnesium(Mg)	0.6～1.4mmol/L
	二氧化碳	CO_2	20.2～30.0mmol/L
	血清铁	Serum iron(Fe)	8.8～32.4μmol/L
	血清铁结合力	Serum iron binding capacity (Tibc)	44.8～80.6μmol/L

续表

	项目名称	英文全称及缩写	正常参考范围
糖尿病检查	血糖	Glucose(Glu)	3.4～6.2mmol/L
	丙酮酸	Pyruvic acid(PA)	0.03～0.1mmol/l
	乳酸	Lactate(Lac)	＜2.4mmol/L
	糖化血清蛋白	Glycated serum protein(GSP)	202～285μmol/L
	糖化白蛋白	Glycated albumin(GA)	11%～16%
	D-3-羟丁酸	D-3-hydroxybutyric acid(D-3-H)	0.03～0.3mmol/L
病毒检查	乙肝病毒 DNA	Hepatitis B virus DNA(HBVDNA)	＜20U/ml
	丙肝病毒 RNA	Hepatitis C virus RNA(HCVRNA)	＜15U/ ml
肿瘤标志物检查	糖类抗原 72-4	carbohydrate antigen 72-4(CA72-4)	0.1～10 U /ml
	酸性磷酸酶	Acidphosphatase(ACP)	0～6.5U/L
	癌抗原 125	Cancer antigen 125(CA125)	0.1～35 U /ml
	细胞角质素片段 19	CYFRA 21-1 (Cyfra21-1)	0.1～4.0ng/ml
	糖类抗原 19-9	Carbohydrate antigen 19-9(CA19-9)	0.1～37 U /ml
	糖类抗原 15-3	Carbohydrate antigen 15-3(CA15-3)	0.1～30 U /ml
	神经原特异烯醇化酶	Neuron-specific enolase(NSE)	0～24ng/ml
	鳞癌相关抗原	Squamous carcinoma associated antigen(SCC)	＜2.6μg/L
	胃蛋白酶原	Pepsinogen Ⅰ（PGⅠ）Pepsinogen Ⅱ（PGⅡ）	Pepsinogen Ⅰ≤70 且 Pepsinogen Ⅰ/Ⅱ≤3 提示胃黏膜萎缩,单项降低无意义
	甲胎蛋白	α_1-Fetoprotein(AFP)	0～20μg/L
	癌胚抗原	Carcino-embryonic antign(CEA)	0～5μg/L
	绒毛膜促性腺激素 β 亚单位	free β-subunit of human chorionic gonadotropin(β-HCG)	0～5U/L
骨代谢检查	骨钙素	Osteocalcin(OCN)	男:1.71～4.51nmol/L 女:1.33～2.87nmol/L 儿童:2.79～4.71nmol/L
	甲状旁腺激素	Parathyroid hormone(PTH)	15～65pg/ml

续表

	项目名称	英文全称及缩写	正常参考范围
骨代谢检查	降钙素	Calcitonin(CAL)	0～8.4 pg/ml
	β-胶原降解产物	β-CrossLaps(β-CTx)	男:30～50 岁 0.3～0.58ng/ml 50～70 岁 0.31～0.70ng/ml >70 岁 0.35～0.85ng/ml 女:停经前 0.3～0.57ng/ml 停经后 0.55～1.01ng/ml
	总 I 型胶原氨基端延长肽	Totalprocollagen type 1 amino-terminal propeptide(TPINP)	男:20～76 女:19～84
	25-羟维生素 D_3	25-Hydroxy vitamin D_3 (VitD$_3$)	20～32 ng/ml
	血清游离钙	Serum free Ca^{2+} (FCa)	1.02～1.6 mmol/L
其他检查	血管紧张素转化酶	Angiotensin converting enzyme (ACE)	18～55U/L
	乙醇	Alcohol(Alc)	<2mmol/L
	磷脂	Phospholipids(PILP)	1.9～3.2mmol/L
	唾液酸	Sialic acid(SA)	45～75 mg/dl

二、风湿免疫实验室

项目名称	英文全称及缩写	单位	参考值
抗心磷脂抗体	anticardiolipin antibody(ACA)	ru/ml	<12 ru/ml
抗 β_2 糖蛋白 I 抗体	Anti β_2 glycoprotein I antibody(A-β_2-GPI)	ru/ml	<20ru/ml
抗核周因子	Antiperinuclear factor autoantibody(APF)		阴性
抗角蛋白抗体	Anti-keratin antibody(AKA)		阴性
抗环胍氨酸多肽抗体	Anti-cyclic peptide containingcitrulline(ACCP)	U/ml	<25U/ml

三、微生物科实验室

项目名称	英文全称及缩写	正常参考值
降钙素原检测	Procalcitonin(PCT)	<0.5ng/ml
内毒素检测	Endotoxin detection(ED)	<0.053U/ml
真菌 D-葡聚糖检测	Fungi dglucan detection(FDG)	<100.5pg/ml
前列腺特异抗原 PSA	Prostate specific antigen(PSA)	<4ng/ml
抗链球菌溶血素 O 试验	Anti-streptolysin O(ASO)	<400U/ml
肺炎支原体抗体测定	Mycoplasma pneumoniae(MP)	<1:80
冷凝集检测	Condensing set test(CST)	<1:8

四、血液检查

项目名称	英文全称及缩写	正常参考值
白细胞计数	White blood cell count(WBC)	成人静脉血:$(3.5\sim10.0)\times10^9$/L 末梢血:$(4.0\sim10.0)\times10^9$/L
白细胞分类	Differential count(DC)	中性粒细胞:0.50~0.70 淋巴细胞:0.20~0.40 单核细胞:0.03~0.08 嗜酸性粒细胞:0.01~0.05 嗜碱性粒细胞:0~0.01
嗜酸粒细胞直接计数	Eosinophilic granulocyte count(EOS)	$(0.05\sim0.3)\times10^9$/L
红细胞计数	Red blood cell count (RBC)	成年男性:$(4.0\sim5.5)\times10^{12}$/L 成年女性:$(3.5\sim5.0)\times10^{12}$/L 新生儿:$(6.0\sim7.0)\times10^{12}$/L
血细胞比容	Hematocrit(HCT)	成年男性:0.40~0.50 成年女性:0.37~0.48 新生儿:0.47~0.67 儿童:0.33~0.42

续表

项目名称	英文全称及缩写	正常参考值
血红蛋白	Hemoglobin concentration（HGB）	成年男性：137～179g/L 成年女性：110～150g/L 新生儿：170～200g/L
血小板计数	Platelet count（PLT）	100～300×10⁹/L
网织红细胞计数	Reticulocyte count（RET）	网织红细胞比率：0.004～0.021 低荧光网织红细胞比率0.768～0.954 中荧光网织红细胞比率0.032～0.194 高荧光网织红细胞比率0～0.046
红细胞平均指数	Mean corpuscular volume（MCV）；Mean corpuscular Hemoglobin（MCH）；Mean corpuscular Hemoglobin concentration（MCHC）	MCV：80～100fl MCH：26～34pg MCHC：320～360g/L
红细胞体积分布宽度	Red blood cell distribution width（RDW）	＜0.145
平均血小板容积	Mean platelet volume（MPV）	男性：10.07±1.18fl 女性：10.24±1.58fl
血小板分布宽度	Platelet distribution width（PDW）	16.8％±0.63％
血小板比积	Plateletcrit（PCT）	男性：0.183±0.041 女性：0.198±0.042
红细胞沉降率（血沉）	Erythrocyte sedimentation rate（ESR）	男性：0～15mm/h 女性：0～20mm/h（魏氏法）
白介素-6	Interleukin-6（IL-6）	＜10ng/L

五、尿液检查

项目名称	英文全称及缩写	正常参考值
尿量	Urine volume	1～2L/24h 或 1ml/（h·kg）；儿童按 kg 体重计算尿量，为成人的 3～4 倍
尿液颜色	Urinecolour	淡黄色或黄色
尿液浊度	Urine turbidity	清晰透明

续表

项目名称	英文全称及缩写	正常参考值
尿液比重	Specific gravity	成人:随机尿 1.003~1.030;晨尿大于 1.020 新生儿:1.002~1.004
尿液渗透压	Urineosmolality	600~1000mmol/L
尿液酸碱度	pH	晨尿多偏弱酸性,多数尿液标本 pH 为 5.5~ 6.5,平均为 6.0;随机尿 pH 为 4.5~8.0
尿蛋白	Protein(PRO)	阴性或<0.1g/L
尿糖	Glucose(GLU)	阴性
酮体	Ketone bodies(KET)	阴性
尿胆红素	Bilirubin(BIL)	阴性
尿胆原	Urobilinogen(URO、UBG)	弱阳性
亚硝酸盐	Nitrite(NIT)	阴性
尿液沉渣	Urine sediment	红细胞:0~3 个/HP 白细胞:0~5 个/HP 管型:0~1 个/LP
尿乳糜定性试验	Urinechyle	阴性
尿含铁血黄素定 性试验	Urinehemosiderin	阴性
尿苯丙酮酸	Urine phenylketone	阴性
尿卟啉	Urineporphyrin	阴性
尿蛋白质定量	Urine protein(PRO)	≤0.15g/24h
尿糖定量	Urine glucose	<5mmol/24h
尿钾	Urine potassium(K)	25~100mmol/24h
尿钠	Urine sodium(Na)	130~260mmol/24h
尿氯	Urine chlorine(Cl)	170~250mmol/24h
尿钙	Urine calcium(Ca)	2.5~7.5mmol/24h
尿磷	Urine phosphorus(P)	13~42mmol/24h
尿镁	Urine magnesium(Mg)	2.1~8.2mmol/24h
尿肌酐	Urine creatinine(Cr)	男性:8.8~17.6mmol(1.0~2.0g)/24h 女性:7.0~15.8mmol(0.8~1.8g)/24h

续表

项目名称	英文全称及缩写	正常参考值
尿尿素	Urine urea	170～580mmol/24h
尿尿酸	Urine uric acid(UA)	1.2～5.90mmol/24h
尿 N-乙酰-β-D-氨基葡萄糖苷酶	Urine N-acetyl-beta-D-glucosamidase(NAG)	0.3～12U/L
尿视黄醇结合蛋白	Urine retinol binding protein (RBP)	0～0.7mg/L

六、脑脊液检查

项目名称	英文全称及缩写	正常参考值
颜色	Colour	无色
透明度	Turbidity	清澈透明
脑脊液蛋白	CSF protein	阴性
脑脊液细胞计数	CSF cell	无红细胞,仅有少量白细胞 成人:$(0～8)×10^6$/L 儿童:$(0～15)×10^6$/L 婴儿:$(0～20)×10^6$/L
脑脊液蛋白	CSF protein	蛋白:腰池为 200～400mg/L,脑室 50～150mg/L,小脑延髓池为 100～250mg/L
脑脊液葡萄糖	CSF glucose	成人:2.5～4.4mmol/L 10 岁以下儿童:1.9～4.7mmol/L 10 岁以上儿童:2.8～4.4mmol/L 新生儿:3.9～5.0mmol/L
脑脊液氯化物	CSF Chlorine	成人:120～130mmol/L 儿童:111～123mmol/L 婴儿:110～130mmol/L

七、浆膜腔积液及关节腔积液检查

	项目名称	英文全称及缩写	正常参考值
浆膜腔积液常规	颜色	Color	淡黄色
	性状	Character	清澈透明
	浆膜腔积液蛋白定性	Serous cavity protein	阴性
	浆膜腔积液细胞计数	Serous cavity cells	
	浆膜腔积液比重	Serous cavity Specific Gravity	
浆膜腔积液生化检查	浆膜腔积液蛋白质定量	Serous cavity protein	
	浆膜腔积液葡萄糖	Serous cavity glucose	
	浆膜腔积液氯化物	Serous cavity Chlorine	
	浆膜腔积液乳糜定性	Serous cavity chyle	阴性
关节液常规	颜色	SF Color	无色或淡黄色
	透明度	SFturbidity	透明清亮
	细胞计数	SF cells	无红细胞,有极少白细胞,为$(200\sim700)\times10^6$/L;65%为单核-吞噬细胞,10%为淋巴细胞,20%为中性粒细胞,偶见软骨细胞和组织细胞

八、精液及前列液检查

	项目名称	英文全称及缩写	正常参考值
精液检查	精液量	Semen volue	2～6ml(平均 3.5ml)
	精液液化时间	Semenliquefaction time	<40min
	精液 pH	Semen pH	7.2～8.0
	精子计数	Sperm count	>20×10^9/L
	精子活力	Sperm motility	30～60min 内,精子活动率应>70%;a 级精子≥25%,a＋b 级精子≥50%
	精子形态	Sperm morphology	异常精子≤40%
	精液果糖	Seminal fructose	≥8.3mmol/L;13μmol/一次射精
	精液酸性磷酸酶	Seminal acidphosphatase（ACP）	80～1000U/ml
	抗精子抗体	Antisperm antibody（AsAb）	阴性
前列腺液常规	颜色和透明度	Color and turbidity	乳白色、稀薄、不透明而有光泽的液体
	细胞检查	Cell examination	红细胞<5/HP 白细胞<10/HP
	卵磷脂小体		多量,均匀分布满视野

九、粪便及胃液检查

	项目名称	英文全称及缩写	正常参考值
粪便常规检查	颜色	Colour	黄褐色
	性状	Character	软便
	显微镜检查	Microscopic examination	阴性
粪便化学检查	粪便隐血检测	Fecal occult blood test(FOBT)	阴性
	粪便转铁蛋白	Fecal transferrin	阴性
	粪便苏丹Ⅲ染色	Fecal Sudan Ⅲ staining	阴性

续表

	项目名称	英文全称及缩写	正常参考值
粪便细菌学检查	粪便幽门螺杆菌抗原检查	Fecal helicobacter pylori	阴性
	粪便动力试验		阴性
胃液常规	胃液 pH	pH	1.5～2.0
	显微镜检查	Microscopic examination	健康人可见少量白细胞
	胃液隐血试验	Occult blood	阴性

十、免疫检查

	项目名称	英文全称及缩写	正常参考值
血液特种蛋白	C 反应蛋白	C-reactive protein (CRP)	0～0.8mg/dl
	类风湿因子	Rheumatoid factor(RF)	0～20U/ml
	超敏 C 反应蛋白	High sensitive C-reactive protein (hsCRP)	0～0.3mg/dl
	前白蛋白	Prealbumin(PAB)	20～40mg/dl
	铜蓝蛋白	Ceruloplasmin(CER)	20～60mg/dl
	触珠蛋白	Haptoglobin(HPT)	30～200mg/dl
	血 β_2-微球蛋白	β_2-Microglobulin(β_2-M)	0.07～0.18mg/dl
	转铁蛋白	Transferrin(TRF)	200～360mg/dl
	α_1-酸性糖蛋白	α_1-Acid glycoprotein(AAG)	50～120mg/dl
	免疫球蛋白轻链	Immunoglobulin light chain lambda (LAM) Immunoglobulin light chain kappa (KAP)	K:170～370 mg/dl λ:90～210 mg/dl
	补体 C3	Complement C3	90～180mg/dl
	补体 C4	Complement C4	10～40mg/dl
	免疫球蛋白 A	Serum immunoglobulin A(IgA)	70～400mg/dl
	免疫球蛋白 G	Serum immunoglobulinG (IgG)	700～1600mg/dl

	项目名称	英文全称及缩写	正常参考值
血液特种蛋白	免疫球蛋白 M	Serum immunoglobulin M (IgM)	40～230mg/dl
	免疫球蛋白 E	Serum immunoglobulin E (IgE)	0～100U/ml
	总补体效价（CH50）	Human 50% complementhe-molysis(CH50)	26～58U/ml
	血清 IgG 亚型四项	IgG subclass IgG_1、IgG_2、IgG_3、IgG_4	IgG_1:405～1011 mg/dl IgG_2:169～786 mg/dl IgG_3:11～85 mg/dl IgG_4:3～201 mg/dl
血清蛋白电泳	血清蛋白电泳	Serum protein electrophoresis (SPE)	白蛋白:60.3%～71.4% α_1 球蛋白:1.4%～2.9% α_2 球蛋白:7.2%～11.3% β 球蛋白:8.1%～12.7% γ 球蛋白:8.7%～16.0%
免疫电泳	免疫电泳	Immune electrophoresis	
淋巴细胞亚群	T 淋巴细胞 B 淋巴细胞 自然杀伤细胞（NK）	T lymphocyte B lymphocyte Natural killer cell(NK)	CD3+:58%～84% CD3+CD4+:27%～50% CD3+CD8+:19%～42% CD4+/CD8+:0.9%～2.0% CD19+:8%～20% CD3-CD16+/CD56:9%～25%
脑脊液免疫球蛋白	脑脊液免疫球蛋白 A、G、M	Cerebrospinal fluid immuno-globulinA、G、M（CSF-IgG、IgA、IgM）	IgG:10～40 mg/L IgA:0～6 mg/L IgM:0～0.22 mg/L
尿液免疫学检测	尿液免疫球蛋白 G 及轻链	Urine immunoglobulin G Urine immunoglobulin light chain lambda Urine immunoglobulin light chain kappa	尿 IgG:0～0.96mg/dl 尿 κ:0～0.790mg/dl 尿 λ:0～0.430mg/dl

续表

项目名称		英文全称及缩写	正常参考值
尿液免疫学检测	尿微量白蛋白	Urine microalbumin(MALb)	MALB:0～3.00 mg/dl 尿白蛋白排泄率＞20μg/min
	尿 β₂-微球蛋白	β₂-Microglobulin(β₂-M)	0～0.02mg/dl
	尿 α₁-微球蛋白	α₁-Microglobulin(α₁-M)	0～1.2mg/dl
	尿转铁蛋白	Urine transferrin (TRF)	0～0.19mg/dl

十一、凝血与止血检查

项目名称		英文全称及缩写	正常参考值
常规检查	凝血酶原时间	Prothrombin time(PT)	PT:12～16s PA:60%～120% INR:0.95～1.50
	活化部分凝血活酶时间	Activated partialthromboplas-tin time(APTT)	30～45s
	凝血酶时间	Thrombin time(TT)	15～21s 超过正常值3s为异常
	纤维蛋白原	Fibrinogen(Fg)	成人:2～4g/L 新生儿:1.25～3.00 g/L
	血浆 D-二聚体	D-dimer(D-D)	0～0.5mg/L
	血浆抗凝血酶Ⅲ活性	Antithrombin Ⅲ(AT Ⅲ)	75%～125%
	血浆蛋白 C 活性	Protein C(PC)	70%～140%
	血浆蛋白 S 活性	Protein S(PS)	60%～130%
	纤维蛋白(原)降解产物(FDP)	Fibrin (-ogen) degradation products(FDP)	0～5mg/L
	纤溶酶原	Plasminogen(PLG)	80%～120%
	α₂ 抗纤溶酶	Human α₂-Antiplasmin (α₂-AP)	80%～120%

	项目名称	英文全称及缩写	正常参考值
特殊检查	血浆凝血因子Ⅷ、Ⅸ、Ⅺ、Ⅻ活性	Blood coagulation factor FⅧ、FⅨ、FⅪ、FⅫ	50%～150%
	血浆凝血因子Ⅱ、Ⅴ、Ⅶ、Ⅻ活性	Blood coagulation factor FⅡ、FⅤ、FⅦ、FⅩ	50%～150%
	血浆狼疮抗凝物质	Lupus anticoagulant factor(LAC)	0.8～1.2
	血管性假血友病因子	vonWillebrand factor(vWF)	O血型:42%～141% A/B/AB血型:66%～176%
	血小板聚集	Platelet aggregation test（PAgT）	诱导剂ADP:50%～90%
	血浆黏度	Plasma viscosity	1.26～1.66(男);1.26～1.70(女)
	全血黏度	Whole blood viscosit	切变率1.00(1/s):17.63～21.35(男);13.79～17.91(女) 切变率5.00(1/s):8.31～9.95(男);6.81～8.53(女) 切变率30.00(1/s):5.18～5.94(男);4.29～5.45(女) 切变率200.00(1/s):3.53～4.65(男);3.36～4.32(女)
	血栓弹力图试验	Thrombelastography（TEG）	R:5～10min K:1～3min MA:50～70mm EPL:0～15% TPI:5～90s E:92～218s Cl:-3～3 LY30:0～8% Angle:53～72deg

十二、血液病检查

项目名称	英文全称及缩写	正常参考值
骨髓细胞形态	Bone marrow cellmorphous	
骨髓活检病理诊断	Bone marrow biopsy(BMB)	
脑脊液找白血病细胞/胸腔积液、腹水查肿瘤细胞	Cerebrospinal fluid for leukemia cells/ Pleural effusion andascites for tumor cells	
过氧化物酶染色	POX	
中性非特异性酯酶染色及氟化钠抑制试验	α-Naphthol acetate esterase（NAE）	
氯醋酸 AS-D 萘酚酯酶	Naphthol AS-D chloroacetate esterase(CE)	
中性粒细胞碱性磷酸酶染色	NAP	男:阳性率 3%～50%,积分 3～73 分 女:阳性率 15%～70%,积分 17～145 分 儿童（5～12 岁）:阳性率 43%～92%,积分 84～234 分
甲苯胺蓝染色	Toluidine blue	
酸性非特异性酯酶	ANAE	
骨髓内铁/外铁组化染色	Ferric stain	内铁:阳性率 15%～46%,含铁颗粒数 17～76 外铁:＋～＋＋
糖原染色	PAS	
浓缩血找白血病细胞		

十三、细胞遗传学检验

项目名称		英文全称及缩写	正常参考值
染色体核型分析	外周血染色体核型分析	Chromosomekaryotype analysis of peripheral blood	46,XX(女) 46,XY(男)
	羊水染色体核型分析	Chromosomekaryotype analysis of amniotic fluid	46,XN （原位培养法）